名老中医
杜奇涛临床经验集萃

吴绍宾　李垂青　主编

吉林科学技术出版社

图书在版编目（CIP）数据

名老中医杜奇涛临床经验集萃 / 吴绍宾, 李垂青主
编. –– 长春：吉林科学技术出版社，2018.4（2024.10重印）
ISBN 978-7-5578-3857-7

Ⅰ.①名… Ⅱ.①吴… ②李… Ⅲ.①中医临床—经
验—中国—现代 Ⅳ.①R249.7

中国版本图书馆CIP数据核字(2018)第075530号

名老中医杜奇涛临床经验集萃

出 版 人　李　梁
责任编辑　孟　波　孙　默
装帧设计　陈　磊
开　　本　787mm×1092mm　1/16
字　　数　312千字
印　　张　16.25
印　　数　1-3000册
版　　次　2019年5月第1版
印　　次　2024年10月第3次印刷

出　　版　吉林出版集团
　　　　　吉林科学技术出版社
发　　行　吉林科学技术出版社
地　　址　长春市人民大街4646号
邮　　编　130021
发行部电话/传真　0431-85635177　85651759　85651628
　　　　　　　　　　　　　85677817　85600611　85670016
储运部电话　0431-84612872
编辑部电话　0431-85635186
网　　址　www.jlstp.net
印　　刷　三河市天润建兴印务有限公司

书　　号　ISBN 978-7-5578-3857-7
定　　价　88.00元
如有印装质量问题　可寄出版社调换
版权所有　翻印必究　举报电话：0431-85659498

前　言

　　中医骨科学具有悠久的历史和丰富的临床经验，中医骨科疾病的诊治更是祖国医学的重要组成部分。它以阴阳学说为指导思想，脏腑学说为理论核心，根据阴阳渐衰而五脏日需、易感外邪、易伤七情、易生积滞、易受外伤从而致肌肉骨骼衰败的生理特点和虚中夹实、多淤多痰、易伤易变、阴阳易竭等病理特点，突出辩证论治，强调综合治疗，调理气血。随着中医骨科历史的演变，科学技术的不断发展与进步，中医骨科学也在不断发展和提高。为了能让广大中医临床骨科工作者以及中医爱好者更好的学习中医理论与临床实践，我们特组织编写了《名老中医杜奇涛临床经验集萃》这本书。

　　本书内容丰富，主要涵盖了名老中医杜奇涛多年的临床经验和诊疗心得。既有中医理论之阐述，亦有诊治思路之探索，理论联系实际，凸显临证经验。

　　本书在编撰过程中，编者付出了巨大的努力，对稿件进行了多次认真的修改，但由于编写经验不足，书中恐存在遗漏或不足之处。同时，由于篇幅所限，一些内容难免存在描述不够清晰的问题，敬请广大读者批评指正，不胜感激！

目　　录

第一章　中医骨科发展简史 ……………………………………（ 1 ）

第二章　骨的发生和正常结构 …………………………………（ 10 ）

第三章　中医药物治疗 …………………………………………（ 20 ）

第四章　创伤急救技术 …………………………………………（ 30 ）

　　第一节　现场急救技术 ………………………………………（ 30 ）

　　第二节　创伤的处理 …………………………………………（ 33 ）

第五章　骨　折 …………………………………………………（ 36 ）

　　第一节　概述 …………………………………………………（ 36 ）

　　第二节　上肢骨折 ……………………………………………（ 56 ）

　　第三节　下肢骨折 ……………………………………………（ 84 ）

　　第四节　躯干骨折 ……………………………………………（107）

第六章　脱　位 …………………………………………………（137）

　　第一节　概述 …………………………………………………（137）

　　第二节　颞颌关节脱位 ………………………………………（143）

　　第三节　上肢脱位 ……………………………………………（147）

　　第四节　下肢脱位 ……………………………………………（161）

第七章　筋　伤 …………………………………………………（185）

　　第一节　概述 …………………………………………………（185）

　　第二节　髋部筋伤 ……………………………………………（194）

　　第三节　膝部筋伤 ……………………………………………（196）

　　第四节　腰部筋伤 ……………………………………………（203）

第八章　损伤内证 ………………………………………………（217）

第九章　骨　病 …………………………………………………（236）

　　第一节　化脓性关节炎 ………………………………………（236）

　　第二节　骨质疏松症 …………………………………………（238）

　　第三节　骨肿瘤 ………………………………………………（242）

附录　医家小传 …………………………………………………（248）

参 考 文 献 ……………………………………………………（252）

第一章　中医骨科发展简史

一、中医骨科的起源和发展

　　中国是世界文明发达最早的国家之一。在距今 100 多万年前,我们的祖先就在伟大祖国土地上生活着、劳动着。早在原始社会,人们大都在洞穴或窝棚里,以避风寒暑湿,防备猛兽虫蛇的侵犯,这是人类最早的预防外伤的措施。人类在爬山、攀树、与猛兽毒蛇搏斗及部落之间发生战争时,又常会外伤。原始人就在损伤疼痛、肿胀处抚摸,按压,以减轻症状。在经过长期的反复实践,摸索出一些能医治创伤疾病的方法和一些简单的理伤按摩手法,利用树枝、树叶、草茎、草根等捆扎和捣烂敷患处,达到止血、止痛、消肿、排脓的外用目的;又在烤火取暖中发明了熨法灸法和浸泡等办法,这就构成了中医治疗外伤的历史起源。

　　夏代(约公元前 21 世纪~公元前 16 世纪)人们应用了较为精细的工具来进行生产,在医疗实践中,逐渐发现利用砭石、荆刺等演变发展为石器、石针、骨针来治疗伤病。在商代时期是青铜器的全盛时期。由于青铜器的广泛使用,改进了医疗工具,砭石逐渐被金属的刀针所代替。这是我国针灸术的萌芽,也是伤科应用原始医疗工具的开始。商代后期,从甲骨卜辞和器物铭文的文字中,可看出当时已懂得用器官位置定病名。包括疾目、疾耳、疾齿、疾舌、疾胸、疾肘、疾手、疾胫、疾止等伤病。

　　《周礼》把医生分为食医、疾医、疡医、兽医四类,其中疡医"掌肿疡、溃疡、金疡、折疡之祝药、刮杀之齐",这是我国现有最早的医学分科的文献记载。

　　春秋战国这一时期是中医学隆盛时期。这一时,我国医学也有很大进步。在临床医学发展的基础上,从医药的临床实践提高到理论方面的计划的总结,完成了中医学的经典著作——《内经》、《难经》、《神农本草经》和《伤寒杂病论》。历史上这些经典著作,确立了中医学的理论体系,奠定了我国医药学发展的基础。

　　汉代著名的伤科医家华佗既能用方药、针灸治病,更擅长手术,采用麻沸汤麻醉,进行死骨剔除术、剖腹术等,还创立并模仿各种动物(虎、鹿、熊、鸟、猿)等动作创立了"五禽戏"体操。指出体育疗法的作用和重要性。

晋代葛洪著《肘后救卒方》,记载了颞颌关节脱位口内整复方法,这是世界上最早的颞颌关节脱位整复方法,直至今日还普遍沿用。他还率先记载了使用夹板(竹筒)固定骨折,并强调固定后患肢勿令转动,以防骨折重新移位,同时夹缚松紧要适宜。同时指出:对开放性创口早期处理的重要性,对外伤性肠断裂,采用桑皮线进行肠吻合。他还记载了烧伤止血法,并首创了以口对口吹气法抢救卒死病人的复苏术。南北朝时期,龚庆宣著《刘涓子鬼遗方》(483年)是我国最早的外伤科专著,对金疮和痈疽的诊治有较详细的论述。

隋代巢元方著《诸病源候论》,对骨折创伤及其并发症的病源和症候有较深刻的论述,对骨折的处理、对破伤风的描述提出了很多合理的治疗方法。并提出破伤风是创伤后的并发症。

唐代孙思藐著《备急千金要方》记载了颞颌关节脱位整复后采用蜡疗和热敷,以助关节功能的恢复,他还采用热敷和热熨治疗伤损瘀肿。王焘著《外台秘要》主张用毡做湿热敷,减少损伤肢节的疼痛。蔺道人著《仙授理伤续断秘方》是我国最早的一部外科专著,它较全面的阐述骨折的治疗原则为复位、夹板固定、功能锻炼和药物治疗,并指出复位前要先用手摸伤处,识别骨折移位的情况,采用拔伸、捺正等方法;骨折复位后,将软垫加在肢体上,然后用适合肢体外形的杉树皮夹板固定;对动静结合的理论有更进一步的阐发,对开放性骨折,采用经过煮沸消毒的水将污染的伤口和骨片冲洗干净,用快刀进行扩创,将骨折复位,然后用清洁的"绢片包之","不可见风着水"等等。

隋唐时期(581～960年)中医骨内科的临床诊断和治疗已初具规模。孙思邈(560～682年)著《千金要方》是我国医学第一部临床百科全书,据《外台秘要》所引《必效方》121条,对骨科创伤和骨病的诊疗提出了较系统的论述。《近效方》、《许仁则方》,都论及骨科创伤及骨病的治疗,其中《许仁则方》论述的内伤诊断较为详细,促使中国骨科内伤的诊断逐步确立,从而为骨内科疾病的现代诊断提供了理论依据。

在隋唐五代医学的基础上,各家开展学术争鸣,加速了医学的向前发展,伤科也有显著的发展,整复方法有了较大的提高和进步。唐代以后对外伤引起的气血、经络、脏腑的损伤又称为"内伤",进一步阐明"内伤"这一名词在《内经》中的实际含义,以明源流而已。《内经》有周痹、筋痹、脉痹、肌痹、皮痹、痹蹷和痛痹、行痹、着痹等论述。这些论述后世医家研究和论证,对"痹证"在病因病理、诊疗方面有很多报道,其中相当一部分属风湿病、类风湿关节炎、痛风性关节炎、肩关节周围炎、骨质疏松症及退行性骨关节病、骨质增生症等。

现代医学认为"痹"是不通的意思,是气血运行瘀滞而导致有机体各种代谢功能紊乱(内分泌代谢、骨代谢、各种激素代谢、维生素 D 及其代谢等)的病理变化,其中也包括了气血郁滞后产生局部疼痛和感觉迟钝的麻痹、运动障碍无力、挛缩等症候群。

近年来,《内经》关于痹痛的论述,已有涉及腰背腰腿痛的内容,把腰脊、腰腿痛归属于筋痹、肉痹和骨痹的范畴,以腰痛为症状的很多论述。《内经》有较丰富的内容,病因病机诊断方法分类:①寒、湿、热邪外感。②外伤和劳伤。③肾气不衡;④经络阴阳失调。由于腰腿痛的病因十分复杂,诊断要求也很精确,多年来临床工作者的研究已认识到,腰背痛的发病及症状的产生与脊柱及其周围结构有密切关系。

宋代的医事制度分为九科,内有疮肿兼折疡科和全镞兼书噤科。《圣济总录》对腹破肠出血的重伤亦有合理的处理方法。张杲在《医说》中介绍了采用脚踏转轴及以竹管搓滚舒筋的练功方法来促进骨折损伤后,膝、踝等关节的功能迅速恢复,并采用切开复位治疗胫骨多段骨折。《小儿卫生总微论方》记载了小儿先天并指的截除术。《夷坚志·邢氏补颐》记载了在颌部施行类似同种异体植骨术的病例。《洗冤集录》是我国第一部很有价值的法医学专书,其中也记载了不少检查外伤的方法。

金、元朝(960～1368 年)各医学家的学术观点充实了骨科的理论,总结了各医学家的临床经验,不少的方书都记载有治疗创伤及骨内科疾病的方药。1182 年,刘完素著《素问玄机原病式》倡"辛热劫阴血"之学说,同期张元素《医学启源》中,发挥气血学说,总结了理气活血的引经报史药,促进了骨科理气活血疗法的发展。1247 年,宋慈著《洗冤集录》,描述了骨骼系统的解剖结构及治疗的经验。1249 年,李杲(东垣)著《脾胃论》、《宣明论》、《内外伤辨惑论》、《医学发明》,提倡脾胃学说,发挥了《内经》"肝藏血"的理论,提出"恶皆属于肝"论,创疏肝活血逐瘀的治疗方药。1347 年,朱震亨(丹溪)著《格致余论》、《局方发挥》、《脉因证治》、《丹溪心法》,强调补肝肾治本的原则,治伤及治疗筋骨痹、腰腿痛、骨疽有其独特的经验和临床总结。以上为金元四大家经典著作,在我国中医史上反映了骨伤、骨病的诊断治疗技术水平,对骨内科疾病的临床治疗提供了重要参考书。

金元四大家对刨伤和骨病的发展及影响表现为:①大量的方药应用于骨伤,骨病的临床实践。②各自的学术观点丰富了骨伤和骨内科的理论基础,为骨伤骨病辨证施治拓宽了思路。③对气血理论,脏腑学说等基础的阐释发挥,进一步完善了中医体系,朱丹溪的滋阴降火,培元补肾学说对骨伤与骨病的治疗、腰腿病及骨病各种症候也都有实际意义。

元代在医制 13 科中,除了金疮肿科之外,又成立了正骨科。危亦林著的《世医得效方》在伤科学上有伟大的成就,他继承了唐代蔺道人等伤科经验,系统地整理了元代以前的伤科成就,并有很多创新和发展,使骨折和关节脱位的处理原则和方法更臻完善。他认为"颠扑损伤,骨肉疼痛,整顿不得,先用麻药服,待其不识痛处,方可下手"。麻药用量按病人年龄、体质及出血情况而定。危亦林是世界上采用悬吊复位法治疗脊柱骨折的第一人,1927 年 Davis 始用与《世医得效方》相同的悬吊复位法,这比危亦林至少要晚 580 余年。李仲南在《永类钤方》中介绍新的骨折整复方法,治疗脊柱屈曲型骨折,如采用过抻复位法治疗脊柱屈曲型骨折。

明、前清时期(1368~1851 年),明代对命门学说的争论实际上是《内经》关于肾的学说的发挥,如张景岳认为肾为"生命之海,元阳之窦,群精血于子宫,可人生之天寿称命门者是也"。他把人体生长发育的动力归属于命门。命门是人体生命的策源地,肾和命门是元阴元阳所在,是人体气血生化的动力源泉。对气血的调治,也必须调补肾和命门。薛己堪称是明代发展命门学说的首创者,他的观点却是源于前人的实践,总结了对气血的调治必须调补肾和命门的治疗原则,这些学说对现代医学妇女更年期综合征,绝经以后骨质疏松症的研究是相关的。薛己学派对骨伤和骨病的学术观点提出的主要治疗原则是:①强调整体观念,辨证沦治,垂脉理,轻部位。②强调元气作用,治气必以补气为主,补气以补肝肾;活血则补气养血以活血化瘀。③强调脾胃肝肾的作用,主张健脾培元固肾治疗。④以八纲辨证论治为主。重内治,反对单手法和外治,主张平补,反对寒凉;用药物以四物汤、补中益气汤、八珍汤和六味地黄汤为常用方剂,这些观点至今已成为骨外科、骨内科疾病的治疗原则。

气血学说的发挥,导致了骨科界"折伤专主血论"和"瘀不去则骨不能接"理论观点的形成;而命门学说的发展则推动了"肾主骨"、"肾实则骨有生气"认识的深化,已成为 18 世纪中国骨科学指导临床医学的理论和治疗原则。

明初时期,太医院制度分为 13 科。伤科分"接骨"和"金镞"2 个专科,到隆庆五年(1571 年)改名外科和正骨科(又名正体科),外伤科的著作也陆续刊行。永乐年间,朱棣等编著的《普济方·折伤门》中辑录了 15 世纪以前的正骨技术。薛己著《正体类要》2 卷:上卷方四门即正体主治大法及扑伤、坠跌、金伤治验、汤火伤治验;下头卷附诸方药。王肯堂著《疡医准绳》是医学丛书《证治准绳》之一部,该书的主要贡献是对创伤的方药疗法进行了由博而约的归纳整理,其方药治疗的原则和处方一直为后世所遵循。《金冷媒秘传禁方》记载了用骨擦音作为检查骨折的方法,对开放性骨折的处理主张把穿出皮肤和已污染的骨折端切去,以防感染,并介绍了各种骨折的治疗方法。

清代吴谦等著《医宗金鉴·正骨心法要旨》系统地总结了清代以前的骨伤科经验,记载了人体各部位的骨度,内治外治方法及方药。较为详细地记录了正骨手法归纳为摸、接、端、提、推、拿、按、摩八法。在固定方面,"制器以之,用辅手法之所不逮",并创造和改革了多种固定器具。此外,钱秀昌所著《伤科补要》序文中杨木接骨的记载,这是利用人工假体代替骨头植入体内治疗骨缺损的一种尝试。沈金鳌的《沈氏尊生书·杂病源流犀烛》对内伤的病因病机、辨证治疗有所阐发。顾世澄著《疡医大全》对跌打损伤及一些骨关节疾病有进一步的论述。另外,胡廷光著《伤科汇纂》、赵竹泉著《伤科大成》均系统评述了各种损伤的证治,并附有很多经验的病案。

中医骨科学在我国有着几千年的悠久历史,是我国劳动人民在长期与损伤及骨关节疾病做斗争中所积累的丰富理论和宝贵经验,其中不少是世界上最早的发明创造,代表了当时的世界先进水平。但在1840年鸦片战争以后,中国沦为半封建半殖民地,随着帝国主义文化侵略,中医伤科学受到了极大的摧残。在此期间伤科学专著甚少,极其丰富的伤科经验散存在老一辈的中医师和民间之中,缺乏整理和提高。

新中国成立后,中医学犹如枯木逢春,呈现欣欣向荣景象。骨伤科的研究蓬勃发展,科研成果不断涌现;近50多年来,我国骨伤科队伍有了很大的发展,中医骨科学越来越受世界医学界的重视,为人类骨科医学的发展做出了贡献。

二、中医骨科的发展和研究

(一)中医骨科的历史演变

中医骨科学虽然与现代骨科医学一样,是研究如何诊治和预防的一门临床学科,但却具有自身独特的理论体系和丰富的实践经验。它以阴阳学说为指导思想,脏腑学说为理论核心,根据阴阳渐衰而五脏日虚,易感外邪、易伤七情、易生积滞、易受外伤、从而致肌肉骨骼衰败的生理特点和虚中夹实、多瘀多痰、易伤易变、阴阳易竭等病理特点,突出辨证论治,强调综合治疗,调理气血,补益肝肾,认识调护预防。

随着中医骨科历史的演变(1911年～现在),科学不断地发展和进步,中医骨科也在不断发展和提高。我国已形成了一支较大较强的中医骨科队伍,这支力量愈来愈受到国内外的重视。由于我国地大物博,历史悠久,人口众多,因此,中医骨科源远流长,流派众多。现简略介绍如下。

(二)河南平乐郭氏正骨

河南平东郭氏正骨始于清嘉庆年间,迄近已近200多年历史,为6代中医正骨世家。第一代始于郭福泰,第二代为郭树信,第三代郭贯田,代表作著有《正骨手法略要》。郭贯田有三子,长子精通正骨推拿按摩之术,次子聘三博览内、外科诸家医书,其医术专长内治各种杂症;三子建三善治跌打损伤,精通刀伤剖取之术。第五代为登三元子景轩、聘三元子景星、建三之子景韶(泰园),春园年幼时,由其母李秀云接续建三医业。郭春园在河南郑州行医,他撰写了《平乐郭氏正骨法》等书。解放后,景星妻高云峰率子维准在平乐行医,著有《正骨的革新》、《郭氏正骨学》、《正骨学》、《正骨学讲义》、《简明正骨》等书,嗣后维准主持平乐正骨学院,曾参加编著《正骨学讲义》和《简明正骨》等书。第六代则推维准、维笃、维玉为代表,郭氏世家为骨伤科队伍培养了不少人才。

除河南外,郭氏正骨传入也在国内甘肃、陕西、青海等地工作。著有《伤科学讲义》、《实用正骨学》和《伤科一百方》。

(三)上海八大世家

上海八大世家分别为石家、魏家、王家、施家、闵殷伤科、陆家、楚家和余家。他们在中医正骨和手法方面做出了贡献。

1.石家 石有在石晓山之后,其子筱山声望较大,他撰写了"从医史中认识祖国的伤科的成果"等多篇论文,著有《伤科讲义》、《石筱山医案》等医著。其弟石幼山在中医学院任教。石筱山之子仰山、女凤珍;幼山元之仰玉、鉴玉;侄子纯农、蕴华,以及著名的弟子有施杞、诸方受等均在从事骨科临床。

2.魏家 魏家始自西山先生,由魏指薪形成的"魏氏伤科"在当地流传很广,享有名气。著有《关节复位法》,曾任教于上海第二医学院。"魏氏伤科"由二女淑英、淑云和二婿施家忠、李国衡宗承。李国衡曾任教于上海第二医科大学,著有《魏指新治伤手法与导引》等专著。

3.王家 王家王子平为武术家兼伤科专家,以骨伤科手法与练功导引疗法为之专长,撰写了很多专著,其中著有《拳术二十法》、《祛病延年二十势》等书。其门媚吴诚德宗承了王氏的武术和医术,曾任教于上海中医学院,著有《伤科学》、《伤骨科疾病的练功疗法》、《祛病延年二势》、《练功与养生》等著作。

4.施家 施家伤科已历经五世,第一代施镇仓从师宋锡万精通武术及理伤医术,4个儿子端葵、里香、简如、兴葵均承父业。第三代端葵之子秀康因父早逝,从叔施简如习得武术及医术,秀康传医于二子源亮及源昌。第四代为源亮之子维聪、维明、康孙均承父业；源昌之子维智随其父学习中医内科，同时又继承祖业伤科。施家以施维智为代表，因擅长内、外、伤三科而著名，撰有《中医伤科发展简史》《实用伤科学》等著作和论文。第五代为施维智之长子学内科、次子述祖学骨科，其侄女丽纹承其父维聪之业。

5.闵殷伤科　闵殷伤科系苏州闵、殷两表亲家组成，闵采臣、闵肾玉和、殷致祥、殷震肾两家父子相继来沪行医；在浙江一带颇有盛名。闵家有闵慰贞在沪行医，殷家则由家骅继承祖业，曾于上海中医学院任教。

6.陆家　陆家的特长主要是陆根华擅长针刺治伤，侄女陆云响以其银针治疾病独树一家。浙江沈敦道曾从银华学医多年，深得其传。

7.楚家　楚家楚秀峰早年在苏州、无锡、上海颇负盛名，其女莲芬继承父业，在沪行医40年，其代表作有《楚氏三指按摩法》，颇有特色。

8.余家　余家余子贞在广东从师刘世清学医，于上海行医60余年，其代表作著有《伤科医疗宝鉴》也有说八大家包括来自河北的佟忠义，来自江苏的许钜庚。

（四）北方流派

北方诸流派包括：京津苏氏派、北京各流派、北方各流派等。主要学术思想为中医正骨、外伤中医按摩等学术思想。

1.京津苏氏派　京津苏氏派为苏氏兄弟苏宝铭、苏宝恒为"苏氏正骨六代传入"。第一代苏吉位就整理出苏氏中医骨伤科医书，第二代苏积善，第三代苏志益，第四代苏云峰，第五代苏筱峰，第六代苏氏兄弟。苏宝铭曾在北京医科大学任教，苏宝恒在天津医院行医，著有《中医正骨科教学讲义》。

2.北京流派　北京流派有夏锡五拜清皇室上驷院正骨名家德寿田的弟子桂祝峰为师，习得正骨医术。曹锡珍从师御医孙仲选习得按摩医术，代表作著有《外伤中医按摩疗法》等书。成业田随父成步赢学得中医正骨按摩医术。王鸿术自幼随父王凤舞学习正骨术。马在山为正骨按摩世家五代传入，高祖马振兴、曾祖马起胜、祖父马新村、父马云和均擅长武术和正骨医术。罗有名为中医正骨四代传入。

3.北方流派　北方各流派对中医伤科、中医正骨、中医按摩疗法等做出了贡献。河北李墨林幼年随父、叔学习正骨医术，与陶甫合写《李墨林氏按摩疗法》等著作。天津刘洪涛的先祖刘锡光拜清正骨名家李成龙为师，洪涛后又拜天津正骨名医叶希肾为师。吉林刘柏龄出身世医家庭，年幼随父刘秉衡学医，后专攻骨科，曾任职于长春中医学院，曾编著《中医外伤科学》《中医伤科学》《中医正骨学》等书。黑龙江樊春洲从师梁子厚学医，春洲擅长内科、伤科、曾任教于黑龙江省中医学院，先后编辑了6册教材。哈尔滨市陈占魁为五世医家，著有《陈氏祖传整骨手法》

等书。

（五）南方流派

南方流派包括四川、广东、福建、浙江和武汉,其共同的学术思想包括伤科按摩、运动创伤、中医正骨方面的丰富经验总结,同时也包括了把中西医结合融合在一起的新的学术观点。

1.四川 四川"杜氏骨科"已传数代,杜自明不仅善骨科,尚有武术专长。得其真传者为其女琼书。杜氏在京弟子有段胜如、陈正光、张涛、李祖模等,在四川的弟子有洪范五、曹德华、刘竞成及再弟子张鉴铭、谢德安等。

成都郑怀肾年少时就拜屈恒山、李而青为师习武及骨伤科医术,后又拜北平名医孙禄堂、魏金山精通武功与医道,1936年于德国梅林举行的第十一届奥运会上,献艺武术表演,为中华民族赢得了荣誉。曾任教于成都体育学院,对治疗运动创伤有丰富的经验。他的代表作著有《正骨学》、《伤科按摩术》、《运动创伤学》等书。

2.广东 广东中医骨伤科学术思想十分活跃,他们执于武术,善跌打和拳击,中医伤科主编领先,为中华中医学骨伤正骨领域做出了贡献。

广东五大名家为管桂耀、何竹林、李广海、蔡荣和林荫堂。何竹林从父何良显学习跌打损伤治疗术,曾任教于广州中医学院,著有《中医骨伤科讲义》等书。广海二子家刚、家丰及孙国韶在香港开医馆,另二子家裕、家达在广东从事祖业。蔡荣之祖父蔡忠是清末广东五大伤科名家之一,其父亲早逝,其母梁敦娴深得家翁真传,亦为著名骨科医家。蔡荣任教于广州中医学院,其代表作著有《正骨讲义》、《骨科手册》、《伤科学讲义》等专著。林荫堂擅长正骨医术和拳术,其女惠君、其孙汉华、汉成、汉明、佩玲等均继承父业。何竹林与蔡荣的弟子岑泽波,本人出生于六代中医世家,但骨伤科学术却渊源于何、蔡二师,泽波为《中医伤科学》等全国教材的主编。管沛民、何竹林的弟子黄宪章,其父黄子明为疮疡外科名家,宪章以父习外科,随师习骨伤科,曾著有《常见四肢骨折处理图解》一书。

3.福建 福建林氏正骨医术名扬国内外,林如高幼年随祖父林达年习医学武,行医80余年,在弟子张安桢协助下,完成了他们的代表著作《林如高正骨经验》、《林如高骨伤验方歌诀图解》等。林氏现有以其子林子顺为首的30余人均从事祖业。

4.浙江 浙江罗氏伤科传入罗振术出生伤科世家,曾祖罗格义、祖父罗圣德、父罗荣香不仅善于接骨,同时擅长药物内外施用,其子善福,其孙国梁、国强、国柱、国鑫均得祖传,从事伤科专业。罗氏代表作著有《罗氏治伤》、《罗氏伤科丸、散、膏、丹集》。

　　5.武汉　武汉李同生出生医学世家,曾祖李建章为著名接骨家,祖父占魁精通正骨伤科。李氏不仅精通医术,尚擅武术,著有《中西医结合治疗骨与关节损伤》等书。其妻和一子五女几乎全部从事医业,继承祖业者为其子李强和三女李斌。

(六)港台流派

　　在香港陈志英"潮州跌打医"享有盛名。李家刚、李家丰(原籍广东)在香港开医馆,从事中医跌损伤医治。此外,吴宗男、陈宗铃、赵崇、司徒植等对骨伤科均颇有研究。

　　台港骨伤科发展亦甚迅速,高雄市骨伤科学会理事长黄胜治善骨伤科手法和药治,他认为伤科药物的应用须以局部和整体兼顾。中医骨伤科学虽为中医药学的重要组成部分,但它又有自身固有的规律、特色和相应的理论体系,它是一门独立的学科。全面继承和发扬我国中医骨伤科学术思想的精髓,为人类健康事业做贡献。

(七)现代流派

　　中医骨科在我国已有几千年的历史中,西医骨科在我国也有100多年的历史,中医、西医骨科在我国广大医学工作者的努力下,已积累了丰富的经验,这两种方法都各有特点,如何取中西医之长,创立一种新的骨伤科医学,这是当代我国骨伤科医学提出的新课题。20世纪50年代后,在短短的30多年时间里,我国有一批献身于中西医结合的专家,他们在各自的领域里奋发努力,艰苦创新,为探索中西医结合的理论、方法做了许多开拓性工作,并在科研、医疗、教学方面取得了令人瞩目的成就。在这些方面为我国中西医结合做出巨大贡献的开拓者中,尚天裕教授是骨伤科医学中的一位杰出代表。

　　从20世纪20年代起,我国骨科学前辈牛惠生、孟继懋、屠开元、叶衍庆、方先之、陈景云和尚天裕等,为我国骨科专业的创建和发展做出了卓越的贡献。

　　近30年来,我国中医骨科临床医学在许多方面已达到或领先于国际先进水平,改变了手术治疗骨关节结核的传统治疗模式;小夹板体系治疗骨折,已成为骨折现代治疗主要趋向的三大热流之一;继陈中伟断臂再植成功,随着显微外科技术高度发展,断肢再植成功率已高达90%以上;手外科的建立,脊柱外科的发展,骨关节肿瘤的中西医结合治疗,人工关节假体与骨骼制品等的应用,以及骨科治疗新技术的开发,均促进了骨科临床医学的长远进展。

第二章　骨的发生和正常结构

一、骨的发生

骨组织是一种复杂的结缔组织,由骨细胞和细胞间质组成。骨骼起源于中胚层的间充质细胞,骨的发育包括骨化与生长。骨化有两种形式,即膜骨成骨与软骨内成骨,但不论哪一种形式都是间充质细胞分化为成骨细胞。然后骨细胞形成骨及纤维和有机基质。骨盐沉积变为骨质。

(一)膜内成骨

骨组织由结缔组织直接形成。间充质首先凝缩成一个结实的结缔组织膜。间充质细胞在膜内的一个或几个区域中衍变成骨细胞,产生针状的骨样组织并钙化形成骨中心。随着骨化中心的扩大,这些针状骨质(骨小梁)逐渐增粗变厚,并相互衔接向四周伸展,形成海绵状骨,即松质骨。在骨的生长发育过程中,位于骨小梁外围的部分骨母细胞被埋没于其基质中成为骨细胞。

在结缔组织膜以外的间充质集合成为骨膜,骨膜内层的骨母细胞同样分泌骨样组织,经钙化后形成骨小梁。这些骨小梁逐渐形成密质骨,即骨板。松质骨(即海绵状骨)和骨板构成扁骨。人体头颅、颜面骨都是经膜内化骨而形成的。从组织胚胎发生来说,膜内化骨的过程比软骨内化骨简单,因此,在临床上形成病变的可能性远较软骨内化骨少,且也不那样复杂。

新生儿的囟门即为颅骨尚未骨化之结缔组织。出生后,颅扁骨的内表面和外表面骨形成过程明显超过骨吸收过程,于是形成两层密质骨(内板和外板),而其中央部分(板障)则仍保持海绵状结构。未发生骨化的结缔组织层将成为膜内骨的骨内膜和骨外膜。

近年来,由衰老对人髂骨骨小梁形态计量参数的影响认为,衰老可使人的骨体积逐渐减少,出现老年性骨质疏松,其发生的原因与人体内分泌系统失调、营养、运动和生活习惯等因素有关。因此,了解随年龄增加而发生的骨丢失规律是进一步研究防治的基础。

（二）软骨内成骨

人体大部分骨骼均由软骨内骨化形成。以长骨为例,胎儿时中胚层演变而来的间充质细胞,先凝缩成一块软骨,继之在软骨中部出现钙盐沉着而转变为骨组织,这个骨死的起点叫第一次骨化中心或原发骨化核。同时,软骨周围的软骨膜开始产生成骨细胞,形成一层薄的环状骨板,即早期的骨皮质、与原发骨化核在一起。其周围的软骨膜转变为骨膜。骨化中心随胎儿发育向周围及两端增粗、伸展,其中央部分吸收形成骨髓腔。人体诸骨一次骨化中心,多半在胎儿时已形成,其两端未骨化的软骨部分称为骨骺。骨化中心与两端软骨连接的地方,是骨生长最为活跃,亦是软骨内骨化时最先有钙盐沉着的部位,称为先期钙化带(称为临时钙化带)。

骨骺的软骨内绝大多数在出生后才出现骨化,称第二次骨化中心。出生时一般只有股骨下端、胫骨上端及肱骨头骨骺出现骨化。随着年龄的增长,骨骺由小逐渐增大,并将骨骺软骨分成两个部分,近关节面者称轮骨板,最后发展成关节软骨,终生存在;近骨骺端者形成骨骺盘(骨骺板),在 X 线片上呈一条透亮带,称骨骺线。骨干两端与骨骺连接区,称干骺端,约在 18～25 岁时,全身骨骺发育停止,骨骺板亦完全骨化,使第一、二次骨化中心愈合,在骺板区常残留一条不完整的致密线。第二次骨化中心的出现及骨骼的愈合,大都有一定的时序,但亦有不少差异,四肢骨骺骨化中心的出现与愈合时间,也有不少差异。在骨生长发育期,除骨干的长度和宽度不断增长外,同时还进行着骨成型作用,以塑成最后的外形轮廓,管状骨末端一般总是比中段宽大,自骨端向骨中段,骨横径总是进行性的向心性收缩,这种过程称之为骨成型或骨收缩。若骨成型不足则骨端与骨干交叉的凹陷变浅、变平,甚至凸出使骨呈杵状。凡是影响骨生长的疾病,如软骨营养不良或石骨症等均可发生,相反,若骨成型过渡,则骨端特别宽大。

胚胎发育晚期,各骨骺中央部位出现次级骨化中心,即使在同一骨中各骨化中心之发育也有先后。次级骨化中心与初级骨化中心的不同之处,前者呈放射状生长而非纵向生长。此外,因关节软骨无软骨膜覆盖,故此处无骨领形成。当次级骨化中心发生之骨组织占据整个骨骺时,仅两处有软骨残留。关节软骨保持终生,不参与骨的形成。骺软骨,又称骺板,为骨骺与骨干连接部位。随着骺板软骨的生长,其软骨成分不断被主要由骨干骨化中心形成的新生骨基质取代,骺板停止生长后骨之纵向生长随之终止。

骺软骨可分为三个区,从近骨骺侧开始依次为:①储备区:又称静止区,由原始透明软骨形成,细胞数量较少,但合成蛋白质功能活跃,其含较丰富的类脂质等营养物质。此区血管极少。②增殖区:软骨细胞迅速分裂堆积而呈柱状,细胞柱与骨之长轴平行,软骨细胞的这种间质性生长使骺板得以持续生长,软骨细胞内质网增多。此区血管丰富。③肥大区:此区含大的软骨细胞,被吸收的基质则缩减为软骨细胞柱之间的薄层间隔。此区可进一步分为成熟区、钙化区和退化区,成熟区中已无细胞分裂。细胞和陷窝扩大呈方形,胞浆中有大量糖原积聚;钙化区中由于矿质沉积使陷窝周围之基质呈深度嗜碱染色;退化区中软骨细胞死亡和裂解,细胞间之基质亦如此,富含血管的原始骨髓扩展至细胞与基质破坏所遗留的腔隙。继而出现骨化区,毛细血管和来源于骨外膜的细胞分裂产生的骨祖细胞侵入软骨细胞死亡后留下的空腔。骨原细胞分化为成骨细胞,后者在钙化的软骨基质中隔面上形成一非连续曾并在中隔上沉积骨基质,骨基质发生钙化,一些成骨细胞逐渐变为骨细胞。上述骺软骨各区的连续变化显示软骨内成骨的整个过程,持续至成年骺板闭合为止。

(三)骨的生长和改建

骨的生长包括原有骨组织的部分吸收和新骨沉积,二者同时进行,这样骨在生长过程中得以保持其原有形状。在骨的发生过程中,随着骨的生长和增粗,骨的形状需要经过不断改建,才能适应身体的需要。最初形成的原始骨小梁,纤维排列紊乱,含骨细胞较多,支持性能较差。经过不断改建,骨小梁依照张力和应力线排列,具有整齐的骨板,骨单位也增多,以适应机体的运动和负重。著名的 Wolff 定律(1899 年)说明骨的动力性质:"骨的形成和改建按照应力而改变"。扁骨如颅骨的生长主要是靠位于骨缝之间和骨外表面的骨外膜产生骨组织,同时其内面发生骨吸收。由于骨组织可塑性强,颅骨可随脑的生长而增大。长骨的生长过程较复杂。骨骺内软骨的放射性生长使其体积不断增大,继而发生软骨内成骨,故骨骺松质骨部分得以增大。由于骨骺生长速度快于骨干,故骨干两端膨大成漏斗形,是为干骺端。骨干长度增加主要是骺板成骨活动的结果,而骨干增粗则是骨领外面的骨外膜形成新骨的结果;同时其内表面发生骨吸收,使骨髓腔直径不断增大。骺板软骨停止生长后,骺板通过骨化而为骨组织所替代,连接骨骺与骨干之骨组织密度较高,成年后表现为骺线。骨骺闭合一般在 17～20 岁,但可因人而异。

二、骨的正常结构和发育

骨的正常结构如前所述,由细胞和细胞间质组成。骨细胞包括成骨细胞、骨细胞和破骨细胞,骨细胞埋于骨基质中,细胞间质由基质和纤维构成,骨的特点是细胞间质内有大量钙盐沉积,因而构成坚强的骨骼系统。在光镜下,骨由排列方式不同的骨板构成。若将骨的密质骨作横断面观察,骨由松质骨、密质骨、骨膜及血管等构成。各骨的外层由密质骨组成,称为骨皮质。长管状骨骨干的骨皮质较厚,干骺端及骨骺的骨皮质较薄。各骨的内层由骨松质和骨髓腔组成。而颅骨略有不同,由两层密质骨组成,称为内板和外板,相当于长管骨的骨皮质。内、外板之间相当于骨髓腔的部分称板障,颅骨横截面犹如"三合板"。所有骨的骨皮质外包有骨膜。下面以长管骨为例分述如下。

(一)松质骨

多分布于长骨的骨骺部,由大量的针状或片状骨小梁相互连接,形成许多网状结构,骨小梁由平行排列的骨板之骨细胞组成,骨小梁之间的空隙内充满红骨髓。松质骨的细胞和细胞间质与密质骨并无区别,所不同的只是其疏松程度及排列方式不同而已。松质骨的间隙较大,呈细小的小梁状;密质骨间隙小,骨组织相互挤紧,呈象牙状。

(二)密质骨

密质骨看似紧密,但其中仍有许多相互连通的小管道,内有血管及神经,血管供应骨组织营养和排出代谢产物。长骨骨干的密质骨的骨板排列很有规律,根据骨板的排列方式不同,可区分出下列3种骨板。

1.环骨板　分布于长骨外周及近骨髓腔的内侧部,分别称为外环骨板及内环骨板。外环骨板较厚,由数层骨板构成,其外包以骨膜。外环骨板是由骨外膜内层的成骨细胞不断添加新骨形成。在外环骨板层中可见与骨干相垂直的孔道,横穿于骨板层,称为穿通管,经此管营养血管进入骨内,和纵行的中央管相通,中央管经穿通管使其与骨面和髓腔相通。靠近骨髓腔也有数层骨板绕骨干排列,称内环骨板层,骨干的内层衬附有骨内膜,也可见有垂直穿行的穿通管。

2.骨单位　又称哈佛系统,是长骨干的主要结构。骨单位于内外环骨板之间,数量较多,每一骨单位由10～20层同心圆状排列的骨板围成长筒状结构,每一骨单位的骨板间约有3～6层骨陷窝,骨细胞位于其内,骨小管则从中央向周围呈放射状排列。骨单位的中央有一中央管,内含毛细血管及神经。在横切面上,骨板环绕中央管呈同心圆状排列,在纵切面上平行排列。

3.间骨板　是一些形状不规则的骨板,横切面上呈弧形排列。它是旧的骨单位被吸收后的残留部分,充填在骨单位与环骨板之间。

(三)骨膜

骨膜覆盖于除关节面外所有的骨外表面及内表面。

1.在外表面称骨外膜　又分内外两层。

(1)纤维层,是最外的一层,由致密结缔组织构成,彼此交织成网,成纤维细胞分散在束间,较大的血管在束间通行,并有许多神经分布。其粗大的纤维可横向穿入外环骨板,有固定骨膜和韧带的作用。

(2)外膜内层又叫成骨层,内层疏松,富含小血管和细胞。骨内膜衬于髓腔面骨小梁的表面、中央管及穿通管的内表面,富含血管及细胞,具有一定的成骨和造血功能。

2.骨内膜　贴附在髓腔面,很薄,是网状结缔组织,也有小血管从骨髓进入骨组织。骨内膜中的细胞也具有造骨潜能,成年后处于不活跃状态,发生骨损伤时则可恢复造骨功能。

骨外膜和骨内膜的主要功能是营养骨组织,并不断供应新的成骨细胞以备骨生长和修复之用。因此,在骨科手术时应尽可能保护骨膜使免遭损坏。

(四)骨的血液供给和神经分布

骨骼受多方面的血管供应(管状骨的血液供应有 4 个来源:即滋养动脉、骨骺动脉、干骺动脉、骨膜动脉),一般可分为 3 种:

1.较大的营养动脉长骨可有 1～2 支,穿过营养孔进入骨髓腔然后分支,分别进入哈氏管和骨髓内,其末端变成薄膜,扩大后成为血窦网。

2.较小的营养血管丛,分出许多小血管通过骨端的小孔进入松质骨。

3.骨骺部的血管主要来自关节囊,在某些部位一些动脉可直接到达骨骺。

以上 3 种血管渠道在骨内紧密吻合分布于骨的各部,供应骨的各个组成部分。在生长时期的骨骺部,血管不能穿过骨骺板,故营养主要来自关节囊,而不是来自骨干的血管,如股骨头的营养主要来自于圆韧带的血管,另一部依靠关节囊内回旋血管的分支供养。当骨干与骨骺融合以后,骺板消失,骨骺部血管各支即与干骺部血管相互吻合,共同负担血供。

短骨、扁骨、不规则骨也以类似方式获得血供。在骨内膜不可见到淋巴管,依照同样的方式贯穿骨质,走行于哈氏管中。骨膜的神经很丰富,它伴随着营养动脉进入骨内的血管网均有吻合,而后者与骨内血管相连。骨折伤及滋养动脉时,骨外膜血管体系即可供应较大份额的密质骨,此时只要不损伤肌肉与骨之间的血管连接,则骨膜仍能存活并形成新骨。另一方面,骨外膜也是骨骼肌血供的重要来源,肌营养血管损伤时,只要肌肉与骨外膜的血管连接仍保持完整,肌肉血供即不致明显减少。

骨髓毛细血管床(血管窦)的血,经横向分布的静脉管道汇入中央静脉后者进骨干滋养孔,作为滋养静脉将静脉血引流出骨。长骨的静脉血大部经骨外膜静脉丛回流。另有相当量的静脉血经骨端的干骺端血管回流。

骨髓血管体系与骨膜血管体系的吻合,使骨干具有双重血供,在血供不足时有互相代偿的作用,这对骨折的愈合及决定骨折治疗方案、手术注意事项等均有重要意义。

骨的神经分布:长骨两端、椎骨、较大的扁骨及骨膜,均有丰富神经分布。骨的神经可分为有髓和无髓两种:有髓神经伴随滋养血管进入骨内、分布到哈佛管的血管周围间隙,有些有髓神经纤维还分布至骨小梁之间、关节软骨下面及骨内膜;无髓神经纤维主要分布至骨髓及血管壁。

三、影响骨生长的某些因素

(一)激素因素

骨的生长与代谢受多种激素的调节与控制,主要有甲状旁腺素、降钙素和生长激素、雌激素、糖皮质激素等。

1.甲状旁腺素(PTH)　PTH 主要作用是调节钙磷代谢,使血钙增高,血磷降低,维持组织液中的钙离子于恒定水平。PTH 对骨组织的作用是激活骨细胞、破骨细胞和成骨细胞,加强骨更新或骨改建过程。

2.降钙素(CT)　CT 是甲状腺滤泡周围的 C 细胞分泌的一种多肽,主要作用是通过抑制骨吸收降低血钙,维持钙平衡。CT 对破骨细胞的骨吸收呈直接抑制作用,而对骨形成则无明显影响。在体外,CT 通过抑制 PTH 诱导的破骨细胞形成,可暂时抑制骨吸收。CT 降低血钙的机制,主要是刺激有机磷酸盐的水解生成无机磷酸盐;在骨吸收处,磷酸盐增加将阻碍磷向细胞内转运,而在骨形成处则加强骨的钙化。除调节钙磷代谢外,CT 还可直接或间接调节镁、氯、钠的代谢,抑制肾小管钙、磷、钠、钾、镁氯离子的重吸收,增加其尿中排出量。CT 还可通过抑制 1,25-二羟维生素 D 的形成,间接抑制钙的胃肠道吸收。在临床上,CT 主要用于高钙血症、骨质疏松症和 Paget 病等。

3.甲状腺素(T_3,T_4)　甲状腺素对骨骼有直接作用,使骨吸收和骨形成增强,而以骨吸收更为明显。T_3 和 T_4 增加钙、磷的转换率,促进其从尿和粪便排泄。

4.生长激素　生长激素能促进蛋白质合成和软骨及骨的生成,从而促进全身生长发育。幼年期生长激素分泌不足,可致生长发育迟滞,身材矮小,称为侏儒症;生长激素分泌过多会使身体各部分过度生长,四肢尤为突出,称为巨人症。如分泌过多发生于成年人,则只能促进短骨生长,出现肢端肥大症。

5.雌激素　雌激素能刺激成骨细胞合成骨基质,如水平下降,则成骨细胞活性减弱,骨形成减少。正常时,雌激素可拮抗 PTH 的骨吸收作用,降低骨组织对

PTH 骨吸收作用的敏感性。绝经后雌激素的减少可使骨组织对 PTH 敏感性增加,骨盐溶解增加,如不给予雌激素替代治疗常发生骨质疏松。此外,孕激素与雌激素在促进骨形成方面有协同作用。

6.糖皮质激素 糖皮质激素对骨和矿物质代谢有明显作用。体内此激素过多(如库欣综合征或长期使用糖皮质激素)可引起骨质疏松,糖皮质激素对骨形成的直接效应是复杂的,短期用药能刺激骨胶原合成,并增加碱性磷酸酶活性,长期用药后则此效应被抑制。

7.前列腺素(PG) 前列腺素是具有多种功能的调节因子,对骨形成和骨吸收既有刺激作用,又有抑制作用,视其作用的微环境及作用于骨形成或骨吸收过程的哪一环节而定。前列腺素由成骨细胞合成,主要产物是 PGE_2,也有 PGI_2 和 PGF_{2a},PGE 的骨吸收作用最强,外源性 PGF_{2a} 可促进骨吸收,动物和人体内研究表明,恶性肿瘤时的高钙血症及牙周病、类风湿性关节炎时的炎性骨丢失,可能与 PG 有关,人工关节松动也被认为是 PG 的作用。在骨髓培养中,外源性 PG 可使破骨细胞样多核细胞数量增加。

(二)维生素的因素

骨的生长受多种维生素的影响。其中与维生素 A、维生素 C、维生素 D、维生素 E 的关系最为密切。

1.维生素 D 维生素 D 是开环类固醇,现视为类固醇激素之一。维生素 D 进入体内即在肝中浓集并羟化成为 25-羟化维生素 D_3,后者在肾内通过线粒体中 1α-羟化酶之作用再发生 1 位羟化成为 1,25-二羟维生素 D_3,或经过 24 位羟化成为 24,25-二羟维生素 D_3。维生素 D 及其活性代谢产物对骨组织呈现两种不同的作用。首先是对骨的直接作用,增加破骨细胞的活力,促进骨吸收,此间 1,25-二羟维生素 D_3 与 PTH 有协同作用;其次,通过增加小肠对钙、磷的吸收,为骨基质的钙化提供足够的钙和磷。这两方面的共同作用使血钙和血磷升高,达饱和状态,间接促进了骨的钙化。

2.维生素 A 维生素 A 能协调成骨细胞和破骨细胞的活性,保证骨生长和改建的正常进行。维生素 A 严重缺乏时,骨吸收和改建滞后于骨形成,导致骨骼畸形发育。如颅骨改建不能适应脑的发育,椎孔不能扩大而影响脊髓生长,造成中枢神经系统的损伤。维生素 A 缺乏还可影响骺板软骨细胞的发育,致使长骨生长迟缓。维生素 A 过量时,破骨细胞高度活跃,骨因过度侵蚀而易致骨折;如骺板因侵蚀而变窄或消失,可使骨生长停止。

3.维生素 C 维生素 C 可影响骨原细胞的分裂增殖,并与成骨细胞、软骨细胞和成纤维细胞合成骨基质的功能有关,但并不影响软骨基质的钙化及骨盐沉积。严重缺乏维生素 C 可引起坏血病,使软骨、骨和骨膜的纤维和黏蛋白形成发生障碍,纤维性结缔组织的基质和内皮细胞黏着性减弱,常造成毛细血管出血,特别是骨外膜下出血。生长期间长骨干骺端出血,可阻碍成骨细胞进入,使钙化的软骨大量堆积,脆弱易折断。因骨原细胞分裂受阻,成骨细胞数量不足,类骨质沉积受影响,故干骺端无新的骨小梁形成。骨小梁减少加之钙化软骨质脆易折,易发生骨干与骨骺之间的骨折。骨干的骨生成受阻,使其骨质变薄,在成年人易发生骨折。骨折后因类骨质形成不足,愈合缓慢。

4.维生素 E　维生素 E 是人体内的一种抗氧化剂,可影响生物膜的脂质成分,稳定膜蛋白和结合酶,保持细胞膜系统的结构和功能正常。在防止过氧化物对亚细胞结构膜脂质的损伤方面,维生素 E 和硒起着互补作用。维生素 E 具有良好的抗衰老作用,可推迟骨质疏松的发生。

(三)酶的因素

1.碱性磷酸酶(ALP)　是一种磷酸单酯酶,在人体内分布极为广泛,各种组织细胞如小肠、骨、肝、肺、肾等均含 ALP。

临床上常应用血清 ALP 活性测定诊断骨骼疾病,ALP 活性变化往往较其他生化参数出现早且幅度大且与病变程度相一致。血浆正常值为 $1\sim5U$ 或 $3\sim13U$(King-Armstrong),Paget 病、佝偻病、骨软化、甲状旁腺功能亢进、骨肉瘤和骨转移癌等均有血清 ALP 活性增高,而在软骨发育不全、磷酸酶过少症、克汀病、坏血病和有放射性物质沉积于骨中时活性下降。除上述疾病原因外,在正常生长(儿童正常值较高)、骨折愈合和妊娠后 3 个月期间,活性也有所升高。

2.酸性磷酸酶(ACP)　骨 ACP 测定可反映破骨细胞的活性。此酶在破骨细胞、前列腺细胞和精液中含量很高。正常时,ACP 血清值很低,仅为 $0\sim1.1U$ 或 $1\sim4U$。但在前列腺癌转移后、Paget 病、成骨不全、原发性甲状旁腺功能亢进和骨硬化病时,其血清值明显升高。

3.胶原酶　胶原酶由成骨细胞分泌,能分解胶原,在骨吸收过程中破坏骨的有机基质,使破骨细胞得以作用于骨的矿化成分。β 转化生长因子(TGF-β)等数种骨生长因子可抑制由 1,25-二羟维生素 D_3 所激发的成骨细胞对工型胶原的溶解作用,同时使胶原酶活性降低,提示:骨改建的初期吸收相向沉积相的转化(耦合),可能是由多肽类生长因子介导的,后者系由局部成骨细胞产生或通过蛋白分解骨基质而释出。

4.酸性水解酶　酸性水解酶是一种分解性代谢酶,其作用在于消化细胞。其典型代表为组织蛋白酶 D,存在于细胞溶酶体内,如溶酶体破裂,此酶将消化细胞本身及其周围骨基质。

5.糖酵解酶 糖酵解酶存在于破骨细胞中,能使葡萄糖发生厌氧性糖酵解,先转化为丙酮酸盐,继而在乳酸脱氢酶作用下转化为乳酸,对于骨吸收极为重要。

(四)骨生长因子的影响

研究表明,生长因子通过刺激成骨细胞的增殖及其活性,调节局部骨生成作用。现已从骨基质和骨细胞、骨器官培养基中分离出多种骨生长因子,具有各不相同的生物活性,主要有致有丝分裂作用、分化作用、趋化作用和溶骨活性。骨系细胞分泌的生长因子可即时作用于相邻的成骨细胞(旁分泌作用)或其自身(自分泌作用),此外,还大量贮存于细胞外基质中。

1.骨形态发生蛋白(BMP) BMP 是一种疏水性酸性糖蛋白,等电点 5.0 ± 0.2,含 10 余种氨基酸,可能是几种不同分子量蛋白的混合物。BMP 与羟基磷灰石有较强的亲和力,可与骨基质中的胶原结合。各种骨病患者骨和血清中 BMP 含量有变化,如佝偻病时骨基质不能钙化,主要是由于血清 BMP 含量减少,绝经后的骨质疏松也与缺乏 BMP 有关,而 Paget 病则与 BMP 含量增加有关。骨肉瘤时非但肿瘤组织中 BMP 含量较高,血清 BMP 和 BMP 抗体含量也增高。因此,BMP 对骨伤骨病的诊治有重要价值。

BMP 诱导新骨的过程需要某些激素和生物因子的参与,后者虽不能直接诱导间充质细胞分化为软骨和骨,但可促进诸如成骨细胞、软骨细胞、成纤维细胞和血管内皮细胞的增殖和分化,并能诱导软骨和骨基质的合成,从而促进骨形成。

2.β 转化生长因子(TGF-β) TGF-β 是一族具有多种功能的蛋白多肽,广泛存在于动物正常组织细胞和转化细胞中,以骨组织和血小板中含量最为丰富。现已鉴定出 5 种不同分子类型的 TGF-β,即 TGF-β_1~TGF-β_5,其氨基酸序列有 64%~82%相同。TGF-β 具有促进细胞增殖、调节细胞分化、促进细胞外基质合成和调节机体免疫的作用。有关资料研究表明,TGF-β 可刺激骨膜间充质细胞增殖、分化,诱导膜内成骨及软骨内成骨过程,同时,TGF-β 可抑制破骨细胞生成及成熟破骨细胞的活性,从而有抑制骨吸收的作用。TGF-β 对骨组织代谢具有十分重要的作用,提示 TGF-β 在骨折修复和骨移植方面有潜在的应用前景。

3.骨骼生长因子(SGF) 胰岛素样生长因子Ⅱ(IGF-Ⅱ)与 SGF 属于同一类因子。IGF-Ⅱ不仅可促进骨细胞的增殖,还能增进骨基质胶原的合成。IGF-Ⅱ由骨细胞分泌,存在于骨基质或弥散于细胞外液中,以与结合蛋白形成复合物的形式贮于骨基质,对羟基磷灰石有很强的亲和性。骨基质中的 IGF-Ⅱ只有通过骨吸收被激活释放才能起作用。

4.胰岛素样生长因子Ⅰ(IGF-Ⅰ)　由人血清分离的IGF-Ⅰ含70个氨基酸的单链多肽,分子量7700,由3个二硫键交叉连接。人骨基质中IGF-Ⅰ的含量仅及IGF-Ⅱ含量的1/10～1/15,人骨细胞产生的IGF-Ⅰ含量仅及IGF-Ⅱ含量的1/50～1/100。IGF-Ⅰ可刺激单层培养中人骨细胞的增殖,且与其剂量呈正相关。在大鼠颅顶骨器官培养中,IGF-Ⅰ主要是通过刺激DNA的合成而促进基质合成,体内实验证明IGF-Ⅰ对大鼠也有促进骨生成的作用。

5.血小板衍生生长因子(PDGF)　PDGF是由两条多肽链组成的杂二聚体,分子质量28000～35000。PDGF可促进鸡胚和新生小鼠颅顶骨细胞的分裂:在大鼠颅顶骨器官培养中,PDGF可促进细胞分裂和胶原、非胶原蛋白的合成。除对上述类成骨细胞的作用外,PDGF还可通过刺激前列腺素的合成而促进鼠颅骨的骨吸收。

6.成纤维细胞生长因子(FGF)　FGF是分子量为16000～18000的一类蛋白质,根据等电点的不同可将其分为酸性FGF(aFGF,等电点5.6)和碱性FGF(bFGF,等电点9.6)两种。人和牛骨都含有FGF,以bFGF为主,其含量是aFGF的10倍。FGF有多种生物活性,可刺激细胞游走移行,促进细胞的增殖和分化。bFGF还能促进体外软骨细胞的增殖和分化,在活体中能促进软骨的修复。

第三章　中医药物治疗

药物治疗是中医骨伤科的重要治疗方法之一,它在辨证施治的基础上贯彻内外兼治、局部与整体兼顾的治疗原则。中医骨伤科在药物治疗方面不仅有内服的汤剂、丸剂、散剂、膏剂、丹剂等,而且有丰富的外用药物。骨伤科药物治疗方法分为内治法与外治法两大类,临床可根据病情有针对性地选择使用。

一、内治法

骨伤科内治法同中医各科一样,依据八纲、脏腑、经络、卫气营血、三焦辨证等理论作为治疗原则,通过口服药物使局部与整体得以兼治的一种方法。根据损伤"专从血论"、"肝主筋,肾主骨"、"结者散之,留者攻之"的骨伤科基本理论,临床用药可归纳为消、下、清、开、和、续、温、补八种内治方法。根据骨伤科疾病的分类不同,内治法又可分为骨伤内治法、骨病内治法及伤科杂证内治法。

内治药物的剂型,可分为汤剂、丸剂、散剂、药酒、片剂、针剂等。一般急伤者,多先用散剂或丸剂,如跌打丸、治伤消瘀丸等;内伤或外伤较重而全身症状明显以及某些损伤的初期,一般多用汤剂、针剂,或配合运用散剂、丸剂,以取得更好的疗效。

【骨伤内治法】

人体遭受损伤,则经脉受损,营卫离经,气血瘀滞,"不通则痛"。伤科内治法通常依据损伤的发展过程,分为初、中、后三期论治。初期一般指伤后1~2周内,因气血瘀滞,肿胀疼痛,需消瘀退肿,以下、消法为主;若邪毒入侵可用清法;气闭昏厥或瘀血攻心,则用开法。中期指伤后3~6周期间,损伤症状虽有改善,肿胀渐趋消退,疼痛逐步减轻,但瘀血未尽,仍应以活血化瘀、和营生新、接骨续筋为主,故以和、续两法为基础。后期指伤后7周以后,瘀肿疼痛基本消失,但筋骨尚未坚实,应以坚骨壮筋,补养气血、肝肾、脾胃为主,如有筋肉拘挛、风寒湿痹、关节屈伸不利者,辅以舒筋活络,故后期多用补、温两法。分三期论治的主要目的是调和气血、生新续损、强筋壮骨。临证时须结合患者体质及损伤情况辨证施治。

（一）初期治法

损伤初期应活血与理气兼顾，调阴与和阳并重。常用方法有行气消瘀法、攻下逐瘀法、清热凉血法、开窍通关法等。

1.行气消瘀法 又称行气活血法，是伤科内治法中常用的一种治法。适用于气滞血瘀，局部肿痛，无里实热证，或宿伤而有瘀血内结，或有某种禁忌而不能猛攻急下者。常用方剂有以活血化瘀为主的复元活血汤、活血止痛汤、桃红四物汤；以行气为主的柴胡疏肝散、复元通气散、金铃子散；行气活血并重的血府逐瘀汤、膈下逐瘀汤等。

2.攻下逐瘀法 用于损伤早期瘀血停滞，大便不通，腹胀，苔黄，脉数的体实患者。常用方剂有：胸部损伤蓄瘀者用大成汤，胁肋损伤蓄瘀者用复元活血汤，腹部损伤蓄瘀者用鸡鸣散，腰及四肢损伤蓄瘀者用桃核承气汤等。攻下逐瘀法常用苦寒泻下之药，药效相当峻猛，临床不可滥用。年老体弱、失血过多、气血亏虚者忌用；孕产妇及经期也应禁用或慎用。

3.清热凉血法 用于跌仆损伤后引起的热毒蕴结于内，引起血液离经妄行、创伤感染等。其适应证的特点是血热、失血、火毒内盛而无明显瘀血者。常用的清热解毒方剂有五味消毒饮、黄连解毒汤等；清热凉血方剂有清热地黄汤、清心汤等；凉血止血方剂有四生丸、小蓟饮子等。体虚脏寒，食少肠滑，或产后兼有热证者，不可过用清热寒凉药物，以防气血凝滞不行。

4.开窍通关法 本法是治疗标证的救急方法，多用辛香走窜、开窍通关的药物。常用方剂有苏合香丸、安宫牛黄丸、紫雪丹、至宝丹等。

（二）中期治法

损伤中期要进一步调和气血，从而达到瘀去新生、接骨续筋、疏风通络的目的。常用方法有和营止痛法、接骨续筋法、舒筋活络法。

1.和营止痛法 用于损伤后，经消、下等法治疗后，瘀滞肿痛尚未除尽，继续用攻下之法又恐伤及正气者。其适应证的特点是瘀、滞、肿、痛均较轻。常用方剂有七厘散、和营止痛汤、定痛和血汤等。

2.接骨续筋法 用于损伤中期骨位已正，筋已理顺，筋骨已有连接，尚有瘀血未去者。主要使用接骨续筋药，佐以活血祛瘀之品。常用方剂有续骨和血汤、接骨丹、接骨紫金丹、新伤续断汤、壮筋续骨丹等。

3.舒筋活络法 用于伤筋中期，损伤肿痛稳定后而瘀血凝滞，筋膜粘连，或兼有风湿，或伤处筋络挛缩、强直，关节屈伸不利，或气血不畅，肢体痹痛等。主要使用活血和祛风通络药，并佐以理气药以宣通气血，消除凝滞，增强舒筋通络之功。

常用方剂有蠲痹汤、独活寄生汤、舒筋活血汤、舒筋活络丸、宽筋散等。

(三)后期治法

损伤后期主要以补养为主。常用方法有健脾益胃法、补气养血法、补益肝肾法和温经通络法等。

1.健脾益胃法　用于损伤日久,耗伤正气,气血脏腑亏损,或长期卧床缺少活动而致脾胃气虚、运化失职者。常用方剂有补中益气汤、参苓白术散、归脾汤、健脾养胃汤等。

2.补气养血法　用于外伤筋骨、内伤气血以及长期卧床而出现各种气血亏损、筋骨痿弱等证。常用方剂中,以四君子汤为补气代表方,四物汤为补血代表方,八珍汤为气血双补代表方。

3.补益肝肾法　又称强筋壮骨法,用于筋骨及腰部损伤的后期、年老体弱、骨折迟缓愈合、骨质疏松而肝肾虚弱者,常配伍补养气血的药物应用。常用方剂有壮筋养血汤、左归丸、右归丸、健步壮骨丸、生血补髓汤、壮筋续骨丹等。

应用补法需注意两点:一是要顾护脾胃,方中佐以健脾益胃的药物;二是勿滥用补剂,误补益疾。

4.温经通络法　用于损伤后气血运行不畅,或阳气不足,腠理空虚,风寒湿邪滞留,或筋骨损伤日久,气血凝滞者。多使用辛温芳香、祛风散寒、除湿通络的药物。常用方剂有麻桂温经汤、乌头汤、大活络丹、大红丸、小活络丹等。

临床应用上述治法时均有一定的原则。如治疗骨折,初期以活血化瘀为主,中期以接骨续筋为主,后期以补养气血、强筋健骨为主;若骨折后肿胀较轻,常可直接用接骨续筋法,稍佐以活血化瘀之药。治疗扭挫伤筋,初期也以活血化瘀为主,中期则用舒筋活络法,后期使用温经通络法,并适当结合强壮筋骨的药物。开放性损伤止血后,也应根据证候运用上述方法;若失血过多者,开始即需用补气摄血的药物急固其气以防止虚脱,血止以后,仍需补而行之。临床证候变化多端,错综复杂,必须审慎辨证,选方用药,灵活变通,随证治之。

【骨病内治法】

骨病的发生与损伤可能有关,但其病理变化和临床表现与损伤不同,因此在治疗上也有其特殊性,主要根据其发病机制辨证论治,使气血调和,机体康复。骨病中以骨痈疽(骨髓炎)、骨痨(骨结核)多见,均属中医疮疡范畴,系毒邪壅聚、气血凝聚于骨所致,内治法时必须辨明其阴阳、表里、寒热、虚实,分初期、成脓及溃后三期进行治疗。初期未成脓者以消法为主,促使毒邪早期消散;成脓期疮形已成则用托法为主,托毒透脓外出;溃后期毒势已泄以补法为主,补益气血,生肌长肉,强壮筋骨促其愈合。骨肿瘤属瘀血与毒邪内聚而成,治宜活血解毒、软坚散结;痹证因风寒湿邪侵及筋骨,治疗以祛邪通络为主;痿证筋肉骨骼消瘦,宜用补益脾胃法;筋挛关节活动不利,应用舒筋解痉法;退行性骨病常因慢性劳损及年迈气血衰退所致,治宜温通经络、补益气血;骨先天性畸形多属肝肾不足,治宜补益肝肾;骨软骨病宜用行气活血法;代谢性骨病宜用补益气血法;地方及职业性骨病多是摄入毒物引起,治宜疏泄解毒法。归纳而言,主要有以下几种内治法:

(一)消散法(解毒法)

消散法指用消散的药物,使初期的肿疡得到消散。适用于骨痈疽初期尚未成脓者。临床运用消散法时应查明其病因、肿形与病情,辨证施治,灵活变化。如热毒蕴结者宜用清热解毒法,里实者应用通里攻下法,兼有表邪者予解表之剂,寒邪凝结者宜用温经通阳之法。

1.清热解毒法　使用寒凉的药物,使内蕴之热毒得以清解。适用于急、慢性骨髓炎及损伤后引起的气血郁滞、离经妄行,以及创伤感染、火毒内攻、热毒蕴结于筋骨、腐蚀筋骨之证。临床表现患部红、肿、热、痛,发热汗出,口渴喜饮,舌苔黄糙,脉洪数等。早期可用五味消毒饮、黄连解毒汤或仙方活命饮合五神汤加减。骨关节感染极期,症见高热神昏者,可用清营汤。

2.温经通阳法　用温经通络的药物,驱散筋骨内的阴寒凝滞之邪,又称温阳解毒法。适用于体虚寒痰袭于脉络筋骨之骨痨、阴疽、瘰疬。常选用阳和解凝汤加减、消核散等。

3.疏泄解毒法　用利尿、泻下及解毒的药物,促使体内毒物迅速排出。适用于地方性或职业性骨骼疾病。视病情需要常选用五苓散、增液承气汤、龙胆泻肝汤等。本法只宜短期应用,同时应注意扶助正气。

(二)托毒法(内托法)

托毒法是用补益气血的药物扶助正气,托毒外出,以免毒邪内陷的方法。适用于骨痈疽成脓期毒盛正虚,不能托毒外泄,疮形平塌,根脚散漫,难溃难腐之证,或已破溃但排脓不畅者。常选用透脓散、托里消毒散、托里定痛汤等。

(三)补养法

补养法是用补养的药物,恢复机体正气,帮助其生新,促使疮口早日愈合。适用于骨痈疽、骨痨溃后期,毒势已去,脓水清稀,疮口难敛,或手术后元气虚弱、气血亏损者。

1.补益气血法　用于代谢性骨病、年老体弱及气血亏虚的骨病患者。常选用八珍汤、理气补血汤等。

2.补益肝肾法 用于先天性骨病、年老体弱及肝肾亏虚的骨病患者。常选用六味地黄丸、健步壮骨丸、补肾壮筋汤等。

3.补益脾胃法 用于各种痿证及骨病后期脾胃虚弱者。常选用补中益气汤、参苓白术散、健脾养胃汤等。

（四）活血法

活血法是应用活血祛瘀药、结合行气止痛及解毒的药物,使气血调和,邪去毒散,渐趋康复。

1.行气活血法 适用于骨软骨病、骨肿瘤及其他骨病。常选用桃红四物汤、理气散瘀汤、血府逐瘀汤、膈下逐瘀汤等。

2.活血解毒法 适用于骨肿瘤。常选用六军丸、琥珀黑龙丹、消癌片等。

（五）通络法

通络法是应用舒筋通络、祛风解痉的药物,促使骨病经络畅通,除痹起痿。适用于痹证、痿证、筋挛及脊柱退行性骨病等。

1.祛邪通络法 用于痹证引起的各种疼痛。常选用蠲痹汤、三痹汤等。

2.温经通络法 用于寒湿痹证。常选用麻桂温经汤、骨质增生丸等。

3.舒筋解痉法 用于筋挛及痿证。常选用大活络丹、羚角钩藤汤、镇肝息风汤等。

【伤科杂证内治法】

（一）发汗解表法

发汗解表法是一种开泄腠理、调和营卫、发汗祛邪的治疗方法。代表方剂有辛温解表的麻黄汤、桂枝汤等,辛凉解表的银翘散、桑菊饮等。适用于损伤疾病中兼见外感表证者。

（二）养阴清热法

养阴清热法用于损伤疾病后期或肢节病痛患者有阴液耗损、邪毒留于阴分者,症见潮热盗汗,骨蒸消瘦,口咽干燥,食少便结等。代表方剂有青蒿鳖甲汤等。此法常结合补法应用。

（三）镇静安神法

镇静安神法用于损伤疾病出现肝木偏旺、肝风内动症状者。多选用矿物、甲壳类药物重镇潜阳、息风止痉;其代表方剂有磁朱丸、天麻钩藤饮等。本法有时可配合消法、下法应用。

（四）固涩收敛法

固涩收敛法用于出汗、尿量较多的损伤性疾病而影响伤病愈合者。多选用固涩收敛的药物,以改善气血津液耗散的症状;代表方剂有玉屏风散、当归六黄汤、金锁固精丸等。

(五)健脾利湿法

健脾利湿法用于损伤性疾病兼有湿阻脏腑经络而影响脾胃的运化功能者。骨伤科疾病常用燥湿、化湿、利水、散湿等法;代表方剂有平胃散、五苓散等。

二、外治法

外治法是指对损伤局部进行治疗的方法。药物外治法指将药物制成不同的剂型,施用于患处,使药物的性能直达病所,从而达到治疗目的的一种治疗方法。外用药物在骨伤科治疗中占有非常重要的地位,亦是中医骨伤科的特色之一。由于外治法疗效卓著、易于掌握、简便价廉,故伤科临床较常用。骨伤科外治药物相当丰富,常用的剂型可分为敷贴药、涂擦药、熏洗药、湿敷药及热熨药。

【敷贴药】

敷贴药即将药物制剂直接敷贴患处,使药力经皮肤发挥作用。外用药中应用最多的敷贴药剂型是膏药、药膏和药粉3种。

(一)药膏(敷药、软膏、油膏)

1.药膏的配制　将药物碾末过筛后,选加饴糖、蜂蜜、油、水、鲜草药汁、酒、醋或医用凡士林等,调匀呈厚糊状,敷贴患处。调和剂的选用主要根据治疗的需要而定,如缓急止痛多选用饴糖或蜂蜜;散瘀消肿常选用白酒;清热解毒、凉血止血常选用鲜药汁;软坚散结多用米醋。伤科药膏用饴糖较多,其与药的比例一般为3:1,主要是取其硬结后药物的功效和固定保护伤处的作用,具有直接、迅速、作用方便等优点。对于有创面的创伤,可用药物与油类熬炼或拌匀制成的油膏。油膏常选用麻油、猪脂、羊脂、松脂、黄蜡、白蜡及凡士林等调制,因其柔软、润滑、无板硬黏着不适感,并有滋润创面的作用,尤宜于凹陷折缝之处。

2.种类及功用　药膏的种类很多,按其功用可分为以下几类:

(1)消肿止痛类:用于骨折、筋伤初期及关节炎因气血瘀阻而肿胀疼痛剧烈者。常用的药膏有:消瘀止痛药膏、双柏膏、定痛膏、消肿散等。

(2)舒筋活血类:用于扭挫伤筋中期,肿痛逐渐消退者。常用的药膏有:舒筋活络药膏、活血散、三色敷药等。

(3)接骨续筋类:用于骨折中(后)期,骨折端对位良好,肿痛基本消退者。常用的药膏有:接骨续筋药膏、外敷接骨散、驳骨散等。

(4)清热解毒类:用于伤后感染邪毒,局部红、肿、热、痛及骨痈疽患者。常用的药膏有：金黄膏、玉露膏、四黄膏、清营退肿膏、芙蓉散、消毒定痛散等。

（5）温经通络、祛风除湿类：用于损伤后期，复感风寒湿邪的各种痹证、痿证及关节退行性疾病。常用的药膏有：温经通络膏、舒筋散等，亦可酌加温散风寒、利湿除痹的药物。

（6）生肌拔毒类：用于开放性损伤局部红肿已消，创面清洁或感染者；患骨痈疽、骨痨已破溃，但创口未愈合者。常用的药膏有：橡皮膏、生肌玉红膏、红油膏等。

3.使用注意

（1）合理摊敷药膏：药膏应用时，宜摊在棉垫或4～8层的桑皮纸上（四周应预留一定宽度，避免药膏烊化溢出污染衣服），大小视患部而定。亦可在药膏上加盖一张薄绵纸后敷于患处，可减少对皮肤的刺激。

（2）药膏随调随用：凡用饴糖调敷的药膏，室温高容易发酵、发霉，一般不主张一次调制过多，或将饴糖煮过后再调制。冬季气温较低时可酌加开水稀释以便于调制拌匀。

（3）掌握换药时间：根据伤情变化、肿胀消退程度、天气冷热而定，一般2～4天换药1次，后期患者也可酌情延长。凡用水、酒、鲜药汁调敷药膏时，应随调随用，经常更换。生肌拔毒类药膏也应视创面情况而勤换药。

（4）注意用药禁忌：有创口者，忌用消肿止痛类和舒筋活血类药膏；筋骨未断或瘀肿较甚者，忌用接骨续筋类药膏；红肿灼痛者，禁用温经通络、祛风除湿类药膏；创面不新鲜、脓性分泌物较多及红肿热痛者，忌用生肌拔毒类药膏。

（5）注意药物过敏：少数对敷药及药膏过敏而产生接触性皮炎的患者，应及时停药，外涂甲紫液、青黛膏或六一散，并给予脱敏药及对症治疗。

（二）膏药

1.膏药的配制　将药物切成碎片或碾成细末，配以香油、黄丹或蜂蜡等基质炼制而成。目前经过剂型改革，已制成胶布型膏药，使用时敷贴患处，药效持久，能固定患部，保护疮面，避免外来刺激和细菌感染，应用方便，便于收藏和携带，广泛用治多种骨伤科疾病。膏药的配制方法如下：

（1）熬膏药肉：一般将药物浸于植物油中，主要使用芝麻油加热熬炼后，再加入铅丹收膏，制成一种富有黏性、烊化后能固定于患处的膏药肉；然后浸入水中数天，再藏于地窖阴暗处"去火毒"，以减轻对皮肤的刺激及避免诱发接触性皮炎。

（2）摊膏药：先将膏药肉置于小锅中用文火加热烊化后，再以竹片挑取膏药肉均匀地摊于皮纸式布上备用，摊时宜注意四周留边。

（3）掺药法：膏药内掺和药料常有3种方法：①熬膏药时将药料溶于油中；②贵

重的芳香开窍药物或特殊需要增加的药物,临贴时加于膏药上;③对具有挥发性且不耐高温的药物如乳香、没药、樟脑、冰片等先研成细末,当膏药肉在小锅中烊化后加入,搅拌均匀,使之融合于膏药中。

2.种类及功用　可分为以下3类,多用于肢体外伤及骨折、筋伤的后期。

(1)治损伤类:用于骨折、脱位、筋伤等损伤,或陈伤气滞血凝、筋膜粘连者。常用的膏药有:坚骨壮筋膏、正痛膏、化坚膏等。局部有创口者忌用。

(2)散寒除湿类:用于各种痹证及损伤兼风湿者。常用的膏药有:狗皮膏、伤湿宝珍膏、损伤风湿膏、万灵膏、万应膏、舒筋活络膏等。

(3)拔毒祛腐类:用于创伤感染发生溃疡者和骨痈疽、骨痨创面不愈合者。常用的膏药有:太乙膏、陀僧膏、骨疽膏等。亦可在创面另加九一丹、生肌散等药粉。

(三)药粉(散剂、掺药)

药粉是将处方药物碾成极细粉末,过细筛,收贮棕色瓶内备用。使用时可直接将药粉撒于伤口上,或加在敷药中,或掺在膏药上贴敷患处。按其功用可分为以下几类:

1.止血收口类　用于一般创伤出血。用时撒敷患处,或加压包扎。常用药物有桃花散、花蕊石散、云南白药、三七粉、血竭粉、如意金刀散等。

2.散血止痛类　用于损伤后局部瘀血结聚肿痛者。常用药物有四生散、代痛散等。

3.祛腐拔毒类　用于创面脓腐未净,骨痈疽、骨痨溃破后形成瘘管、窦道或肉芽过长的患者。常用药物有九一丹、七三丹、红升丹、白降丹等。白降丹只可暂时使用。对红升丹过敏者,可改用黑虎丹。

4.生肌长肉类　用于脓液较少、新肉难长的疮面。常用药物有生肌八宝丹、珍珠粉等;也可与祛腐拔毒类散剂掺和使用,可生肌长肉、敛疮及愈合创口。

5.温经散寒类　用于损伤后期,局部气血凝滞疼痛和各种痹证。常用药物有丁桂散、桂麝散、四生散等;亦可作为阴证的消散掺药,常掺于烘热的膏药上粘贴患处。

6.取嚏通经类　用于坠堕神昏,气闭不通者。常用药如通关散等,吹鼻取嚏醒神。

【涂擦药】

涂擦药多用活血舒筋的药物制成液体剂或油膏剂,用时直接涂擦于患处,或在施行理筋手法时配合推拿等手法使用,或在热敷熏洗后进行自我按摩时涂擦。用于各种痹证、痿证、筋挛及骨关节退行性疾病。临床常用以下3种剂型:

（一）酒剂

酒剂是用药物与酒精、白酒或醋浸制而成，酒、醋之比一般为 8：2，故又称药酒、外用伤药水。具有活血止痛、舒筋活络、追风祛寒等功效。常用的酒剂有：活血酒、活络水、伤筋药水、正骨水、息伤乐酊、伤科一擦灵等。

（二）油剂

油剂是用麻油、茶油将药物煎熬去渣后制成。具有消散瘀血、温经通络之功效；用于关节筋络寒湿冷痛等证。常用的油剂有：跌打万花油、红花油、白花油、驱风油等。

（三）油膏

油膏是用香油熬药后，再加黄醋、白醋收膏炼制而成。常用的有伤油膏、活络油膏等。

【熏洗药】

（一）熏洗

熏洗是将药物置于锅或盆中加水煮沸后，取药液熏洗患处的一种外治法。一般先利用热气熏蒸患处，待药液稍凉后浸洗患处，每次 15～30 分钟，每日 2 次。每贴药可熏洗数次，药水因蒸发而减少时，可酌量加水再煮沸熏洗。具有舒松关节筋络、疏导腠理、流通气血、活血止痛等功效；对关节强直拘挛、酸痛麻木或损伤兼夹风湿者均有良效。常用于四肢关节的损伤，腰背部如有条件也可熏洗。常用方药：新伤瘀血积聚者，有散瘀和伤汤、海桐皮汤、舒筋活血洗方等；陈伤风湿冷痛及瘀血初消者，有上肢损伤洗方、下肢损伤洗方、八仙逍遥汤、风伤洗剂等。

（二）淋渍

淋渍是将药物加水煎汤后，用纱布蘸汤药淋洗或浸渍患处。用于创伤感染腐肉较多或骨痈疽破溃后脓液较多者。常用方药有芩艾汤、银菊汤、蒲公英鲜药煎汁等。

【湿敷药】

湿敷古称溻渍、洗伤，是将药物制成水溶液，用时以净帛或新棉蘸药水湿敷或洗涤患处的治疗方法。多用于创伤或感染伤口。常用药物有 2%～20% 黄柏溶液、甘葱煎水、野菊花煎水以及蒲公英等鲜草药煎汁等。

另有热罨法：若系颈部、躯干部损伤或疾病，可用纱布浸透煎热的药液热罨患处，凉则更换纱布，以达到治疗目的。

【热熨药】

热熨药是一种借助于物理热疗促进药物吸收的局部治疗方法。多选用行气活血、温经散寒、通络止痛的药物。加热后,用布包裹热熨患处,借助其热力和药力治病疗伤。用于腰脊躯体不便熏洗之处的新伤、陈伤、脘腹胀痛、尿潴留等疾病。常用热熨药有以下几种。

(一)熨药

将一剂药物分置于 2 个布袋中(最好用白酒或醋浸透药物),扎好袋口置于蒸锅中加热后熨患处。使用时可先在患处垫一条毛巾,再以 2 个药袋交替热熨,注意避免烫伤皮肤,每次 30～60 分钟,每日 2～3 次。如正骨烫药等,能舒筋活络、消瘀退肿;用于各种风寒湿肿痛病证和损伤中、后期的治疗。

(二)坎离砂(风寒砂)

坎离砂指用铁砂加热后与醋水煎成药汁搅拌后制成。临用时加醋少许拌匀置于布袋中,数分钟内会自然发热,热熨患处至不热为止。用于陈伤兼感风湿患者。现有接触空气即可自然发热新工艺——寒痛乐、热敷灵等,功用相同。

(三)简便热熨药

民间常用黄沙、粗盐、麸皮、米糠、吴茱萸等炒热后,装入布袋中热熨患处。这些方法简便有效,适用于各种风寒湿型筋骨痹痛及腹痛、尿潴留等症。

第四章　创伤急救技术

创伤急救的目的:维持伤员的生命,避免继发性损伤,防止伤口污染。这就要求医护人员必须熟练掌握创伤急救知识与救护技能,力求做到快抢、快救、快送,尽快安全地将伤员转送至医院进行妥善地治疗。

创伤急救的原则:先抢后救,先重后轻,先急后缓,先近后远,连续监护,救治同步。

创伤救护的步骤:先止血、包扎,然后妥善地固定,并采用正确的搬运方法及时地转送。同时应维护伤员的呼吸道通畅,及时救治心跳、呼吸骤停及创伤昏迷等急危重症患者,积极防治休克等各种并发症。

第一节　现场急救技术

急救医学将保持呼吸道通畅、止血、包扎、固定、搬运称为现场急救的五项技术。

一、保持呼吸道通畅

多发伤常合并异物或分泌物造成的呼吸道堵塞,可引起伤者出现窒息、青紫和呼吸困难。在现场急救中要首先查清有无呼吸道堵塞。清除堵在口腔、咽喉部的异物或分泌物,必要时行气管插管或气管切开,为进一步的救治奠定基础。

二、止血

1.一般止血法　比较小的创伤出血,用生理盐水冲洗局部后,覆盖无菌纱布,用绷带加压包扎。

2.指压止血法

(1)头面部出血指压止血法:①颞浅动脉指压止血法:在耳前一指处压迫颞浅动脉,可减少同侧头皮和额、颞部出血。②面动脉指压止血法:在下颌骨咀嚼肌的前方,触到面动脉的搏动处,将面动脉压在下颌骨上,可止住同侧下半面部出血。

③颈总动脉指压止血法:在胸锁乳突肌内侧触到颈总动脉搏动处,将颈总动脉压向后方的颈椎横突上,可止住同侧头面部出血。但该处压迫止血的时间不宜过长,而且只能压迫一侧,不能双侧同时压迫,以免引起脑部缺血。

(2)肩部出血指压止血法:在锁骨上窝向下向后触到锁骨下动脉搏动,将此动脉压在第一肋骨上,可止住同侧肩部和腋窝部出血。

(3)上肢出血指压止血法:手、前臂、上臂中下段的动脉出血,在上臂肱二头肌内侧可触到肱动脉的搏动,用拇指或四指并拢将肱动脉压在肱骨上止血。

(4)下肢出血指压止血法:足部、小腿、大腿动脉出血,在腹股沟中点偏下方可触到股动脉搏动。用双手拇指或拳将股动脉压在股骨上止血。

3.加压包扎止血法　适用于全身各部位的静脉和大多数的动脉出血。

4.填塞止血法　用无菌纱布1~2层贴于伤口,再向内填塞纱块或纱布,或直接用消毒急救包、棉垫填塞伤口,外用绷带或三角巾加压包扎,松紧以达到止血为度。待出血停止时,再更换填塞的纱块。

5.止血带止血法　当四肢大血管出血用加压包扎法无效时采用。常用的止血带有橡皮管(条)与气压止血带两种,要严格掌握使用方法和注意事项。止血带缚上时间太长将导致肢体疼痛,甚至引起肢体缺血性坏死而致残,严重者可危及伤员生命。

6.屈肢加垫止血法　在腋窝或肘窝、腹股沟和腘窝处加纱布垫或棉垫,上臂内收靠近胸壁或屈肘、屈髋、屈膝,用绷带或三角巾固定其于内收或屈曲位,即可止血。

三、包扎

1.绷带包扎法　最普遍的一种伤口包扎法,其取材、携带和操作方便,方法容易掌握。

(1)环形包扎法:环绕肢体数圈包扎,每圈需重叠,用于胸腹和四肢等处小伤口及固定敷料。

(2)螺旋形包扎法:先环绕肢体三圈,固定始端,再斜向上环绕,后圈压住前圈的1/2~2/3。用于肢体周径变化不大的部位,如上臂和足部等。

(3)螺旋反折包扎法:先环绕肢体数圈以固定始端。再斜旋向上环绕,每圈反折一次,压住前圈的1/2~2/3。此法用于肢体周径不等的部位,如小腿和前臂等。

(4)"8"字环形包扎法:先环绕肢体远端数圈以固定始端,再跨越关节一圈向上,一圈向下,每圈在中间和前圈交叉成"8"字形,此法用于关节部位的包扎。

2.三角巾包扎法　此方法应用灵活,包扎面积大,效果好,操作快,适用于头面胸腹四肢等全身各部位。使用时要求三角巾边要固定,角要拉紧,中心舒展,敷料贴体。

3.多头带包扎法　此方法多用于头面部较小的创面和胸、腹部的包扎。操作时,先将多头带中心对准覆盖好敷料的伤口,然后将两边的各个头分别拉向对侧打结。

4.急救包包扎法　此方法多用于头胸部开放性损伤。使用时拆开急救包,将包中备有的无菌敷料和压垫对准伤口盖住,再按三角巾包扎法将带系好。

5.其他包扎法

(1)体腔脏器膨出包扎法:在急救现场若遇腹部开放性损伤,腹腔脏器膨出,不能将污染的脏器纳入腹腔内,先用无菌纱布覆盖,再用碗或口盅扣在膨出的脏器之上,或用纱布、毛巾做成环状保护圈,再用三角巾或绷带包扎,避免继续脱出、干燥或受压等,同时避免运送途中因搬运伤员使伤口暴露增加感染或继发性损伤的机会。

(2)其他:外露的骨折端等组织亦不应还纳,以免将污染物带入深层,应用消毒敷料或清洁布类进行严密的保护性包扎。在无包扎器材的急救现场,可就地取材,用衣服、帽子、毛巾和书包等物进行包扎。

四、固定

急救处理时,将骨折的肢体妥善地固定起来,目的是防止骨折断端活动而造成新的损伤,减轻疼痛,预防休克,这对骨折的治疗有重要作用。凡是可疑骨折,均应按骨折处理。不必脱去闭合性骨折患者的衣服、鞋袜等,以免过多搬动患者,增加疼痛,若患肢肿胀剧烈,可剪下衣袖或裤管。闭合性骨折有穿破皮肤、损伤血管、神经危险时,应尽量消除显著移位,然后用夹板固定。不可在现场试行复位,因为并不具备复位所需条件。固定材料可就地取材,如选用绷带、棉垫、木夹板、树枝等。固定时应防止皮肤受压损伤,四肢固定露出指、趾尖,便于观察血运。固定完成后,应密切注意肢端血运,出现血循环不良时,应及时处理。

五、搬运与转送

伤员经止血、包扎、固定等处理后,要将伤员尽快搬运和转送到救护站或医院进行治疗。其运送先后次序应是先转运危及生命者,然后转运开放性损伤和多发性骨折者,最后转运轻伤员。需要时应给予伤者镇痛药或抗感染药物,防治疼痛性休克和感染的发生,但颅脑损伤和未确诊的胸、腹部损伤患者不宜使用镇痛药物。

第二节　创伤的处理

一、伤口

创伤常造成伤口,从伤口的部位、大小深浅、是否与骨端或内脏相通可判断创伤的轻重程度。伤口一般分为创面、创缘、创腔和创底四个部分。

二、清创术

清创术就是清除伤口内的异物、坏死组织和细菌,使污染伤口转变成为干净伤口,缝合后使之能一期愈合。清创术的步骤和内容如下。

1.准备　清创前须对伤员进行全面评估,如有休克,应先抢救,待休克好转后争取时间进行清创。如颅脑、胸、腹部有严重损伤,应先予处理。如四肢有开放性损伤,应注意是否同时合并骨折,进行 X 线检查协助诊断。应用止痛和术前镇痛药物。如伤口较大,污染严重,应预防性应用抗生素,在术前 1 小时,术中、术后分别用一定量的抗生素。注射破伤风抗毒素轻者用 1500U,重者用 3000U。

在麻醉下进行伤口的清洗和消毒。四肢损伤可用神经阻滞麻醉或局麻,颅脑损伤、开放性气胸或多部位损伤者应用全麻。

2.清创

(1)清洗去污:分清洗皮肤和清洗伤口两步。

1)清洗皮肤:用无菌纱布覆盖伤口,再用汽油或乙醚擦去伤口周围皮肤的油污。术者按常规方法洗手、戴手套,更换覆盖伤口的纱布,用软毛刷蘸消毒皂水刷洗皮肤,并用水冲净。然后换另一只毛刷再刷洗一遍,用消毒纱布擦干皮肤。两遍刷洗共约 10 分钟。

2)清洗伤口:去掉覆盖伤口的纱布,以生理盐水冲洗伤口,用消毒镊子或小纱布球轻轻除去伤口内的污物、血凝块和异物。

(2)清理伤口:擦干皮肤,用碘酊、酒精消毒皮肤,铺盖消毒手术巾准备手术。术者重新洗手,穿手术衣,戴手套后即可清理伤口。

对浅层伤口,可将伤口周围不整皮肤缘切除 0.2～0.5cm,切面止血,消除血凝块和异物,切除失活组织和明显挫伤的创缘组织(包括皮肤和皮下组织等),并随时用无菌盐水冲洗。

对深层伤口,应彻底切除失活的筋膜和肌肉(肌肉切面不出血,或用镊子夹镊不收缩者,表示已坏死),但不应将有活力的肌肉切除,以免切除过多影响功能。为了处理较深部伤口,有时可适当扩大伤口和切开筋膜,清理伤口,直至比较清洁和显露血循环较好的组织。

如同时有粉碎骨折,应尽量保留骨折片;已与骨膜游离的小骨片则应予清除。

浅部贯通伤的出入口较接近者,可将伤道间的组织桥切开,变两个伤口为一个。如伤道过深,不应从入口处清理深部,而应从侧面切开处清理伤道。

伤口如有活动性出血,在清创前可先用止血钳钳夹,或临时结扎止血。待清理伤口时重新结扎,除去污染线头。渗血可用温盐水纱布压迫止血,或用凝血酶等局部止血剂止血。

(3)修复伤口:清创后再次用生理盐水清洗伤口。再根据污染程度、伤口大小和深度等具体情况,决定伤口是开放还是缝合,是一期还是延期缝合。未超过12小时的清洁伤口可一期缝合;大而深的伤口,在一期缝合时应放置引流条;污染重的或特殊部位不能彻底清创的伤口,应延期缝合,即在清创后先于伤口内放置凡士林纱布条引流,待4～7日后,如伤口组织红润,无感染或水肿时,再作缝合。

头、面部血运丰富,愈合力强,损伤时间虽长,只要无明显感染,仍应争取一期缝合。

缝合伤口时,不应留有死腔,张力不能太大。对重要的血管损伤应修补或吻合;对断裂的肌腱和神经干应修整缝合。显露的神经和肌腱应以皮肤覆盖;开放性关节腔损伤应彻底清洗后缝合;胸腹腔的开放性损伤应彻底清创后,放置引流管或引流条。

三、术后处理

1.适当固定。

2.适当抬高患肢和更换敷料。

3.密切观察患肢远端血循环和神经功能。

4.正确使用抗生素。

5.术后感染的处理。

四、内治

1.预防伤口感染   用五味消毒饮合黄连解毒汤加减,以清热解毒,化瘀通络。

或适当使用抗生素,防治感染。

2.伤口瘀肿疼痛　用复元活血汤或活血止痛汤等加减,以活血化瘀,消肿止痛。

3.伤口感染　按痈和附骨疽分三期"消、托、补"。可配合使用抗生素抗感染。

4.防治休克、并发症和继发症　根据患者具体情况,辨证施治。可输液防治休克。

第五章　骨　折

第一节　概述

由于外力的作用破坏了骨的完整性或连续性者,称为骨折。骨折的概念,我国古代医家很早就有所认识,甲骨文已有"疾骨"、"疾胫"、"疾肘"等病名;《周礼·天官》记载了"折疡";《灵枢·邪气藏府病形》记载了"折脊";汉·马王堆出土的医籍也记载了"折骨"。骨折这一病名出自唐·王焘《外台秘要》。

一、骨折的病因病机

(一)骨折的病因

1.外因　造成骨折的外因系损伤外力,一般可分为直接暴力、间接暴力、肌肉牵拉力和累积性力四种。不同暴力性质所致的骨折,其临床特点各异。

(1)直接暴力:骨折发生于外来暴力直接作用的部位,如打伤、压伤、枪伤、炸伤及撞击伤等。这类骨折多为横断骨折或粉碎性骨折,骨折处的软组织损伤较严重。若发生在前臂或小腿,两骨骨折部位多在同一平面。如为开放性骨折,则因打击物由外向内穿破皮肤,故感染率较高。

(2)间接暴力:骨折发生于远离外来暴力作用的部位。间接暴力包括传达暴力、扭转暴力等。多在骨质较弱处造成斜形骨折或螺旋形骨折,骨折处的软组织损伤较轻。若发生在前臂或小腿,则两骨骨折的部位多不在同一平面。如为开放性骨折,则多因骨折断端由内向外穿破皮肤,故易引起感染。

(3)肌肉牵拉力:由于肌肉急骤地收缩和牵拉,可拉断或撕脱肌肉附着处的骨骼而发生骨折。如跌倒时股四头肌剧烈收缩可导致髌骨骨折,前臂屈肌群剧烈收缩可导致肱骨内上髁骨折。这类骨折的部位多为松质骨,血运较丰富,骨折愈合较快。

(4)累积性力:骨骼长期反复受到震动或形变,外力的积累,可造成慢性损伤的疲劳骨折。多发生于长途跋涉后或行军途中,以第二、三跖骨及腓骨干下1/3疲劳骨折为多见。这种骨折多无移位,但愈合缓慢。

2.内因　骨折的发生,外因是很重要的,但它与年龄、健康状况、骨的解剖部位和结构、骨骼是否原有病变等内在因素关系十分密切。

(1)年龄和健康状况:年轻力壮,气血旺盛,筋骨强健,身体灵活,能耐受较大的外力,除较重的暴力外,一般不易发生骨折。相反,年老体弱,气血虚亏,肝肾不足,骨质松脆,筋骨萎弱无力,若遭轻微外力,则可引起骨折。

(2)骨的解剖部位和结构状况:幼儿骨膜较厚,骨的胶质较多,易发生青枝骨折;18 岁以下的青少年,骨骺未闭合,易发生骨骺分离;肱骨下端扁而宽,前面有冠状窝,后面有鹰嘴窝,中间仅一层较薄的骨片,这一部位就容易发生骨折;在骨质的疏松部位与致密部位交接处(如肱骨外科颈、桡骨下端等)和脊柱的活动段与静止段交接处(如脊柱胸腰段等)也容易发生骨折。

(3)骨骼的病变:如先天性脆骨病、营养不良、佝偻病、甲状旁腺机能亢进症、骨囊肿、骨结核、化脓性骨髓炎、原发性或转移性骨肿瘤等,骨骼本身已有病变或骨质已遭破坏,若遭受轻微的外力,就能导致骨折。这类骨折是原发疾病发展的必然结果,而骨折往往是这些疾病使人注意的首要症状。

(二)骨折的移位

骨折移位的程度和方向,一方面与暴力的大小、作用方向及搬运情况等外在因素有关,另一方面还与肢体远侧段的重量、肌肉附着点及其收缩牵拉力等内在因素有关。骨折移位方式有下列五种(图 5-1),临床上常合并存在。

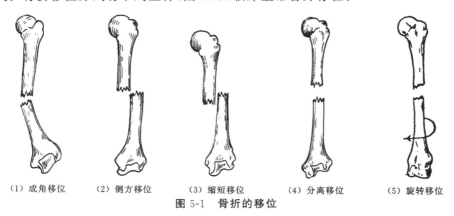

(1)成角移位　　(2)侧方移位　　(3)缩短移位　　(4)分离移位　　(5)旋转移位

图 5-1　骨折的移位

1.成角移位　两骨折段之轴线交叉成角,以角顶的方向称为向前、向后、向内或向外成角。

2.侧方移位　两骨折端移向侧方,四肢按骨折远段的移位方向称为向前、向后、向内或向外侧方移位；脊柱则以上位椎体移位方向来分。

3.缩短移位　两骨折端互相重叠或嵌插，骨的长度因而缩短。

4.分离移位　两骨折端互相分离，骨的长度增加。

5.旋转移位　骨折段围绕骨之纵轴而旋转。

二、骨折的分类

对骨折进行分类，是决定治疗方法和掌握其发展变化规律的重要环节。骨折的分类方法很多，兹将主要的分类方法介绍如下：

（一）根据骨折处是否与外界相通分

1.闭合骨折　骨折处皮肤或黏膜未破裂，骨折断端不与外界相通者。

2.开放骨折　有皮肤或黏膜破裂，骨折处与外界相通者。

（二）根据骨折的损伤程度分

1.单纯骨折　无并发神经、重要血管、肌腱或脏器损伤者。

2.复杂骨折　并发神经、重要血管、肌腱或脏器损伤者。

3.不完全骨折　骨小梁的连续性仅有部分中断者。此类骨折多无移位。

4.完全骨折　骨小梁的连续性中断者。管状骨骨折后形成远近两个或两个以上的骨折段。此类骨折断端多有移位。

（三）根据骨折线的形态分（图 5-2）

1.横断骨折　骨折线与骨干纵轴垂直或接近垂直。

2.斜形骨折　骨折线与骨干纵轴斜交成锐角。

3.螺旋形骨折　骨折线呈螺旋形。

4.粉碎骨折　骨碎裂成三块以上，称粉碎骨折。骨折线呈"T"形或"Y"形时，又称"T"型或"Y"型骨折。

5.嵌插骨折　发生在长管状骨干骺端密质骨与松质骨交界处。骨折后，密质骨嵌插入松质骨内，可发生在股骨颈和肱骨外科颈等处。

6.压缩骨折　松质骨因压缩而变形，如脊椎骨、跟骨骨折等。

7.裂缝骨折　或称骨裂，骨折间隙呈裂缝或线状，常见于颅骨、肩胛骨等处。

8.青枝骨折　多发生于儿童。仅有部分骨质和骨膜被拉长、皱折或破裂，骨折处有成角、弯曲畸形，与青嫩的树枝被折时的情况相似。

9.骨骺分离　发生在骨骺板部位，骨骺与骨干分离，骨骺的断面可带有数量不等的骨组织，故骨骺分离亦属骨折之一种。见于儿童和青少年。

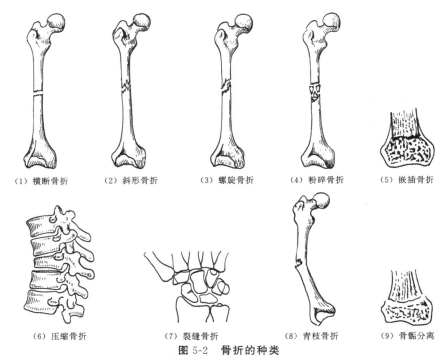

(1) 横断骨折 (2) 斜形骨折 (3) 螺旋骨折 (4) 粉碎骨折 (5) 嵌插骨折

(6) 压缩骨折 (7) 裂缝骨折 (8) 青枝骨折 (9) 骨骺分离

图 5-2　骨折的种类

（四）根据骨折整复后的稳定程度分

1.稳定骨折　复位后经适当外固定不易发生再移位者,如裂缝骨折、青枝骨折、嵌插骨折、横形骨折等。

2.不稳定骨折　复位后易于发生再移位者,如斜形骨折、螺旋形骨折、粉碎骨折等。

（五）根据骨折后就诊时间分

1.新鲜骨折　伤后 2～3 周以内就诊者。

2.陈旧骨折　伤后 2～3 周以后就诊者。

（六）根据受伤前骨质是否正常分

1.外伤骨折　骨折前,骨质结构正常,纯属外力作用而产生骨折者。

2.病理骨折　骨质原已有病变,经轻微外力作用而产生骨折者。

三、骨折的诊断

骨折的诊断,是通过对患者受伤史、全身情况、局部情况的全面了解和受伤部位的 X 线检查等,将临床所收集的资料进行分析、归纳、判断和推理,从而作出骨折是否存在、骨折部位和类型、移位情况、有无并发症等正确诊断结果的过程。

在骨折诊断过程中,要防止只看表浅损伤,不注意深部创伤;只看到一处损伤,不注意多处损伤;只注意骨折局部,不顾全身伤情;只顾检查,不顾患者痛苦和增加损伤等情况。应仔细询问病史,详细进行体格检查,认真分析症状、体征和 X 线表现,从而得出全面正确的诊断,以免漏诊、误诊。

(一)受伤史

应了解暴力的方式(坠落、碰撞、打击、跌仆、扭转、挤压、压轧等)、性质(直接、间接、肌肉牵拉等)、方向、大小、作用部位,受伤姿势,受伤现场情况等,充分估计伤情。

(二)临床表现

1.全身情况　轻微骨折可无全身症状。一般骨折,由于瘀血停聚,积瘀化热,常有发热(体温一般在 38.5℃以内),5～7 天后体温逐渐降至正常,无恶寒或寒战,兼有口渴、口苦、心烦、尿赤便秘、夜寐不安、脉浮数或弦紧、舌质红、苔黄厚腻等症。如合并外伤性休克和内脏损伤等,还有相应的表现。

2.局部情况

(1)一般症状

①疼痛和压痛:骨折后脉络受损,气机凝滞,阻塞经络,不通则痛,故骨折部出现不同程度的疼痛、直接压痛和间接压痛(纵轴叩击痛和骨盆、胸廓挤压痛等)。

②肿胀和瘀斑:骨折后局部经络损伤,营血离经,阻塞络道,瘀滞于肌肤腠理,故伤处出现肿胀。若骨折处出血较多,伤血离经,透过撕裂的肌膜及深筋膜,溢于皮下,即成瘀斑。严重肿胀时还可出现水泡、血泡。

③活动功能障碍:骨折后肢体失去杠杆和支柱作用,以及剧烈疼痛、肌肉痉挛、软组织损伤等影响,故伤肢活动功能障碍。一般来说,不完全骨折、嵌插骨折的功能障碍程度较轻;完全骨折、有移位骨折的功能障碍程度较重。

(2)骨折特征

①畸形:骨折后常因暴力作用、肌肉或韧带牵拉、肢体重力和搬运不当等使断端发生移位,出现肢体外形改变而产生畸形。如缩短、成角、旋转、隆起、凹陷等畸形。

②骨擦音:骨折断端相互触碰或摩擦而产生的响声。除不完全骨折和嵌插骨折外,一般在局部检查时用手触摸骨折处可感觉到。

③异常活动:骨干部无嵌插的完全骨折,可出现好像关节一样能屈曲旋转的不正常活动,又称假关节活动。

组织嵌入。

（三）X线检查

X线检查是骨折诊断的重要手段之一。它不仅能对骨折存在与否加以确认，而且还能显示骨折类型、移位方向、骨折端形状等情况。对于临床检查难以发现的骨折，如不完全骨折、体内深部骨折、小骨片撕脱骨折等，常依靠X线检查确诊。因此，暴力损伤者应常规进行X线检查。

X线摄片包括正、侧位，并须包括邻近关节，有时还要加摄特定位置或健侧相应部位的对比X线片。

尽管X线检查对于骨关节损伤的诊断如此重要，但决不应单纯依赖它去发现损伤，否则便有可能为X线照片的假象所蒙蔽。有些无移位的腕舟状骨折、股骨颈骨折早期，或肋软骨骨折，X线片不容易发现。当X线片与临床表现有矛盾，尤其是临床上有肯定体征，而X线片显示阴性时，必须以临床为主，或是再作进一步检查，从而发现问题；或是加摄健侧X线片，予以对比；若临床仍不能排除骨折，应定期随诊，再行摄片加以证实或排除。

临床检查应与X线检查相互补充，彼此印证，使诊断更为确切可靠。在急救现场，缺乏X线设备时，主要依靠临床检查来诊断骨折。

四、骨折的并发症

人体受暴力打击后，除发生骨折外，还可能有各种全身或局部的并发症。严重的并发症可于短时间内影响生命，必须紧急处理；有些并发症需与骨折同时治疗；有的则需待骨折愈合后处理。因此，必须做周密的全身检查，确定有无并发症，然后决定处理方法。

（一）外伤性休克

（二）感染

开放性骨折如不及时清创或清创不彻底，可引起化脓性感染，严重者可导致骨髓炎、败血症等；若发生厌氧性感染如破伤风、气性坏疽等，后果更加严重。

骨折压迫或刺伤可发生血管痉挛，使血流不畅发生二

骨折端刺破，形成局部血肿，后期形成假性动脉瘤，若动、静脉同时被刺破，可形成动、静脉瘘。重要动脉损伤后，肢体远侧疼痛麻木、冰冷、苍白或紫绀，脉搏消失或减弱。

（五）缺血性肌挛缩

它是筋膜间隔区综合征产生的严重后果，上肢多见于肱骨髁上骨折或前臂双骨折，下肢多见于股骨髁上或胫骨上端骨折。如《诸病源候论·金疮病诸候》说："此由伤绝经筋，荣卫不得循行也，其疮虽愈，筋急不得屈伸也。"上、下肢的重要动脉损伤后，血流供应不足或因包扎过紧超过一定时限，前臂或小腿的肌群因缺血而坏死。神经麻痹，肌肉坏死，经过机化后，形成瘢痕组织，逐渐挛缩而形成特有的畸形——爪形手、爪形足，可造成严重的残废。

（六）脊髓损伤

较严重的脊柱骨折脱位，可并发脊髓挫伤或断裂，从而导致损伤平面以下瘫痪。脊髓损伤多发生颈段和胸腰段。

（七）周围神经损伤

早期可因骨折时神经受牵拉、压迫、挫伤或刺激所致。后期可因外固定压迫、骨痂包裹或肢体畸形牵拉所致。肱骨髁上骨折可合并桡神经、正中神经损伤。腓骨头骨折可合并腓总神经损伤。神经损伤后，其所支配的肢体范围即可发生感觉障碍、运动障碍，后期出现神经营养障碍（图 5-3～图 5-6）。

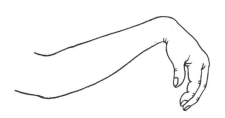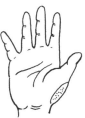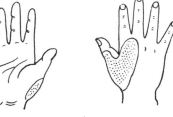

(1) 腕下垂，拇指不能外展和背伸 　　　　　(2) 感觉障碍区

图 5-3　桡神经损伤

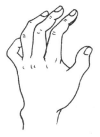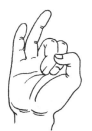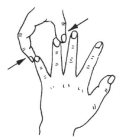

(1)爪形手　　(2)第四、五指屈曲不全　　　(3)第四、五指不能外展、内收

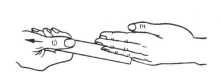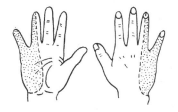

(4)第四、五指不能夹紧纸片　　　(5)感觉障碍区

图 5-4　尺神经损伤

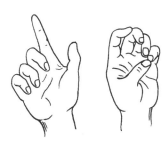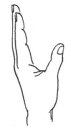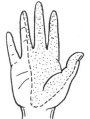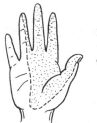

(1) 第一、二指不能屈曲、　　(2) 拇指不能对掌，　　　(3) 感觉障碍区
　　　第三指屈曲不全　　　　　　不能向掌侧运动

图 5-5　正中神经损伤

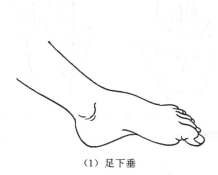

（1）足下垂

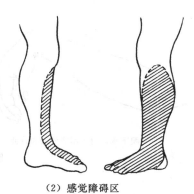

（2）感觉障碍区

图 5-6　腓总神经损伤

（八）脂肪栓塞

是少见而严重的骨折并发症，近年来随着复杂损伤增多而发病率有所增加。成人骨干骨折，髓腔内血肿张力过大，骨髓脂肪滴通过破裂静脉进入血流，形成脂肪栓子堵塞血管，可以引起肺、脑等重要脏器或组织的缺血，因而危及生命。

（九）坠积性肺炎

下肢和脊柱骨折，须长期卧床，致肺功能减弱，痰涎积聚，咳出困难，引起呼吸系统感染，以老年患者多见，常因此而危及生命。故患者在卧床期间应多作深呼吸，或主动按胸咳嗽帮助排痰；注意练功活动，在不影响骨折治疗的前提下，应多起坐或作床上锻炼。

（十）褥疮

严重损伤昏迷或脊柱骨折并发截瘫等须长期卧床者，某些骨突部（如骶尾、后枕和足跟等处）受压，而致局部循环障碍，组织坏死，形成溃疡，经久不愈。对此应加强护理，早作预防。对褥疮好发部位要保持清洁、干燥，给予定时翻身、按摩，或在局部加棉垫、毡垫或空气垫圈等，以减少压迫。

（十一）尿路感染及结石

脊柱骨折合并截瘫者，因排尿功能障碍长期留置导尿管，若处理不当，可引起逆行性尿路感染，发生膀胱炎、肾盂炎等。故应在无菌条件下，定期换导尿管和冲洗膀胱。长期卧床患者，骨骼脱钙，大量钙盐从肾脏排出，若患者活动少，饮水少，则排尿不畅，容易形成尿路结石。应鼓励患者多饮水，保持小便通畅。

（十二）损伤性骨化（骨化性肌炎）

关节内或关节附近骨折脱位后，因损伤严重、急救固定不良、反复施行粗暴的整复手法和被动活动,致使血肿扩散或局部反复出血,渗入被破坏的肌纤维之间,血肿机化后,通过附近骨膜化骨的诱导,逐渐变为软骨,然后再钙化、骨化,在X线照片上可见到骨化阴影。临床上以肘关节损伤最容易并发,常可严重影响关节活动功能。

(十三)创伤性关节炎

关节内骨折整复不良错位愈合或骨干骨折成角畸形愈合,以致关节面不平整或关节面受力不平衡,长期的关节活动磨损使关节软骨面损伤、退变,而发生创伤性关节炎。

(十四)关节僵硬

严重的关节内骨折可引起关节骨性僵硬。长期广泛的外固定引起关节周围软组织粘连和肌腱挛缩,也可导致关节活动障碍。因此,对关节内骨折并有积血者,应尽量抽净。固定的范围和时间要恰到好处,并早期进行关节的练功活动。

(十五)缺血性骨坏死

骨折段的血供障碍可发生缺血性骨坏死。以股骨颈骨折并发股骨头坏死、腕舟骨腰部骨折并发近侧段坏死为多见。

(十六)迟发性畸形

少年儿童骨骺损伤,可影响该骨关节生长发育,出现生长阻滞,日后逐渐(常需若干年)出现肢体畸形。如肱骨外髁骨折可出现肘外翻畸形,尺神经受牵拉而出现爪形手畸形。

在治疗骨折时,对这些并发症应以预防为主,如果已经出现则应及时诊断和妥善治疗,这样,大多数并发症都是可以避免或治愈的。

五、骨折的愈合过程

骨折愈合的过程就是"瘀去、新生、骨合"的过程,整个过程是持续的和渐进的,一般可分为血肿机化期、原始骨痂期和骨痂改造期。

(一)血肿机化期

骨折后,因骨折本身及邻近软组织的血管断裂出血,在骨折部形成了血肿,血肿于伤后6~8小时即开始凝结。骨折断端因损伤及血循环中断,逐渐发生坏死,约有数毫米长。断端及邻近组织细胞发生坏死,在骨折区很快引起一个急性炎症反应,血管扩张充血,血浆渗出,导致局部急性水肿,同时急性炎性细胞、多形核白细胞和巨噬细胞向骨折处迁移。急性炎症反应时间大约在1周左右。继之,血肿逐渐机化,肉芽组织再演变成纤维结缔组织,使骨折断端初步连接在一起,这就叫纤维性骨痂,约在骨折后2～3周内完成。在这一时期若发现骨折对线对位不良,尚可用手法再次整复、调整外固定或牵引方向加以矫正。此期应内服活血祛瘀药物,以加强骨折断端局部血液循环,并清除血凝块以及代谢中分解产物。

(二)原始骨痂期

骨折后24小时内,骨折断端处的外骨膜开始增生、肥厚,外骨膜的内层即生化层,成骨细胞增生,产生骨化组织,形成新骨,称骨膜内骨化。新骨的不断增多,紧贴在骨皮质的表面,填充在骨折断端之间,呈斜坡样,称外骨痂。在外骨痂形成的同时,骨折断端髓腔内的骨膜也以同样的方式产生新骨,充填在骨折断端的髓腔内,称内骨痂。充塞在骨折断端之间由血肿机化而形成的纤维结缔组织,大部分转变为软骨,软骨细胞经过增生、变性钙化而骨化,称软骨内骨化。这种位于骨折断端间的骨痂,称桥梁骨痂。内外骨痂与桥梁骨痂的形成速度并不一致,往往在骨折处呈一个梯度的变化,即在骨折中心含有血肿,血肿周围是松软的纤维软骨,软骨岛周围是塑形较好的软骨,在软骨外层是新生骨。这样,力学性能最差的位于中心,力学性能最好、塑形能力最强的位于外周。由此可见,外骨痂生长最快,作用也最大;桥梁骨痂生长缓慢,作用也较弱,所以在骨折治疗中要注意保护骨膜和防止较大的血肿。当内外骨痂与桥梁骨痂自骨折两端向骨折线生长,彼此会合后,又经过不断钙化,其强度足以抵抗肌肉的收缩、成角、剪力和旋转力时,则骨折已达到临床愈合,一般约需4～8周。此时,骨折处无压痛,沿患肢纵轴叩击时亦无疼痛,自动或被动活动患肢时,骨折处也无异常活动,如X线照片显示骨折线模糊,周围有连续性骨痂,则可解除外固定,加强患肢的活动锻炼。但若此时发现骨折对位对线不良,则手法整复已相当困难,调整外固定亦难以改善。这一时期内服药物以接骨续筋为主,佐以活血化瘀。

(三)骨痂改造期

骨折部的原始骨痂进一步改造,成骨细胞增加,新生骨小梁也逐渐增加,且逐渐排列规则和致密,而骨折端无菌坏死部分经过血管和成骨细胞、破骨细胞的侵入,进行坏死骨的清除和形成新骨的爬行替代过程,骨折部位形成了骨性连接,一般需要8～12周才能完成。此期内服药物应以补肝肾、养气血、壮筋骨为主。

随着肢体的活动和负重,在应力轴线上的骨痂,不断地得到加强和改造;在应力轴线以外的骨癫,逐渐被清除;使原始骨痂逐渐被改造成永久骨痂,后者具有正常的骨结构。骨髓腔亦再沟通,恢复骨之原形。成人其所需时间一般为2～4年,儿童则在2年以内。

六、骨折的临床愈合标准和骨性愈合标准

掌握骨折的临床愈合和骨性愈合标准,有利于确定外固定的时间、练功计划和辨证用药。

(一)骨折的临床愈合标准

1.局部无压痛,无纵轴叩击痛。

2.局部无异常活动。

3.X线照片显示骨折线模糊,有连续性骨痂通过骨折线。

4.功能测定:在解除外固定情况下,上肢能平举重量 1kg 达 1 分钟,下肢能连续徒手步行 3 分钟,并不少于 30 步。

5.连续观察 2 周骨折处不变形,则观察的第一天即为临床愈合日期。2、4 两项的测定必须慎重,以不发生变形或再骨折为原则。

(二)骨折的骨性愈合标准

1.具备临床愈合标准的条件。

2.X线照片显示骨小梁通过骨折线。

成人常见骨折临床愈合时间参考表

骨折名称	时间(周)	骨折名称	时间(周)
锁骨骨折	4～6	股骨颈骨折	12～24
肱骨外科颈骨折	4～6	股骨转子间骨折	7～10
肱骨干骨折	4～8	股骨干骨折	8～12
肱骨髁上骨折	3～6	髌骨骨折	4～6
桡、尺骨干骨折	6～8	胫腓骨干骨折	7～10
桡骨下端骨折	3～6	踝部骨折	4～6
掌、指骨骨折	3～4	跖骨骨折	4～6

七、影响骨折愈合的因素

认识影响骨折愈合的因素,以便利用对愈合有利的因素和避免对愈合不利的因素。

(一)全身因素

1.年龄 骨折愈合速度与年龄关系密切。小儿组织再生和塑形能力强,骨折愈合速度较快。老人骨质疏松,机能衰减,骨折愈合速度缓慢。如股骨干骨折的临床愈合时间,小儿需要 1 个月,成人往往需要 3 个月左右,老年人则需更长的时间。

2.健康情况　身体总是动员体内一切力量来促进骨折愈合的。身体强壮,气血旺盛,对骨折愈合有利;反之,慢性消耗性疾病,气血虚弱,如糖尿病、重度营养不良、钙代谢障碍、骨软化症、恶性肿瘤或骨折后有严重并发症者,则骨折愈合迟缓。

(二)局部因素

1.断面的接触　断面接触大则愈合较易,断面接触小则愈合较难,故整复后对位良好者愈合快,对位不良者愈合慢,螺旋形、斜形骨折往往也较横断骨折愈合快。若有肌肉、肌腱、筋膜等软组织嵌入骨折断端间,或因过度牵引、内固定不恰当而造成断端分离,则妨碍骨折断面的接触,愈合就更困难。

2.断端的血供　组织的再生,需要足够的血液供给。血供良好的松质骨部骨折愈合较快,而血供不良的部位骨折则愈合速度缓慢,甚至发生迟缓愈合、不愈合。例如,胫骨干下 1/3 的血供主要依靠由上 1/3 进入髓腔的营养血管,故下 1/3 部骨折后,远端血供较差,愈合迟缓;股骨头的血供主要来自关节囊和圆韧带的血管,故头下部骨折后,血供较差,愈合迟缓,甚则发生不愈合。腕舟骨的营养血管由掌侧结节处和背侧中央部进入,腰部骨折后,近段的血供就较差,愈合迟缓(图5-7)。

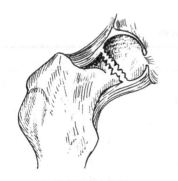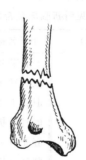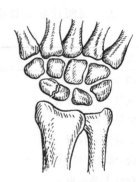

(1)股骨颈囊内骨折　　　　(2)胫骨下1/3骨折　　　　(3)舟状骨骨折

图 5-7　因血液供应差而影响骨折愈合的常见部位

3.损伤的程度　有大块骨缺损的骨折、严重的粉碎性骨折、一骨数段骨折或软组织损伤严重、断端形成巨大血肿者,骨折的愈合速度缓慢。骨痂的形成,主要来自外骨膜和内骨膜,故骨膜的完整性对骨折愈合有较大的影响。骨膜损伤严重者,愈合也较困难。

4.感染　感染可引起局部长期充血、脱钙,使骨化过程难以进行,感染未有效控制,骨折难以愈合。如果感染停止,骨折是可以愈合的。

5.骨疾病　某些骨病和骨肿瘤造成的病理骨折,在其原发病未处理好前,骨折愈合较困难。如果原发病处理好,骨折可以愈合。但恶性肿瘤患者,往往预后不良。

6.固定　恰当的固定可以维持骨折整复后的位置,防止软组织再受伤和血肿再扩大,保证骨折愈合过程顺利进行。而固定不足,如固定范围过小、固定强度过弱、固定时间过短等,可增加骨折断端的剪力或旋转力,干扰骨痂生长,或破坏愈合中的骨痂,使骨折迟缓愈合或不愈合。反之,固定太过,使局部血运缓慢、骨代谢减退、骨质疏松、肌肉萎缩,对骨折愈合也不利。

7.运动　在有效固定保证骨折不再发生移位的条件下,进行肢体恰当练功活动,能加速骨折局部血液循环,增加骨折断端的垂直压应力,从而促进骨折愈合;而不恰当的运动,如超过固定强度的活动,与创伤机制一致的活动,以及某些骨折应禁止的活动等,都对骨折愈合不利,甚至发生迟缓愈合或不愈合。

8.药物　骨折三期辨证,早期活血化瘀,消肿止痛;中期接骨续筋和营生新;后期补肝肾,养气血,强壮筋骨。通过正确的内外用药,能增加骨折局部的血液循环,促进血肿的吸收和机化,加速骨折愈合过程。误治则影响骨折的愈合。

八、骨折的急救

骨折的急救是对创伤骨折伤员的现场救护。急救的目的是抢救生命,保护伤肢,使伤员安全迅速抵达医院,得到及时救治。在急救现场,一般应扼要了解伤情,有重点的体格检查,迅速作出诊断,然后作必要的临时处理。如患者处于休克状态,应以抗休克为首要任务,注意保暖,有条件应立即输血、输液;对有颅脑损伤伴肢体骨折者,应作简单临时固定。最后用正确搬运方法送至附近医院治疗。

九、骨折的治疗

治疗骨折,应在继承中医丰富的传统理论和经验的基础上,结合现代自然科学(如生物力学和放射学等)的成就,贯彻固定与活动统一(动静结合)、骨与软组织并重(筋骨并重)、局部与整体兼顾(内外兼治)、医疗措施与患者的主观能动性密切配合(医患合作)四个基本治疗观点,辩证地处理好复位、固定、练功活动、内外用药四大骨折治疗原则之间的关系,尽可能做到骨折复位不增加局部组织损伤,固定骨折而不妨碍肢体活动,进而促进全身气血循环,增强新陈代谢,使骨折愈合与功能恢复齐头并进,达到患者痛苦轻、骨折愈合快、功能恢复好、不留后遗症的治疗目的。

(一)复位

复位是将移位的骨折段恢复正常或近乎正常的解剖关系,重建骨骼的支架作用。复位是骨折治疗的首要步骤,在全身情况许可下,越早越好。

复位的方法有闭合复位和切开复位。闭合复位又可分为手法复位、针拨复位和持续牵引。持续牵引既有复位作用，又有固定作用。

1.手法复位　应用手法使移位的骨折段恢复到原来正常位置，称手法复位。手法复位的适应证很广，绝大多数骨折，包括关节内骨折、近关节骨折以及部分畸形愈合的陈旧性骨折等，都可采用手法复位，并取得满意的效果。手法复位的要求是及时、稳妥、准确、轻巧而不增加损伤，力争一次整复成功。

(1)复位标准

①解剖复位：骨折之畸形和移位完全纠正，恢复了骨的正常解剖关系，对位（指两骨折端的接触面）和对线（指两骨折段在纵轴上的关系）完全良好时，称为解剖复位。正如《医宗金鉴·正骨心法要旨》指出：骨折复位必须达到"使断者复续，陷者复起，碎者复完，突者复平"的要求。解剖复位是最理想的复位，它可使折端稳定，便于早期练功，骨折愈合快，功能恢复好。对所有的骨折都应争取达到解剖复位。

②功能复位：骨折复位虽尽了最大努力，某种移位仍未完全纠正，但骨折在此位置愈合后，对肢体功能无明显妨碍者，称为功能复位。功能复位的要求按患者的年龄、职业和骨折部位的不同而有所区别。例如，老年人骨折，首要任务是保存其生命，对骨折复位要求较低；年轻的舞蹈演员、体育运动员，骨折的功能复位则要求很高；关节内骨折，对位要求也较高。功能复位的标准是：A.对线：骨折部的旋转移位必须完全矫正。下肢成角移位若与关节活动方向一致，日后可在骨痂改造塑形期有一定的矫正和适应，但成人不宜超过10°，儿童不宜超过15°。下肢成角若与关节活动方向垂直，日后不能自行矫正和适应，必须完全复位。因膝、踝关节的关节面应与地面平行，若骨折向侧方成角，关节内、外两侧在负重时所受的压力则不均匀，日后可以继发创伤性关节炎，引起疼痛及关节畸形。上肢骨折在不同部位，要求亦不同，肱骨干骨折一定程度成角对功能影响不大；前臂双骨折若有成角畸形将影响前臂旋转功能。B.对位：长骨干骨折，对位至少应达 1/3 以上，干骺端骨折对位至少应达 3/4 左右。C.长度：儿童下肢骨折允许短缩在 2cm 以内，因儿童处于生长发育时期，若无骨骺损伤，可在日后生长发育过程中自行矫正。成人则要求缩短移位不超过 1cm，否则，可造成跛行。

(2)复位时间：复位的时间原则上越早越好。伤后 1～4 小时，局部瘀肿较轻，肌肉未发生明显痉挛，复位操作容易，最适宜复位。伤后 4～6 小时，瘀血未凝固变硬，复位效果亦佳。若伤后 1～2 天，或更晚一些，软组织肿胀不严重，又无其他并发症，仍可采用手法整复，也能获得较好效果。

伤肢肿胀严重者，可暂不整复，先作临时固定或持续牵引，同时抬高患肢，内服化瘀消肿药物，待肿胀减轻后尽早整复。伤肢有张力性水泡和血泡时，应进行无菌抽吸处理,待水泡、血泡好转后再行整复。儿童骨折愈合快,应尽早整复,不应等待肿胀全消或水泡、血泡痊愈,否则,时间一久,将有新骨产生,造成复位困难。

患者有休克、昏迷、内脏和中枢神经损伤时,不应立即整复骨折,应先抢救患者的生命,待全身情况稳定后再进行复位。

(3)复位前准备

①术者和助手的准备:骨折复位是集体的协同操作,往往在瞬间完成,因此,复位前术者和助手应了解骨折的部位、类型、移位方向和全身情况,以及据此制定的复位方法、步骤和防止患者发生意外的措施,明确各自的职责,并准备好外固定器具,如夹板、压垫、扎带等,以免临时仓促,手忙脚乱,影响复位的效果。

②麻醉:骨折复位一般采用麻醉止痛,同时使肌肉松弛。它便于骨折复位,也可避免因疼痛而引起病人晕厥或休克。麻醉的方法有针刺麻醉、中药麻醉、局部麻醉、神经阻滞麻醉、硬膜外麻醉、全身麻醉等,有时可配合应用肌肉松弛剂。临床上上肢骨折可选用臂丛神经阻滞麻醉,下肢骨折可选用硬膜外麻醉或坐骨神经阻滞麻醉,对儿童必要时选用氯胺酮麻醉或全身麻醉。局部麻醉是较安全实用的麻醉方法,常用于新鲜闭合性骨折的复位。局部麻醉时,无菌操作必须严格,以防骨折部感染。其方法是在骨折局部皮肤上先作少量皮内注射,再将注射针逐步刺入深处,当注射针进入骨折部的血肿后,可抽出暗红色的陈旧血液,然后缓慢注入麻醉剂。四肢骨折用 2‰普鲁卡因注射液 10～20ml。麻醉剂注入血肿后,即可均匀地分布于骨折部,通常在注射后 10 分钟,即可产生麻醉作用。但对简单骨折,临床完全有把握在极短时间内获得满意复位时,也可以不用麻醉。

③手摸心会:手法复位前,虽已制定复位方案,但在搬动患者过程中,或患者自己移动了体位,可使骨折断端的移位情况发生改变,故在麻醉显效后、手法复位前,要先用手仔细触摸其骨折部,手法宜先轻后重,从上到下,从近端到远端,从而了解骨折移位情况,做到心中有数,胸有成竹,以便进行准确的复位。

(4)复位基本手法:有拔伸、旋转、折顶、回旋、端提、捺正、分骨、合骨、屈伸、纵压等。

(5)整复骨折:整复骨折必须遵循"子求母",即以骨折远端对近端的复位原则,整复时移动远折端(子骨)去对合近折端(母骨)为顺,反之为逆,逆者难以达到复位的目的。

整复骨折,应将伤肢屈伸两组拮抗肌群置于相对松弛的位置,先由助于进行拔伸牵引,矫正骨折重叠移位,然后术者根据骨折移位情况,选用旋转、折顶、回旋、端提等复位基本手法,使骨折断端对位,若为横断骨折,最后应采用纵压手法,使断端嵌插稳定。整复结束,应检查复位效果。通过观察肢体外形,抚摸骨折处的轮廓与健侧对比,并测量患肢长度,即可了解大概情况,若进一步确定复位效果,应在妥善固定后进行 X 线透视或摄片检查。整复骨折不宜在 X 线直接透视下操作,否则日久将对术者造成损害。

2.针拨复位　针拨复位是采用钢针直接穿过皮肤到达移位的骨折部,利用针尖顶拨使骨折复位的一种方法。有时在针拨复位后,直接用针拨钢针进行固定。针拨复位法适用于手法不易整复的块状关节内骨折、关节附近骨折和某些撕脱性骨折等。

针拨复位时,应根据患者的受伤史,临床检查和 X 线摄片结果等资料,明确骨折块的移位情况,定出进针位置、方向和深度。有些骨折配合手法复位,则效果更好。针拨时,应避免损伤重要的血管、神经,皮肤针孔尽可能远离骨折间隙,以免增加感染的机会。操作一般在 X 线透视下进行,复位后拔出钢针,针口用消毒纱布覆盖。若需配合内固定者,固定妥后宜截除多余钢针,将残端埋入皮下。复位或钢针固定后,宜用夹板或石膏托作外固定。

3.切开复位　切开复位是切开骨折部的软组织,暴露骨折断端,在直视下将骨折复位。《疮疡全书》称之为“开刀手法”。切开复位在中医骨伤科中已有悠久的历史,《仙授理伤续断秘方》、《世医得效方》、《诸病源候论》等古代医著中都有切开复位治疗骨折的记载。随着中西医结合的深入发展,切开复位也成为骨折治疗的一种重要方法。例如开放性骨折、多段骨折、有移位的股骨颈骨折、某些关节内骨折(如严重分离移位的髌骨骨折、尺骨鹰嘴骨折、胫骨平台骨折、肱骨外髁翻转骨折等),手法整复难以奏效时,以及治疗和护理不便的多发骨折、陈旧性骨折畸形愈合等,应采用切开复位。切开复位有不少缺点,如损伤软组织和骨膜,骨折愈合缓慢;局部抵抗力降低,若无菌操作不当,则会引起感染;技术操作不当,有误伤重要血管、神经的可能等,临床应严格掌握切开复位的适应证,能采用闭合手法复位的决不采用切开复位。

(二)固定

固定是治疗骨折的一种重要手段,骨折复位后,固定起主导作用和决定性作用。固定的目的在于维持骨折整复后位置,减轻疼痛,有利于骨折愈合。已复位的骨折必须持续地固定在良好的位置,防止再移位,直至骨折愈合为止。

骨折的固定种类有内固定和外固定两种;常用的外固定有夹板固定、石膏固定、持续牵引及固定支架等;常用的内固定有接骨板、骨圆针、螺丝钉、髓内针(钉)等。

（三）练功活动

练功活动是骨折治疗的重要组成部分。骨折练功活动的主要目的是通过肌肉收缩和关节活动,加速全身和局部气血循环,化瘀消肿,濡养筋骨关节,增加骨折断端垂直压应力,促进骨折愈合;防止肌肉萎缩、骨质疏松、肌腱韧带挛缩、关节僵硬等并发症,尽快地恢复肌肉、关节功能。我国古代医家对练功活动的重要性已有较正确的认识,早在唐代蔺道人《仙授理伤续断秘方》中就主张骨折固定后关节必须转动,"时时为之方可"。因此,应该重视练功活动。练功活动总的原则和要求是:①根据骨折的不同部位、类型和稳定程度,选择适当的练功方法,并在医护人员的指导下进行。②练功活动要早,在伤肢和全身状况允许的情况下,在骨折整复固定后即开始,并随骨折愈合的进程而循序渐进,逐步加大活动量,将练功活动贯穿于整个治疗过程中。③以主动活动为主,被动活动为辅,禁忌任何粗暴的被动活动。④做到练功活动不影响固定效果,防止造成骨折移位,同时在有效固定下,尽可能地作合理的练功活动,把对骨折治疗有利的因素全部发挥出来,使骨折愈合与功能恢复齐头并进。⑤充分发挥患者的主观能动性,坚持正确的练功活动,做到医疗措施与病人的主观能动性相结合(医患合作)。

1.骨折早期　伤后1～2周内,患肢局部肿胀、疼痛,骨折容易再发生移位,筋骨正处于修复阶段。此期练功的目的是消瘀退肿,加强气血循环。练功方法是使患肢肌肉作舒缩活动,但骨折部上下关节则不活动或轻微活动。例如前臂骨折时,可作轻微的握拳及手指伸屈活动,上臂仅作肌肉舒缩活动,而腕、肘关节不活动。下肢骨折时可作股四头肌舒缩及踝部屈伸活动等。健肢及身体其他各部关节也应进行练功活动,卧床患者必须加强深呼吸练习并结合自我按摩等。练功要求以健肢带动患肢,次数由少到多,时间由短到长,活动幅度由小到大,以患部不痛为原则,切忌任何粗暴的被动活动。

2.骨折中期　2周以后,患肢肿胀基本消退,局部疼痛逐渐消失,瘀未尽去,新骨始生,骨折部日趋稳定。此期练功的目的是加强去瘀生新、和营续骨能力,防止局部筋肉萎缩、关节僵硬,以及全身的并发症。练功方法除继续进行患肢肌肉的舒缩活动外,应在医务人员的帮助下逐步活动骨折部的上下关节。练功要求动作缓慢,活动范围由小到大,至接近临床愈合时再增加活动次数,加大运动幅度和力量。例如股骨干骨折,在夹板固定及持续牵引的情况下,可进行撑臂抬臀,伸屈髋、膝等活动;胸腰椎骨折作飞燕点水、五点支撑、三点支撑等活动。

3.骨折后期　骨折已临床愈合,夹缚固定已解除,但筋骨未坚,肢体功能未完全恢复。此期练功的目的是尽快恢复患肢关节功能和肌力,达到筋骨劲强、关节滑利。练功方法常取坐位、立位，以加强伤肢各关节的活动为重点，如上肢着重进行屈、伸、收、展、旋转等各种动作的练习，下肢着重于行走负重训练。练功要求动作有力，活动范围尽量向关节生理活动范围接近，活动次数和活动量应尽量增加，但以不引起患肢过度疲劳为原则。在练功期间可同时进行热熨、熏洗等。部分患者功能恢复有困难时，或已有关节僵硬者可配合按摩推拿手法，以协助达到舒筋活络之目的。

（四）药物治疗

内服与外用药物是治疗骨折的重要方法。骨折的药物治疗，应有整体观点，既重视内治，也不忽视外治。历代骨伤科专家积累了不少秘方、验方，都各有所长，但总是以"跌打损伤，皆瘀血在内而不散也，血不活则瘀不能去，瘀不去则折不能续"和"瘀去、新生、骨合"作为理论指导的，它迄今仍指导着临床骨折三期辨证内外用药。内服和外用药物，对纠正因损伤而引起的脏腑、经络、气血功能紊乱，促进骨折愈合有良好作用。

1.骨折初期　伤后1～2周内。由于筋骨脉络的损伤，血离经脉，瘀积不散，气血凝滞，经络受阻，故宜活血化瘀、消肿止痛为主。内治药物可选用活血止痛汤、和营止痛汤、新伤续断汤、复元活血汤、夺命丹、八厘散、肢伤一方等。如损伤较重，瘀血较多，应防其瘀血流注脏腑而出现昏沉不醒等症，可用大成汤通利之。如有伤口者可吞服玉真散。外治药物可选用消瘀止痛药膏、双柏散、定痛膏、紫荆皮散等。局部欣红热痛时可外敷清营退肿膏。

2.骨折中期　伤后3周到骨折接近临床愈合时间。此期肿胀逐渐消退，疼痛明显减轻，但瘀肿虽消而未尽，骨尚未连接，故治宜接骨续筋为主，内治药物可选用新伤续断汤、续骨活血汤、桃红四物汤、肢伤二方、接骨丹、接骨紫金丹等。常用接骨药物有自然铜、血竭、地鳖虫、骨碎补、续断等。外治药物可选用接骨续筋药膏、外敷接骨散、驳骨散、碎骨丹等。

3.骨折后期　骨折接近临床愈合以后时间。此期骨折端已有骨痂生长，但不够坚固，伤后气血亏虚、肝肾不足或兼受风寒湿邪，伤肢有筋肉粘连，故内治宜壮筋骨、养气血、补肝肾为主，兼温经通络。药物可选用壮筋养血汤、生髓补血汤、六味地黄汤、八珍汤、健步虎潜丸、肢伤三方、独活寄生丸、续断紫金丹、大活络丹、小活络丹等。外治宜舒筋活络为主，敷贴药物可选用万应膏、损伤风湿膏、坚骨壮筋膏、金不换膏、跌打膏、伸筋散；熏洗药物可选用海桐皮汤、骨科外洗一方、骨科外洗二方、上肢损伤洗方、下肢损伤洗方等；搽擦药水可选用伤筋药水、活血酒等。

十、骨折畸形愈合、迟缓愈合、不愈合的处理原则

（一）骨折畸形愈合

骨折断端在重叠、旋转、成角状态下连接而引起肢体功能障碍者，称骨折畸形愈合。只要在整复后，给予有效的固定、合理的功能锻炼，并密切观察或作 X 线复查，发现骨折断端再移位及时给予矫正，骨折畸形愈合是可以防止的。若骨折后仅 2～3 个月左右，因骨痂尚未坚硬，可在麻醉下，用手法折骨，以后再行整复，并给予正确的局部固定，使骨折在良好的位置上愈合。但邻近关节与小儿骨骺附近的畸形愈合，不宜作手法折骨，以免损伤关节周围韧带和骨骺。畸形愈合如较坚固，手法折骨不能进行时，可手术切开，将骨折处凿断，并清除妨碍复位的骨痂，再按新鲜骨折处理矫正畸形，选用适当的外、内固定。对肢体功能无影响的轻度畸形，则不必行手术矫正。

（二）骨折迟缓愈合

骨折经治疗后，已超出该类骨折正常愈合时间的最长期限，骨折局部仍有肿胀、压痛、纵轴叩击痛、异常活动、功能障碍，X 线摄片显示骨痂生长稀少，骨折没有连接，但骨折断端无硬化现象，骨髓腔仍通者，称骨折迟缓愈合。只要找出骨折迟缓愈合的原因，作针对性治疗，骨痂仍可以继续生长，骨折是可以愈合的。因固定不恰当引起者，应给予正确有效的固定。例如股骨颈囊内骨折，骨折断端往往存在剪力和旋转力，一般的外固定，尚不能控制这两种伤力，比较理想的治疗是应用三翼钉或钢针内固定。腕舟状骨骨折，常存在剪式伤力，而局部血液供应也较差，应作较大范围和较长时间的固定。若伴有感染者，只要保持伤口的引流通畅和良好的制动，经过有效抗菌药物的应用，还是可以愈合的。如果感染伤口中，有死骨形成或其他异物存留，应给予清除。若因过度牵引使折端分离者，应立即减轻重量，使骨折断端回缩，并鼓励患者进行肌肉舒缩活动锻炼。若体质亏虚或重伤气血，肝肾不足者，应着重补益气血肝肾。

（三）骨折不愈合

骨折愈合功能停止，骨折端已形成假关节，X 线摄片显示骨折断端相互分离，间隙较大，骨端硬化或萎缩疏松，骨髓腔封闭者，称骨折不愈合。其原因有骨折端夹有较多的软组织，开放性骨折扩创过多地去除碎骨片造成骨质缺损，多次的手法整复破坏了骨折部位的血液循环。对造成骨折迟缓愈合的因素没有及时解决，发展下去也可造成骨折不愈合。常用的有效治疗方法为植骨术。

第二节　上肢骨折

上肢功能的特点是灵活性高于稳定性,所以在治疗上以恢复关节的运动功能及前臂的旋转活动为目的,重视手部早期练功活动,固定时间一般较下肢略为缩短。

一、锁骨骨折

锁骨骨折是常见的骨折之一,占全身骨折的 6% 左右,好发于儿童和青壮年,尤以幼儿多见。其骨折多发生在锁骨的中外 1/3 交界处。

【病因病机】

锁骨位置表浅,桥架于胸骨与肩峰之间。锁骨内侧端与胸骨柄构成胸锁关节,其外侧端与肩胛骨的肩峰相接成肩锁关节。锁骨呈"～"形,内侧 2/3 向前凸,呈三角形,有胸锁乳突肌和胸大肌附着;外侧 1/3 向后凸,呈扁平状,有三角肌和斜方肌附着(图 5-8)。锁骨位于第 1 肋之前,在其后方有臂丛神经和锁骨下动脉、静脉经过。

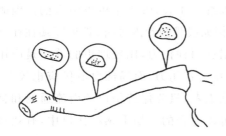

外侧端呈扁平状,中央呈类椭圆形,
内侧端呈三角形

图 5-8　不同部位的锁骨横切面形态

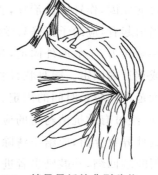

图 5-9　锁骨骨折的典型移位

锁骨骨折多为间接暴力所致,跌倒时肩部外侧或手掌先着地,外力传至锁骨而发生骨折。因直接暴力致使锁骨发生骨折者,临床较少见。

锁骨骨折好发于中 1/3 段,或中、外 1/3 段的交界处,此处骨质薄弱,锁骨两个弯曲的衔接点亦位于此,且无韧带或肌肉附着,故易发生骨折。骨折多为横形或短斜形,骨折内侧段受胸锁乳突肌的牵拉向后、向上移位;外侧段因上肢重力作用向下移位,又因胸大肌、胸小肌、斜方肌、背阔肌的牵拉向前、向内移位而致断端重叠

（图 5-9）。幼儿可为青枝骨折,在胸锁乳突肌的牵拉下,骨折端常向上成角。外 1/3 骨折多为横形,此处骨折多为直接暴力所致,若无喙锁韧带破裂,骨折多无明显移位。锁骨骨折严重移位时,可伤及锁骨下动脉、静脉或臂丛神经,甚至刺破胸膜或肺尖,导致气胸或血胸,但临床较少见。

【临床表现和诊断】

有外伤史,受伤侧肩部疼痛,肿胀明显,锁骨上下窝变浅或消失,甚至有皮下瘀斑,活动功能障碍。检查骨折处有明显压痛,有移位骨折者可于皮下摸到移位的骨折端,有异常活动和骨擦音;无移位骨折仅见局部异常隆起。其典型体征是痛苦表情,患肩下垂并向前、内倾斜,以健侧手托着患侧肘部,头向患侧倾斜,下颌偏向健侧的姿势（图 5-10）。

婴幼儿不能诉说外伤经过和疼痛部位,多为青枝骨折,局部症状不明显,但在活动患肢（如穿衣或上提其手时）或压迫锁骨时啼哭不止,常可提示诊断。

合并锁骨下血管损伤者,桡动脉搏动减弱或消失。合并臂丛神经损伤者,患肢麻木,感觉及反射均减弱并出现相应神经损伤症状。

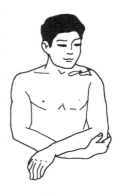

图 5-10 锁骨骨折姿态

X 线正位片可显示骨折类型和移位方向。必要时加拍 X 线斜位片,帮助对骨折线的识别。

根据外伤史、临床表现、X 线检查一般可明确诊断。

【治疗】

锁骨骨折大多数可以采用闭合复位治疗。对于开放性骨折或骨折合并血管神经损伤者,在高位臂丛神经阻滞麻醉下行清创术,或切开复位并行神经血管探查术。

（一）整复

对于儿童青枝骨折或无移位骨折可不整复;有移位骨折可用以下方法整复。

1.膝顶复位法 患者坐位,双手叉腰,助手立于背后,双手搬肩峰,一膝顶住肩胛间区,两手用力将肩向后牵张,矫正重叠移位;术者立于患肩前方,两手拇、食指分别捏住骨折的远近端,以提按手法,将骨折整复对位。

2.外侧牵引复位法 患者坐位,一助手于健侧双手绕患侧腋下抱住其身,术者以一手握患侧上肢,提至肩平,并向后上方拔伸牵引,另一手拇、食、中三指捏住骨折端,用捺正手法使之复位（图 5-11）。

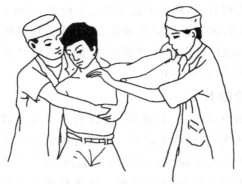

图 5-11　外侧牵引复位法

（二）固定

幼儿无移位骨折或青枝骨折用三角巾悬吊患侧上肢 3～6 周。有移位骨折可采用横"∞"字绷带固定法或双圈固定法（图 5-12）。

横"∞"字绷带固定法：在两腋下各置棉垫，用绷带从患侧肩后经腋下，绕过肩上方，横过背部，经对侧腋下，绕过对侧肩前上方，绕回背部至患侧腋下，包绕 8～12 层。包扎后，用三角巾悬吊患肢于胸前。固定时，患者应保持挺胸抬头，双手叉腰，以防复位后的骨折端重新移位。儿童有移位骨折一般固定 2～3 周，成人固定 4 周，粉碎性骨折固定 6 周。

固定后，睡眠时需平卧免枕，肩胛间垫高，以保持双肩后仰，有利于维持骨折对位。固定期间如发现上肢神经或血管受压症状或绷带松动，应及时调整绷带松紧度。

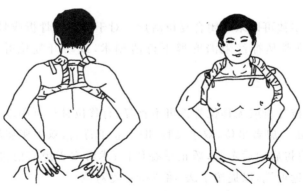

图 5-12　双圈固定法

（三）功能锻炼

骨折复位固定后即可做手指、腕、肘关节的屈伸活动和用力握拳；中期做肩后伸的扩胸活动;后期逐渐做肩关节的各种活动,重点是肩外展和旋转活动,防止肩关节因固定时间过长而致功能受限。

(四)药物治疗

初期宜活血祛瘀,消肿止痛,可内服活血止痛汤或肢伤一方加桑枝、川芎;局部外敷消瘀止痛膏或双柏散。中期宜接骨续筋,内服可选用续骨活血汤,新伤续断汤,肢伤二方;外敷接骨膏或接骨续筋药膏。中年以上患者,后期宜养气血、补肝肾、壮筋骨,内服肢伤三方。解除夹板固定后用海桐皮汤熏洗患肩。

二、肱骨外科颈骨折

肱骨外科颈骨折是指发生于肱骨解剖颈下 2～3cm 处的骨折。本骨折多见于中、老年患者,尤其有骨质疏松者,骨折发生率增高。

【病因病机】

外科颈位于解剖颈下,为松质骨与皮质骨交界处,是应力上的薄弱点,易发生骨折。大、小结节间沟内有肱二头肌长头肌腱通过,骨折后若整复不良,可并发肱二头肌长头肌腱腱鞘炎。紧靠肱骨外科颈内侧有腋神经向后进入三角肌内,臂丛神经、腋动静脉通过腋窝,故骨折严重移位时可合并神经血管损伤。

肱骨外科颈骨折多数为间接暴力所致。跌倒时手掌或肘部着地,传达暴力导致肱骨外科颈部发生骨折。患肢在受伤时所处的位置不同,可发生不同类型的骨折。临床常分为以下五型(图 5-13)。

1.裂缝骨折　肩部外侧受到直接暴力打击,可造成肱骨大结节骨折合并肱骨外科颈裂缝骨折,系骨膜下无移位骨折。

2.嵌插骨折　受传达暴力所致的肱骨外科颈骨折,两断端互相嵌插。

3.外展型骨折　患者跌倒时,上肢处于外展位,导致骨折处两断端外侧嵌插,内侧分离,骨折端向前、内侧突起成角,此型骨折多见。若骨折远端向内侧移位明显时,常伴有肱骨大结节撕脱骨折。

4.内收型骨折　患者跌倒时,上肢处于内收位或轻度外展位,导致骨折处两断端内侧嵌插,外侧分离,骨折端向外侧突起成角,此型骨折少见。

5.肱骨外科颈骨折合并肩关节脱位　当上肢处于外展外旋位时遭到较大暴力,可导致骨折及肱骨头向前下脱位。此类骨折脱位,整复困难,若处理不当易造成患肢严重功能障碍。

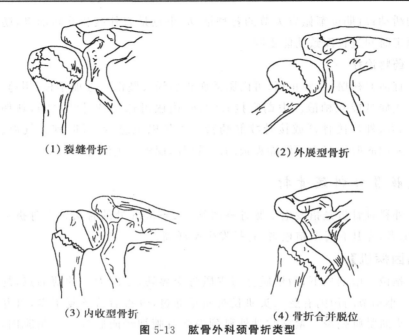

（1）裂缝骨折　　　　　　　　　　　　　　　　（2）外展型骨折

（3）内收型骨折　　　　　　　　　　　　　　　（4）骨折合并脱位

图 5-13　肱骨外科颈骨折类型

【诊断要点】

有明显外伤史,伤后局部疼痛、肿胀明显,功能障碍。检查时在上臂内侧可见明显瘀斑,肱骨外科颈局部有环形压痛和纵轴叩击痛,除无移位骨折外,可有畸形、骨擦音和异常活动。合并肩关节脱位者,可出现"方肩"畸形,在腋下或喙突下可扪及肱骨头。X线检查可确定骨折类型及移位情况。

根据受伤史、临床表现和 X 线检查可作出诊断。

【治疗】

无移位的裂缝骨折或嵌插骨折,仅用三角巾悬吊患肢 3～4 周即可。有移位骨折常闭合复位后固定治疗。

（一）整复

患者取仰卧位,一助手在伤侧肩外展 45°、前屈 30°、上臂中立位、屈肘 90°位,沿肱骨纵轴向下牵引,另一助手用布带绕过患侧腋下并向上提牵,纠正短缩、成角移位,然后术者根据不同类型采取不同手法复位。

1.外展型骨折　待骨折重叠错位被纠正后,术者双手握骨折部,双拇指按于骨折近端的外侧,余指抱骨折远端内侧向外捺正,助手同时在牵拉下徐徐内收上臂即可复位(图 5-14)。

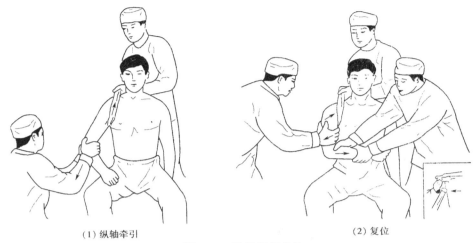

（1）纵轴牵引　　　　　　　　　　　　　　（2）复位

图 5-14　外展型复位法

　　2.内收型骨折　待骨折重叠错位被纠正后,术者双拇指压住骨折的外侧向内推,其余四指拉骨折远端向外,助手同时在牵拉下徐徐外展上臂即可复位。如骨折部向前成角畸形明显者,应改为两拇指推挤骨折远端,其余四指按住成角处,逐渐将上臂上举过头顶即可纠正。

　　3.合并肩关节脱位　可先持续牵引,使盂肱关节间隙增大,手法纳入肱骨头,然后整复骨折。

　　（二）固定

　　超肩关节夹板固定法:选用四块夹板,其中内侧夹板较其他三块稍短,且在该夹板的一端用棉花包裹呈蘑菇状大头垫,其余三块顶端穿孔系以布带,以便做超关节固定用。

　　外展型骨折固定时,大头垫应顶住腋窝部,并在骨折近端外侧放一平垫;内收型骨折则大头垫应放于肱骨内上髁的上部,并在外侧成角突起处放一平垫;其余三块夹板分别放在上臂的前、后、外侧,使夹板近端超肩关节,远端达肘部,用三条扎带将夹板捆紧;一短布带穿过三块超肩关节夹板顶端的布带做环状结扎,再用一长布带系于环内侧,并绕对侧腋下(用棉花垫好)打结(图 5-15)。将患肢屈肘悬吊于胸前,固定 4～6 周。

　　外展型骨折应使肩关节保持在内收位,切不可做肩外展活动,尤其在固定早期更应注意这一点,以免骨折再移位。内收型骨折早期固定在外展位,勿使患肢做内收动作。对移位明显的内收型骨折,除夹板固定外,可配合皮肤牵引 3 周,肩关节置于外展前屈位,其角度视移位程度而定。

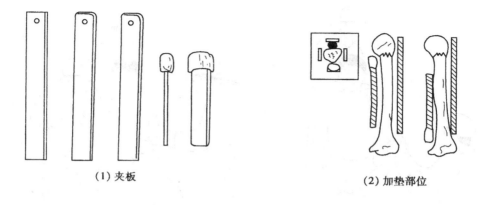

（1）夹板　　　　　　　　　（2）加垫部位

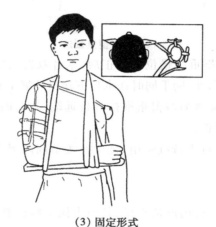

（3）固定形式

图 5-15　肱骨外科颈骨折的夹板固定法

（三）功能锻炼

固定早期可做握拳，屈伸肘、腕关节，舒缩上肢肌肉等活动。3 周后练习肩关节各方向活动，活动范围循序渐进，每日练习十余次。解除夹板固定后，应配合中药熏洗，以促进肩关节功能恢复。练功对老年患者尤为重要。

（四）药物治疗

按骨折治疗三期用药原则进行内外用药，解除固定后可用海桐皮汤等熏洗，以促进肩关节恢复功能。

三、肱骨干骨折

自肱骨外科颈以下 1cm 至肱骨内上髁上 2cm 间的长管状皮质骨（肱骨干）发生骨折，称为肱骨干骨折。该骨折在临床上较为常见，可发生于任何年龄，但多见于青壮年。骨折常好发于肱骨干中 1/3 和中下 1/3 交界处,下 1/3 次之,上 1/3 最少。

【病因病机】

肱骨干是一上 1/3 粗,中 1/3 渐细,下 1/3 渐呈扁平状,稍向前倾的管状骨。其中、下 1/3 交界处的后侧有一桡神经沟,此处桡神经紧贴骨干通过。故骨干中、下 1/3 交界处骨折易损伤桡神经。肱骨干的滋养动脉从中 1/3 偏下内方的滋养孔进入骨内,向肘部下行。如骨折发生在其入口以下的平面上时,可伤及此动脉,影响骨折的愈合。

肱骨干中上部骨折常因直接暴力(如棍棒打击)所致,多为横断骨折或粉碎性骨折。上 1/3 骨折(三角肌止点以上)时,骨折近端因胸大肌、背阔肌和大圆肌的牵拉而向前、向内移位;骨折远端因三角肌、喙肱肌、肱二头肌和肱三头肌的牵拉而向上、向外移位。中 1/3 骨折(三角肌止点以下)时,骨折近端因三角肌牵拉而向外、向前移位;骨折远端因肱二头肌和肱三头肌的牵拉而向上移位(图 5-16)。肱骨干下 1/3 骨折多由间接暴力(如投弹、掰手、跌仆)所致,常呈斜形、螺旋形骨折,移位可因暴力方向,前臂和肘关节位置而异,多为成角、内旋移位。

肱骨干中、下 1/3 交界处骨折常合并桡神经损伤。

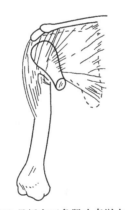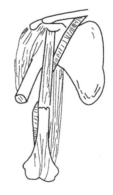

(1) 骨折在三角肌止点以上　　　　(2) 骨折在三角肌止点以下

图 5-16　肱骨干骨折的移位

【诊断要点】

伤后局部有明显疼痛、肿胀和功能障碍。绝大多数为有移位骨折,故上臂常有短缩、成角或旋转畸形,并有异常活动和骨擦音。如合并桡神经损伤者,可出现典型垂腕、伸拇及伸掌指关节功能丧失以及手背桡侧皮肤大小不等的感觉麻木区。

X 线摄片可确定骨折的部位、类型和移位的情况。

根据受伤史、临床表现和 X 线检查可明确诊断。

【治疗】

无移位肱骨干骨折用夹板固定 3～4 周；有移位肱骨干骨折应整复固定治疗。在肱骨干骨折固定中，常因过度牵引、多次整复或患者体质虚、肌力弱，以及上肢自身重力作用，导致骨折断端出现分离移位，骨折出现迟缓愈合，甚至不愈合。因此，在治疗中应注意防止分离移位的发生。

（一）整复

患者坐位或平卧位，一助手用布带通过腋窝向上，另一助手握持前臂在中立位向下顺势对抗牵引，注意牵引力不宜过大，否则易导致断端出现分离。待重叠移位完全矫正后，根据骨折不同部位的移位情况进行整复。

1.上 1/3 骨折　在维持牵引下，术者以两拇指抵住骨折远端外侧，其余四指环抱骨折近端内侧，向外托起，使断端微向外成角，继而拇指由外推远端向内，即可复位（图 5-17①）。

2.中 1/3 骨折　在维持牵引下，术者以两拇指抵住骨折近端外侧推向内，其余四指环抱骨折远端内侧拉向外（图 5-17②）。纠正移位后，术者捏住骨折部，助手徐徐放松牵引，使断端互相接触，微微摇摆骨折远端使骨断端摩擦音逐渐减少，直到消失，骨折处平直，表示已基本复位。

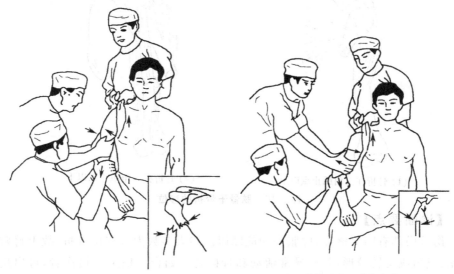

（1）肱骨干上1/3骨折复位法　　　　　（2）肱骨干中1/3骨折复位法

图 5-17　肱骨干骨折复位法

3.下 1/3 骨折 多为斜形或螺旋形骨折,仅需轻微力量牵引,矫正成角畸形,将两斜面挤紧捺正,即可复位。

(二)固定

选用适当长度的夹板四块,置于骨折部位的前、后、内、外侧,进行扎缚固定。上 1/3 骨折做超肩关节固定;中 1/3 骨折则不超上、下关节固定;下 1/3 骨折应超肘关节固定。在固定中应注意前侧夹板置放时其远端不能压迫肘窝,同时应视骨折复位情况选用纸压垫 2~3 个,利用压垫两点加垫或三点加垫的方法,逐渐纠正骨折的轻度成角畸形。在桡神经沟部位不能放置固定垫,以防桡神经受压而麻痹。固定时间成人约 6~8 周,儿童 4~6 周。中 1/3 骨折愈合较慢,固定时间可适当延长。经 X 线复查见有足够骨痂形成才能解除固定。固定后将患肢屈肘 90°,并用木托板将前臂置于中立位悬吊胸前。若发现断端分离,应加弹性绷带上下绕肩、肘部,使断端受到纵向挤压而逐渐纠正分离。

(三)功能锻炼

固定后患肢即可做屈指、掌、腕关节和耸肩活动。中期除继续初期的练功活动外,应逐渐进行肩、肘关节活动。骨折愈合后,应加大肩、肘关节活动范围,如做肩关节外展、内收、抬举活动及肘关节屈伸活动等,并可配合药物熏洗、按摩,使肩、肘关节活动功能早日恢复。

(四)药物治疗

骨折初期活血祛瘀、消肿止痛,内服和营止痛汤,外敷选用双柏散或消瘀止痛膏等。中期治宜和营生新、接骨续损,内服可选用新伤续断汤。外敷接骨膏或接骨续筋膏。后期治宜补肝肾、养气血、壮筋骨、内服可选用补血固骨方或健步强身丸(原名健步虎潜丸),外用海桐皮汤熏洗患肢。

骨折迟缓愈合者应重用接骨续筋药,如地鳖虫、自然铜、骨碎补之类。闭合性骨折合并桡神经损伤者,内服药还应加入行气活血、通经活络之品,如黄芪、地龙之类。

四、肱骨髁上骨折

肱骨髁上骨折是肘部最常见的损伤,多见于 3~12 岁儿童,尤以 5~8 岁常见;成年和老年人亦可发生,但较少见。男多于女,左侧多于右侧。

【病因病机】

肱骨远端较扁薄,髁上部处于松质骨与皮质骨交界处,后有鹰嘴窝,前有冠状窝,两窝之间仅为一层极薄的骨片,故髁上部比较薄弱,易发生骨折。肱骨内、外两髁稍前屈,并与肱骨纵轴形成向前 30°～50° 的前倾角。骨折移位可使此角发生改变。肱骨滑车关节面略低于肱骨小头,前臂伸直,完全旋后时,上臂与前臂纵轴呈 10°～15° 外翻的携带角,骨折移位可使携带角改变而呈肘内翻畸形。肱动、静脉和正中神经从上臂远端内侧逐渐转向肘窝部前侧,由肱二头肌腱膜下通过而进入前臂。桡神经通过肘窝前外方并分成深浅两支进入前臂,深支与肱骨外髁部较接近。尺神经紧贴肱骨内上髁后方的尺神经沟进入前臂。肱骨髁上骨折移位时,可能被刺伤或受挤压而合并血管神经损伤。在儿童期,肱骨远端有骨骺,若骨折线穿过骺板,有可能影响骨骺的发育,因而常出现肘内翻或外翻畸形。

肱骨髁上骨折多数为间接暴力所致。根据损伤时的暴力和受伤机制不同,可分为伸直型、屈曲型骨折两种,其中伸直型多见,约占髁上骨折的 90%。

1.伸直型骨折　患者在伸肘位跌倒,手掌先着地,使外力向上传达,而人体重力则由上而下,致使在肱骨髁上处发生骨折。骨折后,骨折远端向后向上移位,骨折近端向前移位。

2.屈曲型骨折　此种骨折临床少见。患者在屈肘位跌倒,肘后侧着地,外力由肘后向前上方传达,人体重力则由前上方向后下方作用,致使在肱骨髁上处发生骨折。骨折后远端向前向上移位,骨折近端向后移位。

伸直型及屈曲型骨折除造成前后移位外,常同时存在侧方移位,若骨折远端向桡侧移位时为桡偏型;远端向尺侧移位时为尺偏型。

【诊断要点】

伤后无移位骨折肘部肿胀、疼痛,肱骨髁上处有压痛,功能障碍。有移位骨折者,肘部肿胀、疼痛更为明显,甚至出现张力性水疱,有畸形、骨擦音、异常活动。伸直型肱骨髁上骨折肘部呈现"靴状"畸形,但肘后肱骨内、外髁和鹰嘴三点关系仍保持正常,此可与肘关节后脱位相鉴别。此外还应注意桡动脉的搏动、腕和手指的感觉、活动、温度、颜色,以便确定是否合并神经或血管损伤。

肘关节正侧位 X 线摄片可显示伸直型骨折远端向后上方移位,骨折线多从前下方斜向后上方。屈曲型骨折远端向前上方移位,骨折线从后下方斜向前上方。尺偏型骨折远端向尺侧移位,桡偏型骨折远端向桡侧移位。

根据受伤史、临床表现和 X 线检查可作出诊断。

【治疗】

无移位骨折可置患肢于屈肘 90° 位,用颈腕带悬吊 2～3 周;有移位骨折必须进行手法复位、夹板固定。开放性骨折者,应在清创后进行手法复位。骨折合并神经损伤者,一般多为挫伤所致,骨折移位整复后,在 3 个月内多能自行恢复,除确诊为神经断裂外,不应过早地进行手术探查,但在治疗过程中应密切观察。

(一)整复

患者仰卧或坐位,两助手分别握其上臂和前臂,先顺势做对抗牵引,纠正重叠移位。若远端旋前(或旋后)应首先使前臂旋后(或旋前),矫正其旋转移位后,术者双手分别在骨折部内外侧相对挤压,纠正骨折的侧方移位。在矫正重叠、旋转、侧方移位后,再整复前后移位。伸直型骨折,应在维持牵引下,术者用双拇指于肘后推骨折远端向前,余指环抱骨折近端向后扳拉,同时令助手徐徐屈曲肘关节,使骨折的前后移位得到纠正(图5-18)。若整复屈曲型骨折,在矫正重叠、旋转、侧方移位后,术者应将骨折远端向后压下,同时令助手徐徐伸直肘关节即可。

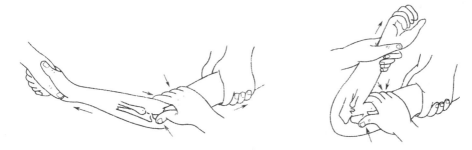

图5-18 伸直型肱骨踝上骨折整复方法

若为粉碎性骨折或伤后肘部肿胀严重,水疱较多,一时不能行手法整复或整复后固定难于稳定者,可屈肘45°～90°位进行尺骨鹰嘴牵引,牵引重量1～2kg,待3～7日后再行复位。

若骨折合并血液循环障碍者,必须尽快处理,首先应在麻醉下整复移位的骨折断端,以解除因骨折移位对血管的压迫,并观察患肢血运情况。经以上处理后,如患肢血运未见明显改善,肢体皮肤苍白,手指疼痛或发冷、麻木不能主动伸直,就必须及时探查肱动脉情况。

(二)固定

骨折复位后应选用四块夹板,纸压垫2～4个,除前侧夹板外,内、外、后侧夹板均超肘关节固定。伸直型骨折应屈肘90°～110°位固定4～5周,为防止骨折远端后移,可在尺骨鹰嘴后方加一梯形垫;为防止肘内翻畸形,可在骨折近端的外侧及远端的内侧各置一塔形垫。屈曲型骨折应使肘关节固定在伸直位或屈肘40°～60°位2周后,逐渐屈肘至90°位1～2周;前后固定垫位置应与伸直型相反,余垫同伸直型固定。伸直型骨折固定后,可用颈腕带悬吊患肢于胸前(图5-19),在固定中若患肢出现血液循环障碍,应立即松解全部外固定,置肘关节于屈曲45°位观察。

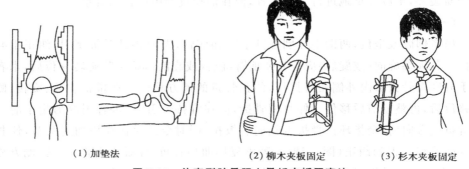

（1）加垫法　　　　　　（2）柳木夹板固定　　　　（3）杉木夹板固定

图 5-19　伸直型肱骨髁上骨折夹板固定法

（三）功能锻炼

固定后即可做握拳，屈伸腕关节活动。除粉碎性骨折可于伤后 1 周在牵引固定下开始练习肘关节屈伸活动外，其他类型骨折一般应在解除固定后积极主动锻炼肘关节的屈伸活动。在功能锻炼中，严禁用暴力做被动活动。

（四）药物治疗

肱骨髁上骨折患者多为儿童，愈合较快，在骨折早期可用活血化瘀、消肿止痛之类内服和外用药物，至骨折中、后期可不必用。成人骨折仍按骨折三期辨证用药，后期应用中药熏洗，结合功能锻炼，对肘关节功能恢复有很大作用。

五、尺、桡骨干双骨折

尺、桡骨干双骨折是常见的前臂损伤之一。多见于儿童或青壮年。骨折多发生于前臂中 1/3 和下 1/3 部。

【病因病机】

前臂由尺、桡两骨构成，尺骨近端粗而远端细，是肘关节的重要部分。桡骨近端细而远端粗，为腕关节的主要构成。正常时尺骨是前臂的轴心，通过上、下桡尺关节及骨间膜与桡骨相连，桡骨沿尺骨旋转。前臂骨间膜是致密的纤维膜，几乎连接桡尺骨的全长，前臂中立位时，两骨干接近平行，骨间隙最大，骨干中部距离最宽，骨间膜上下松紧一致，对桡尺骨起稳定作用；当前臂旋前或旋后时，骨干间隙缩小，骨间膜上下松紧不一致，而两骨稳定性减低。因此，在桡尺骨干双骨折复位后，尽可能将前臂固定在中立位，有利于骨折部的稳定。

尺、桡骨干双骨折可由直接暴力、间接暴力或扭转暴力所造成。因直接暴力所致者，多为重物砸伤、撞击伤和压轧伤，以横断或粉碎性骨折为多见，其尺、桡两骨的骨折线处于同一平面上。传达暴力所致者，多为跌倒时手掌着地，暴力沿桡骨向上传导，在桡骨中、上段发生横断或锯齿状骨折后，残余暴力通过骨间膜牵拉尺骨，造成尺骨斜形骨折，桡骨骨折线在上，尺骨骨折线在下。儿童多发生下 1/3 段青枝骨折，桡骨骨折线高于尺骨骨折线，骨折端多向掌侧成角，其背侧骨膜多完整。扭转暴力所致者，骨折常发生在活动度小的一端，故尺骨骨折线在上，桡骨骨折线在下，多为螺旋形骨折。尺、桡骨干完全骨折时，由于暴力的作用，以及伸、屈、旋前、旋后肌的牵拉，两骨折端可发生重叠、成角、旋转和侧方移位。

【诊断要点】

伤后局部肿胀、疼痛、压痛明显，前臂旋转功能丧失。有移位的完全骨折出现短缩、成角或旋转畸形，并有骨擦音和异常活动；儿童青枝骨折仅见成角畸形。若骨折后患肢疼痛剧烈、肿胀严重，手指麻木发凉或发绀，被动活动手指疼痛加剧，应考虑为前臂筋膜间隔区综合征。

X 线检查应包括肘关节及腕关节，正、侧位片可确定骨折类型、移位方向及有无上、下桡尺关节脱位。

根据受伤史、临床表现以及 X 线检查，可作出诊断。

【治疗】

尺、桡骨干骨折的治疗原则是恢复前臂旋转功能。无移位骨折直接用夹板固定即可；有移位骨折应要求解剖复位或接近解剖复位后，固定治疗。

（一）整复

患者仰卧，肩外展 90°，屈肘 90°位，中、下 1/3 骨折取中立位，上 1/3 骨折取前臂旋后位，由两助手做拔伸牵引，矫正重叠、旋转及成角畸形。尺、桡骨干双骨折均为不稳定骨折时，如骨折在上 1/3，则先整复尺骨；如骨折在下 1/3，则先整复桡骨；骨折在中段时应选相对稳定性好的骨折先复位。若前臂肌肉比较发达，加之骨折后出血肿胀，虽经牵引后重叠移位未完全纠正者，可用折顶手法加以复位。若斜形骨折或锯齿状骨折有背向侧方移位者，用回旋手法进行复位。若尺、桡两断骨出现相互靠拢时，可用分骨手法使两骨分开。多次手法复位不成功者，可切开整复做内固定。

（二）固定

选用夹板四块，准备分骨垫 2 个，纸压垫 2～3 个。骨折复位后，在持续牵引下做夹缚固定。若复位前桡尺骨相互靠拢者，可用分骨垫放置在两骨之间，掌、背侧各 1 个，骨折线在同一水平时，分骨垫中部置于两骨折线处；骨折线在不同平面时，分骨垫置于两骨折线之间；掌侧放在掌长肌腱与尺侧腕屈肌腱之间，背侧放在尺骨的桡侧缘。若骨折有成角畸形，可采用平垫三点加压法。各垫放置妥当后，用胶布粘贴,再依次放上掌、背、尺、桡侧夹板。掌侧板由肘横纹至腕横纹,背侧板由鹰嘴至腕关节或掌指关节,桡侧板由桡骨头至桡骨茎突,尺侧板自肱骨内上髁下达第5掌骨基底部。缚扎后,再用有柄的直角托板固定,前臂原则上放置中立位,用三角巾悬吊置于胸前(图5-20)。在固定期间,应使前臂维持在中立位。固定时间成人约6～8周,儿童约3～4周。

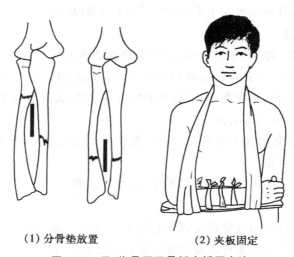

（1）分骨垫放置　　　　　（2）夹板固定

图 5-20　尺、桡骨干双骨折夹板固定法

（三）功能锻炼

初期鼓励患者做手指屈伸握拳活动及上肢肌肉舒缩活动;中期开始做肩、肘关节活动,如大云手、小云手等,活动范围逐渐增大,应避免伤肢前臂的任何旋转活动,以防骨折再移位。解除固定后做前臂旋转活动,以恢复前臂旋转功能,如反转手等。

（四）药物治疗

按骨折三期辨证用药。若尺骨下1/3骨折愈合迟缓时,要着重补肝肾、壮筋骨以促进骨折愈合,若后期前臂旋转活动仍有障碍者,应加强中药熏洗。

六、尺、桡骨干单骨折

在桡骨或尺骨干发生骨折称为尺、桡骨干单骨折。尺骨干骨折在临床上较少见,多发于青壮年。桡骨干骨折是常见的前臂损伤之一,多发生于青少年。

【病因病机】

尺骨为一长管状骨,位于前臂内侧,位置表浅,整个骨骼均可在皮下摸得,中

1/3 及下 1/3 段较为细弱,且其背侧、内侧无肌肉保护,容易遭受暴力打击而造成骨折。骨折多发生于中、下 1/3 交界处,该段血液供应较差,骨折后愈合较缓慢。桡骨位于前臂的外侧,参与前臂的旋转活动。桡骨干上 1/3 骨质坚固,且有丰厚的肌肉包裹,不易发生骨折,桡骨干中、下 1/3 段肌肉较少,为桡骨生理弯曲度最大之处,是应力上的弱点,骨折多发生于此处。

　　尺骨干骨折多由直接暴力打击所致,多为横断或粉碎性骨折;桡骨干骨折多为间接暴力所致,多为短斜形或螺旋形骨折。尺、桡骨干单骨骨折因有对侧骨的支持,一般无严重移位;由于骨间膜的作用,骨折断端多向对侧移位。成人桡骨干上 1/3 骨折,骨折线位于旋前圆肌止点以上时,由于附着于桡骨粗隆的肱二头肌以及附着于桡骨上 1/3 的旋后肌的牵拉,骨折近端多向后旋转移位;骨折远端在附着桡骨中部及下部的旋前圆肌和旋前方肌的牵拉下,向前旋转移位。成人桡骨干中或中下 1/3 骨折,骨折线位于旋前圆肌止点以下时,因肱二头肌与旋后肌的旋后倾向,被旋前圆肌的旋前力量相抵消,骨折近端处于中立位;骨折远端因受旋前方肌的牵拉而向前旋转移位(图 5-21)。当骨折有明显移位时,可合并上或下尺桡关节脱位,出现成角、重叠畸形。儿童骨质柔嫩,多为青枝骨折或骨膜下骨折。

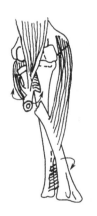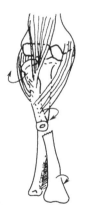

(1) 骨折在旋前圆 　　　　(2) 骨折在旋前圆
　　肌止点之上　　　　　　　肌止点之下

图 5-21　桡骨干骨折的移位

【诊断要点】

　　伤后局部肿胀、疼痛、压痛明显。完全骨折时,可有骨擦音,前臂旋转功能障碍,但不完全骨折时,尚可有部分旋转功能。有移位骨折可有明显的成角、旋转畸形,若发生在较表浅骨段,可触及骨断端。

X线正侧位摄片应包括上、下尺桡关节,注意有无合并上、下桡尺关节脱位。X线摄片可确定骨折部位和移位情况。

根据受伤情况、临床表现和X线检查可作出诊断。

【治疗】

无移位骨折直接用夹板固定即可;有移位骨折应整复固定治疗。

(一)整复

患者平卧,肩外展,肘屈曲,两助手行顺势拔伸牵引。骨折在中或下1/3时,前臂中立位牵引3～5分钟,在断端重叠拉开后,采用分骨法纠正;若掌背侧移位用提按手法复位。桡骨干上1/3骨折时应逐渐由中立位改为旋后位牵引,术者一手拇指将骨折远端推向桡侧、背侧,另一手拇指挤按近端向尺侧、掌侧,使骨折复位。

(二)固定

在维持牵引下,先放置掌、背侧分骨垫各1个;若桡骨干上1/3骨折须在近端桡侧再放一个小固定垫,以防止近端向桡侧移位,然后依次放上掌侧、背侧、桡侧和尺侧夹板(图5-22);若桡骨干下1/3骨折时,桡侧板的远端应超腕关节,将腕部固定在尺偏位,借紧张的腕桡侧副韧带限制远端向尺侧移位。尺骨下1/3骨折时,则应使尺侧板远端超腕关节,将腕部固定于桡偏位。最后用四条扎带缚扎,并将患肢屈肘90°,前臂中立位,用三角巾或绷带悬吊胸前。桡骨上1/3骨折时,应将前臂固定于旋后位或中立位稍旋后。固定时间为4～6周。

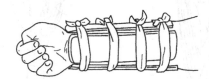

图5-22　桡骨干上1/3骨折夹板固定法

(三)功能锻炼

初期鼓励患者做握拳锻炼,待肿胀基本消退后,开始肩、肘关节活动,如小云手,大云手等。但不能做前臂旋转活动。解除固定后,可做前臂旋转活动锻炼,如反转手等。

(四)药物治疗

与尺、桡骨干双骨折相同。

七、尺骨上1/3骨折合并桡骨头脱位

尺骨上1/3骨折合并桡骨头脱位为上肢最常见、最复杂的骨折合并脱位,又称

孟氏骨折。本病可发生于任何年龄,但多发生于儿童。

【病因病机】

上桡尺关节由桡骨头环状关节面与尺骨桡切迹构成,桡骨头被附着在尺骨桡切迹前后缘的环状韧带所约束。前臂旋转活动时,桡骨头在尺骨桡切迹里旋转。桡神经在肘前部向下分为深支和浅支,深支绕过桡骨头,进入旋后肌深、浅层之间,然后穿出旋后肌位于骨间膜表面走向远侧。

直接暴力和间接暴力均能引起尺骨上 1/3 骨折合并桡骨头脱位,而以间接暴力所致者为多。根据暴力作用的方向和骨折移位情况,临床可分为以下三种类型(图 5-23)。

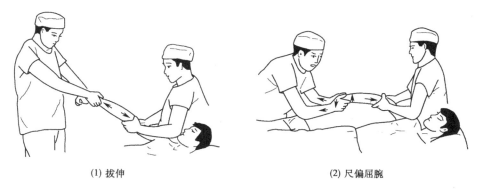

(1) 拔伸　　　　　　　　　　(2) 尺偏屈腕

图 5-23　尺骨上 1/3 骨折合并桡骨头脱位的类型

1.伸直型　比较常见,多见于儿童。跌倒时肘关节处于伸直或过伸位,手掌先着地,外力由掌心通过尺桡骨向前上方传达,先造成尺骨斜形骨折,继而迫使桡骨头冲破或滑出环状韧带向前外方脱位,骨折端也向前外方突起成角。成人在直接暴力打击尺骨背侧,可导致伸直型横断或粉碎性骨折。

2.屈曲型　多见于成人。跌倒时肘关节处于屈曲位,手掌先着地,暴力由掌心传向后上方,先造成尺骨横断或短斜形骨折,并向后外方成角,桡骨头也向后外方脱出。

3.内收型　多见于幼儿。跌倒时肘关节处于内收位,手掌着地,暴力由掌心传向上外方,先造成尺骨冠状突下方骨折并突向桡侧成角,桡骨头向外侧脱位。

4.特殊型　多见于成人,临床少见。为尺、桡骨双骨折合并桡骨头向前脱位。其发生机制与伸直型大致相同,但暴力较大。

尺骨上 1/3 骨折合并桡骨头脱位时,由于桡骨头的牵拉,常可造成桡神经深支的损伤。其发生率约为 1/10。

【诊断要点】

伤后肘部及前臂肿胀,移位明显可见尺骨成角畸形,各型骨折相应地在肘关节的前、外或后方可摸到脱出的桡骨头,骨折和脱位处压痛明显。检查时应注意腕和手指的感觉与运动功能,以便确定是否有合并桡神经损伤。

X线摄片须包括肘、腕关节,以免遗漏上下尺桡关节脱位的诊断。正常桡骨头与肱骨小头相对,桡骨干的纵轴线向上延长,一定通过肱骨小头的中心(图 5-24)。肱骨小头骨骺一般在 1～2 岁时出现。因此对 1 岁以内的婴幼儿患者,最好同时摄健侧 X 线片,以便对照。

一般根据外伤史、临床表现和 X 线检查可作出诊断。

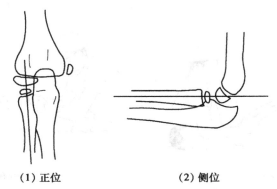

　　(1) 正位　　　　　　　　　　(2) 侧位

图 5-24　正常时,X 线显示桡骨干纵线通过肱骨小头中心

【治疗】

本病绝大多数可采用手法复位,前臂夹板固定。开放性骨折的骨折端未在创口内直接暴露者,可在清创缝合后采用闭合手法复位;骨折端外露者应在清创的同时在直视下将其复位,但不必采用内固定。手法复位失败者,应早期切开整复内固定。合并桡神经挫伤者,亦可采用手法复位、夹板固定,桡神经多能在 3 个月左右自行恢复。

(一)整复

原则上应先整复桡骨脱位,后整复尺骨骨折。患者取平卧或坐位,前臂置中立位,由两助手顺势拔伸,矫正重叠移位。

1.伸直型骨折　术者两拇指放在桡骨头外侧和前侧,向尺侧、背侧推挤,同时肘关节徐徐屈曲 90°,使桡骨头复位,然后术者捏住骨折断端进行分骨,在骨折处向掌侧加大成角,再逐渐向背侧按压,使尺骨复位。

2.屈曲型骨折　术者两拇指放在桡骨头外侧和背侧,向尺侧、掌侧推挤,同时肘关节徐徐伸直,使桡骨头复位,然后在骨折处先向背侧加大成角,再逐渐向掌侧挤按,使尺骨复位。

3.内收型　助手在拔伸牵引的同时外展肘关节,术者拇指放在桡骨头外侧,用力向内推挤,使桡骨头复位,此时尺骨向桡侧成角也随之得到矫正。

4.特殊型　先按伸直型复位法推挤桡骨头复位,然后按桡尺骨干双骨折处理。

（二）固定

先在尺骨骨折部的掌侧与背侧各放置一分骨垫,在骨折部的掌侧(伸直型)或背侧(屈曲型)放置一平垫;在桡骨头的前外侧(伸直型)或后外侧(屈曲型)或外侧(内收型)置放一葫芦垫,在尺骨内侧两端各放一平垫并用胶布固定。在前臂的掌侧、背侧、桡侧和尺侧放上长度适宜的夹板,用扎带(四根)捆绑,伸直型骨折脱位应将患肢固定于屈曲位4～5周;屈曲型或内收型骨折,宜将患肢固定于伸肘位2～3周后,改屈肘位固定2周。

因桡骨头脱位后有可能自行还纳,在X线检查时可仅见尺骨骨折,但此时也应按脱位固定,不然会再次发生脱位。

（三）功能锻炼

初期做指、腕关节屈伸活动及上肢肌肉舒缩活动;中期开始做肩、肘关节活动(如小云手、大云手等),活动范围逐渐增大,但不宜做前臂旋转活动。解除固定后做前臂旋转活动,如反转手等。

（四）药物治疗

按骨折三期辨证用药,若尺骨下1/3骨折愈合迟缓时,要着重补肝肾、壮筋骨以促进其愈合,若后期前臂旋转活动仍有障碍者,应加强中药熏洗。

八、桡骨远端骨折

桡骨远端骨折是指距桡骨远端关节面3cm以内的骨折。此骨折较常见,多见于青壮年及老年人。在20岁以内的患者,则多为桡骨远端骨骺分离。

【病因病机】

桡骨远端膨大,其横断面近似四方形,由松质骨构成,在松质骨与皮质骨交界处为骨折易发处。桡骨远端关节面呈由背侧向掌侧、由桡侧向尺侧的凹面,分别形成掌倾角(10°～15°)和尺倾角(20°～25°)。桡骨茎突又较尺骨茎突长1～1.5cm,这些关系在骨折时常被破坏,在整复时应尽可能使其恢复,否则可造成腕与手指的功能障碍(图5-25)。

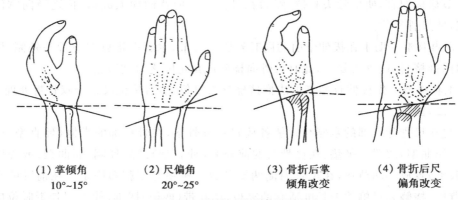

| （1）掌倾角 10°~15° | （2）尺偏角 20°~25° | （3）骨折后掌倾角改变 | （4）骨折后尺偏角改变 |

图 5-25　桡骨远端关节面的倾角

桡骨远端骨折多为间接暴力所致,根据受伤姿势和骨折移位的不同可分为伸直型和屈曲型。

1.伸直型骨折　又称科利斯骨折。跌倒时,前臂旋前、腕关节背伸位,手掌先着地,躯干向下的重力与地面向上的反作用力交集于桡骨远端而发生骨折。暴力轻时,骨折无移位或有轻度嵌插。暴力大时,骨折远端向桡侧和背侧移位,使桡骨远端关节面改向背侧倾斜,尺倾角变小或完全消失,甚至出现相反倾斜。在伸直型骨折中如合并尺骨茎突骨折,下尺桡关节的三角纤维软骨盘随骨折片向桡侧背侧移位;如无尺骨茎突骨折,骨折远端移位明显时,三角纤维软骨盘附着点必然破裂。

2.屈曲型骨折　又称史密斯骨折。跌倒时,腕关节掌屈位,手背先着地,传达暴力作用于桡骨远端而导致骨折,骨折远端向桡侧和掌侧移位,桡骨远端关节面向掌侧倾斜角加大。

3.桡骨远端关节面骨折伴腕关节脱位　又称巴通骨折。跌倒时,腕背伸、前臂旋前位,手掌着地,暴力通过腕骨传导,撞击桡骨关节面背侧发生骨折,腕关节也随之向背侧移位。据其骨折的位置及移位的方向,分为掌侧缘骨折及背侧缘骨折两类。

【诊断要点】

伤后无明显移位者,仅局部疼痛、压痛,腕和手指运动不便,握力减弱;有明显移位者,局部肿胀、疼痛、压痛明显,腕关节功能部分或完全丧失。伸直型骨折远端向背侧移位明显,可见"餐叉样"畸形;骨折远端向桡侧移位时,呈"枪刺状"畸形;屈曲型骨折远端向掌侧移位时,呈"锅铲状"畸形。

X线摄片可见骨折类型和移位方向。

根据受伤史、临床表现和体征、X线检查，一般可作出诊断。

【治疗】

无移位骨折仅用掌、背侧夹板或硬纸板固定2～3周即可；有移位骨折必须复位治疗，争取达到良好的解剖复位，否则会引起桡骨远端诸骨沟的不平整，影响从该处经过的肌腱的滑动，造成手指，特别是拇指的活动功能障碍。

（一）整复

患者取坐位或卧位，肘部屈曲90°，前臂中立位。整复骨折线未进入关节、骨折远端完整的伸直型骨折时，一助手把住上臂，术者两拇指并列置于远端背侧，其他四指置于腕部。扣紧大小鱼际肌，先顺势拔伸2～3分钟，待重叠移位完全纠正后，将远端旋前，并利用牵引力，骤然猛抖，同时迅速尺偏掌屈腕关节，使之复位（图5-26）。若仍未完全整复者，则改由两助手维持牵引，术者用两拇指迫使腕关节尺偏掌屈，即可达到解剖复位。整复桡骨远端背侧缘劈裂骨折时，术者双手紧扣腕部，与一助手对抗拔伸牵引，并将腕关节轻度屈曲，然后用两拇指直接推按背侧缘骨折块，使其复位。整复屈曲型骨折时，由两助手拔伸牵引，术者可用两拇指由掌侧将骨折远端向背侧推挤，同时用食、中、无名三指将近端由背侧向掌侧挤压，然后术者捏住骨折部，牵引手指的助手徐徐将腕关节背伸，使屈肌腱紧张，防止复位的骨折端再移位。整复掌侧缘劈裂骨折时，在拔伸牵引同时轻度背伸腕关节，术者在骨折处掌背侧相对挤按，可使骨折复位。

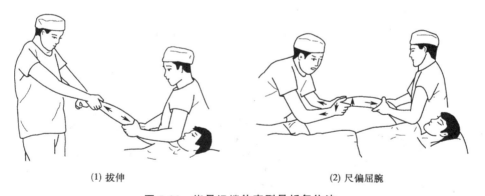

(1) 拔伸　　　　　　　　　　　　　　(2) 尺偏屈腕

图5-26　桡骨远端伸直型骨折复位法

（二）固定

在维持牵引下，伸直型骨折先在骨折远端背侧和近端掌侧分别放一平垫，然后放置夹板，其夹板近端达前臂上1/3，而桡、背侧夹板远端应超腕关节，限制腕桡偏和背伸活动。背侧缘劈裂骨折者应在骨折处掌、背侧各放一平垫，背侧夹板超腕关节固定。屈曲型骨折在骨折远端的掌侧和近端的背侧各放一个平垫，桡、掌侧夹板远端应超腕关节,限制腕关节桡偏和掌屈活动。掌侧缘劈裂应在骨折处掌、背侧各放一平垫,掌侧夹板超腕关节固定。在夹板放好后,扎上三根结扎带,最后将前臂悬吊胸前。固定时间成人4～5周,儿童3周左右。

固定后应注意观察手部的血液循环,随时调整夹板松紧度,并将患肢保持在中立位,防止骨折再移位倾向。

(三)功能锻炼

骨折固定后,即积极鼓励患者做指间关节、掌指关节屈伸锻炼及肩肘部活动;解除固定后,做腕关节屈伸和前臂旋转活动锻炼。

伸直型骨折固定期间应避免关节桡偏与背伸活动。

(四)药物治疗

儿童骨折早期治则是活血祛瘀、消肿止痛;中后期可不用内服药物。中年人骨折按三期辨证用药。老人骨折中后期着重养气血、壮筋骨、补肝肾。解除固定后,均应用中药熏洗,以舒筋活络,通利关节。

九、手舟骨骨折

手舟骨骨折是较常见的腕部骨折,多发生于青壮年。

【病因病机】

手舟骨位于近排腕骨桡侧,呈长弧形,其状如舟,分为结节部、腰部和体部,其表面绝大部分为关节软骨,血液供应仅靠腰部和结节部韧带的小营养血管。当腰部和近端发生骨折时,易发生骨折迟缓愈合、不愈合或缺血性坏死。

手舟骨骨折多为间接暴力所致。跌倒时,手掌先着地,腕关节强度桡偏背伸,暴力向上传达,手舟骨被锐利的桡骨关节面的背侧缘或茎突缘切断而发生骨折。按骨折部位可分为三种类型(图5-27)。临床以腰部骨折为多见。

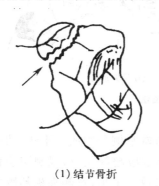　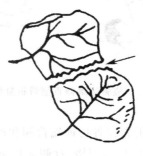　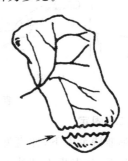

　(1)结节骨折　　　　　(2)腰部骨折　　　　　(3)近端骨折

图5-27　手舟骨骨折的类型

1.舟骨结节　骨折此部位发生的骨折,不影响骨折端的血液供应。约6～8周可以愈合。

2.舟骨腰部骨折　大部分腰部骨折,骨折可在10～12周左右愈合。但是少数病例,因局部血运不良和剪力大,骨折愈合缓慢,需固定6～12个月的时间,个别病例发生不愈合或近端骨缺血性坏死。此型骨折临床最常见。

3.舟骨近端骨折　根据血运分布情况,决定骨折愈合速度,骨折固定时间与腰部骨折类同。

【诊断要点】

伤后局部轻度疼痛,腕关节活动障碍,阳溪穴部位"鼻烟窝"肿胀、压痛明显,将腕关节桡偏、屈曲拇指和食指而叩击其掌指关节时亦可引起疼痛。

腕关节正位、侧位和尺偏45°斜位X线片可明确骨折部位(有些裂缝骨折,早期X线摄片可能为阴性;应在骨折2～3周后复查,可见骨折线)。陈旧性舟骨骨折要与先天性双舟骨鉴别。

【治疗】

无移位骨折,可仅做前臂腕关节夹板固定。有移位骨折,则必须进行手法复位。

(一)整复

手舟骨骨折很少移位,一般不需整复。若有移位时,可在手法牵引下使患腕尺偏,以拇指向内按压骨块即可复位。

(二)固定

先在阳溪穴放软垫,然后用塑型夹板或硬纸板固定腕关节伸直而略向尺偏、拇指对掌位。固定范围包括前臂下1/3、腕、拇掌及拇指指间关节。亦可用短臂管型石膏固定腕关节于背伸25°～30°、尺偏10°、拇指对掌和前臂中立位。结节部骨折一般约6～8周均可愈合;腰部和近端部位骨折愈合时间或为3～6个月,甚至更长。

(三)功能锻炼

固定后即可行手指和肘腕关节活动。

(四)药物治疗

可按骨折三期用药原则进行。后期腕关节功能活动受限者,可用中药熏洗,并加强腕关节功能锻炼。

十、掌骨骨折

掌骨各部位发生骨折均称为掌骨骨折,包括掌骨颈、干、基底部骨折。临床以掌骨基底部骨折常见。

【病因病机】

第 1 掌骨短而粗,活动度较大,骨折多发生在基底部。第 2、3 掌骨细长,且较突出,握拳击物时,暴力常落在第 2、3 掌骨上,故易骨折。第 4、5 掌骨短细,其中以第 5 掌骨易受直接暴力而骨折,而当其受间接暴力时可致掌骨颈骨折。

1.第 1 掌基底部骨折　多由间接暴力引起,骨折远端受拇长屈肌、拇短屈肌与拇内收肌的牵引,近端受拇长展肌的牵拉,骨折端向桡背侧突起成角。如骨折线呈斜形经过第 1 掌腕关节面时,骨折远端可向背、桡侧移位,出现第 1 掌骨基底部骨折脱位(图 5-28)。

2.掌骨颈骨折　由握拳时掌骨头受到冲击的传达暴力所致,第 5 掌骨颈骨折多见。骨折后断端受骨间肌与蚓状肌的牵引,向背侧突起成角,掌骨头向掌侧屈曲(图 5-29),因手背伸肌腱牵拉,以致近节指骨头向背侧脱位,掌指关节过伸,手指越伸直,畸形越明显。

3.掌骨干骨折　可为单根或多根掌骨骨折,骨折后因骨间肌及屈指肌的牵拉,使骨折端向背侧成角和向侧方移位,单根掌骨骨折移位较轻,而多根骨折移位较重,且对骨间肌的损伤也比较严重。

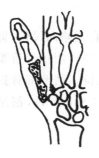 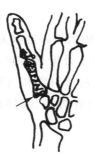

(1)移位方向　　　(2)复位后
图 5-28　第 1 掌骨基底部骨折脱位

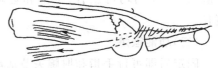

图 5-29　掌骨颈骨折移位

【诊断要点】

受伤后局部肿痛,功能障碍,有明显压痛,纵轴挤压或叩击掌骨头则疼痛加剧,如有重叠移位,则该掌骨短缩,可见掌骨头凹陷。

拍手部的正位与斜位 X 线片。

根据受伤史、临床表现和 X 线检查可作出诊断。

【治疗】

掌骨骨折治疗要求正确复位，合理而有效的固定。

（一）整复及固定

1.第 1 掌骨基底部骨折　先将拇指向远侧与桡侧牵引，再将第 1 掌骨头向桡侧与背侧推扳，同时以拇指用力向掌侧与尺侧压顶骨折处，以矫正向桡侧与背侧突起成角。经整复后应用外展夹板固定。若伴有脱位，复位同前，可在复位后用细钢针经皮做闭合穿针内固定；或在局部加压短臂管型石膏外固定的同时加用拇指牵引（图 5-30）。

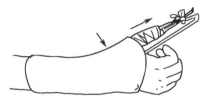

图 5-30　第 1 掌骨基底部骨折部位的石膏固定与拇指牵引

2.掌骨颈骨折　应在掌指关节屈曲 90°位，压顶近节指骨头，使指骨基底部托住掌骨头，然后沿近节指骨纵轴推顶。同时用拇指将掌骨干向掌侧按压才能准确整复，复位后用铝板将掌指关节固定在屈曲 90°位包扎。

3.掌骨干骨折　横断骨折、短斜骨折整复后比较稳定，可在牵引下先矫正向背侧突起成角，以后用食指与拇指在骨折两旁自掌侧与背侧行分骨挤压，即可复位。复位后在维持牵引下，在骨折两旁放两个分骨垫以胶布固定。如骨折片向掌侧成角，则在掌侧放一小毡垫以胶布固定，最后在掌侧与背侧各放一块夹板，以胶布固定，外加绷带包扎（图 5-31）。对斜形、粉碎性、短缩较多的不稳定骨折，宜加用指骨末节骨牵引，固定时间 4 周。

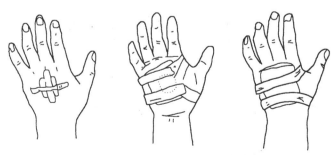

图 5-31　第 3 掌骨干短斜形骨折复位后的固定

（二）功能锻炼

待骨折愈合后才能解除外固定,进行掌、指间关节的伸屈活动练习。

（三）药物治疗

按骨折三期辨证用药。

十一、指骨骨折

指骨颈、干、基底部骨折均称为指骨骨折,以近节指骨干骨折为多见。

【病因病机】

直接暴力和间接暴力均可造成指骨骨折,但多为直接暴力所致,且多为开放性骨折。根据部位不同,可分为:

1.近节指骨干骨折　骨折断端因骨间肌与蚓状肌牵拉而向掌侧突起成角。

2.指骨颈骨折　骨折亦向掌侧突起成角,由于指伸肌腱中央部的牵拉,远端可向背侧旋转达90°,使远端的背侧与近端的断面相对而阻止骨片的复位。

3.末节指骨基底部背侧撕脱骨折　末节指骨基底背侧为指伸肌腱扩张的止点,多由于手指伸直时,指端受暴力弯曲引起撕脱性骨折。骨折后末节手指屈曲呈典型的锤状畸形,不能主动伸直,又称为锤状指(图5-32)。

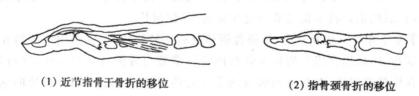

（1）近节指骨干骨折的移位　　　　（2）指骨颈骨折的移位

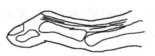

（3）末节指骨基底部背侧撕脱骨折

图5-32　指骨骨折移位

【诊断要点】

伤后骨折处有明显肿胀、疼痛和骨擦音。移位明显时,近节、中节指骨骨折可有成角畸形。末节指骨基底背侧骨折时,末节手指不能主动伸直,呈典型的锤状畸形。

X线摄片可进一步明确骨折移位情况。

【治疗】

指骨骨折治疗,必须正确整复对位,尽量做到解剖复位,以免妨碍肌腱的正常滑动,造成手指不同程度的功能障碍。闭合性骨折可手法复位、夹板固定,开放性骨折应及时清创处理。复位后手指应固定在功能位。

1.指骨干骨折　在麻醉下拔伸牵引,用拇指与食指于尺、桡侧挤压以矫正侧方移位,再将手指远端逐渐掌屈,同时以另一拇指将近端自掌侧向背侧顶住以矫正向掌侧突起的成角。复位后根据成角情况放置小固定垫,用夹板局部固定患指,再令患指握一裹有 3～4 层纱布的小圆形柱状固定物(小木棒或玻璃瓶),使手指屈向手舟骨结节,以胶布固定,外加绷带包扎。3 周后解除固定,用舒筋活血药熏洗,并进行功能锻炼。

2.指骨颈骨折　整复时应加大畸形,用反折手法,将骨折远端呈 90°向背侧牵引,然后迅速屈曲手指,屈曲时应将近端的掌侧顶向背侧(图 5-33),固定方法与指骨干骨折相同。

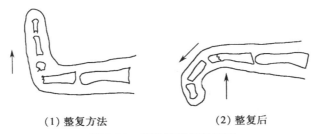

(1) 整复方法　　　　　(2) 整复后

图 5-33　指骨颈骨折复位法

3.末节指骨基底部背侧撕脱骨折　整复与固定较容易,将近侧指间关节屈曲,远侧指间关节过伸,可使指骨基底部向被撕脱的骨片靠近,达到复位。如系末节指骨粉碎性骨折或指端骨折,其骨折块小,又合并开放性骨折时,在清创处理时,应将碎片切除,以免将来引起指端疼痛。复位后可用塑料夹板或石膏固定(图 5-34)。

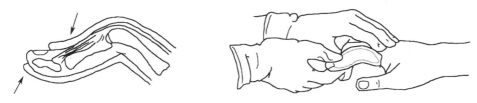

图 5-34　末节指骨基底部背侧撕脱骨折固定法

第三节　下肢骨折

下肢的主要功能是负重和行走,故需要一个良好的稳定结构。下肢骨折复位要求有良好的对位和对线,同时患肢与健肢要恢复等长。若患肢成角畸形,将会影响肢体的负重;若患肢短缩在 2cm 以上,就会出现明显跛行。下肢肌肉发达,骨折整复后,单纯夹板或石膏固定难以保持断端整复后的位置,尤其是股骨干骨折及不稳定的胫、腓骨骨折,常需要配合持续牵引,固定时间也应相对长些,以防止过早负重而发生畸形或再骨折。

一、股骨颈骨折

股骨颈骨折是指股骨头至股骨粗隆间之间的骨折。股骨颈骨折常发生于老年人,女略多于男。股骨颈部细小,处于骨松质和骨密质交界处,外伤后易受损伤。由于骨折破坏头颈部的血供,而且骨折端承受的剪力较大,临床治疗中存在骨折不愈合和股骨头无菌性坏死并发症。

【病因病机】

造成股骨颈骨折的内因为股骨颈细,负重量大,老年人因肝肾不足,筋骨衰弱,骨质疏松,有时仅受较轻微旋转外力便可引起骨折。外因多为间接外力所致,对于老年人典型的受伤姿势是平地滑倒、髋关节旋转内收,臀部先着地,引起骨折。青壮年、儿童股骨颈骨折多由车祸、高处坠下等强大暴力而导致。股骨颈骨折可分为若干类型,与治疗方法的选择和预后的判断有较密切的关系。

1.按骨折部位之不同可分为头下、颈中和基底骨折(图 5-35)　髋关节囊起于髋臼边缘,前面止于转子间线,后面止于股骨颈中下 1/3 交界处。因此,股骨颈前面全部在关节囊内,后面仅有 2/3 在关节囊内。头下部和颈中部骨折的骨折线在关节囊内,故又称囊内骨折;基底部骨折因骨折线的后部在关节囊外,故又称囊外骨折。股骨头、颈部的血运主要来自三个途径(图 5-36):

(1)关节囊的小动脉来源于旋股内侧动脉、旋股外侧动脉、臀下动脉和闭孔动脉的吻合部到关节囊附着部,分为外骺动脉、上干骺端和下干骺端动脉,进入股骨颈,供应股骨颈和大部分股骨头的血运。

(2)股骨干滋养动脉仅达股骨颈基底部,小部分与关节囊的小动脉有吻合支。

(3)圆韧带的小动脉较细,仅能供应股骨头内下部分的血运,与关节囊小动脉之间有吻合支。移位严重的囊内骨折,股骨头断绝了来自关节囊的血液供应,以致骨折近段缺血,不但骨折难以愈合,而且容易发生股骨头无菌性坏死。股骨颈的骨折线越高,越易破坏颈部的血液供应,因而,骨折不愈合、股骨头无菌性坏死的发生率就越高。基底部骨折因骨折线部分在关节囊外,除由股骨干髓腔来的滋养血管的血供断绝外,由关节囊来的血运大多完整无损,骨折近端血液供应良好,因此,骨折不愈合和股骨头无菌性坏死的发生率较低。

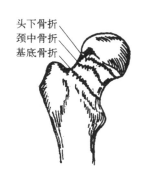
图 5-35 股骨颈骨折的部位

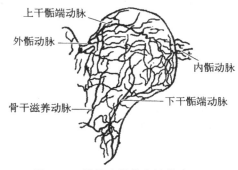
图 5-36 股骨头颈的血液供应

2.按股骨颈 X 线表现可分为外展型和内收型骨折(图 5-37) 两种外展型骨折多在头下部,移位少,呈嵌插骨折,骨折线与股骨干纵轴的垂直线所成的倾斜角往往小于 30°,骨折局部剪力小,较稳定,故愈合率较高。内收型骨折的骨折线与股骨干纵轴的垂线所成的倾角往往大于 50°。此类骨折很少嵌插,移位较多,骨折远端多内收上移,骨折端承受剪力较大,骨折愈合率低,股骨头无菌性坏死率较高(图 5-38)。

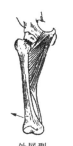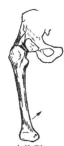
外展型　内收型
图 5-37 股骨颈骨折的类型

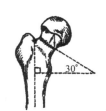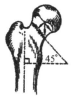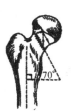
图 5-38 骨折线的倾斜角与剪式伤力的关系

【诊断要点】

髋部外伤史,伤后有髋部疼痛,髋关节任何方向的被动或主动活动都能引起局部剧烈疼痛,有时疼痛沿大腿内侧向膝部放射。腹股沟中点附近有压痛和纵轴叩击痛。囊内骨折有关节囊包裹,其外为厚层肌肉,故肿胀瘀斑不明显。囊外骨折则肿胀较明显,或伴有瘀斑。伤后即不能站立行走,髋关节功能丧失。但部分嵌插骨折仍可能站立或跛行,检查时应加以注意。有移位骨折,患肢呈外旋、缩短畸形,髋、膝关节轻度屈曲。囊内骨折受关节囊的束缚,外旋角度较小(为 45°~60°),囊外骨折则外旋角度较大(常达 90°),并可扪及股骨大转子上移。临床上要注意与髋关节脱位相鉴别。摄髋关节 X 线正侧位片可明确骨折部位、类型和移位情况,对决定治疗及估计预后均有帮助。若受伤后,临床症状可疑,X 线片如果未发现明显骨折线,应摄健侧 X 线片对比,或行股骨颈 CT 检查。根据受伤史、临床表现和 X 线检查可作出诊断。

【治疗】

应按骨折的时间、类型和患者的全身情况等决定治疗方案。无移位或嵌插骨折不需复位,但患肢应制动;移位骨折应尽早给予复位和固定;不愈合的股骨颈骨折、老年筋骨衰弱者可采用全髋或半髋关节置换术;此类骨折主要见于老年人,由于卧床时间较长,应注意并发症的预防和处理。

1.整复方法

(1)牵引复位法:为了减少对软组织的损伤,目前多采用骨牵引逐步复位法。即患者入院后,在外展中立位行股骨髁上骨牵引,牵引 2~3 日后,将患肢由中立位改为轻度内旋位,以便纠正骨折的前向成角,使复位的骨折端紧紧扣住,并在床边摄 X 线片,如尚未复位,则调整内收或外展角度,或适当调整牵引重量。若仍有残余移位,则采用手法整复纠正。一般情况下,复位在 1 周内完成。

(2)屈髋屈膝法:患者仰卧位,助手固定骨盆,术者握其腘窝,并使膝、髋均屈曲90°,向上牵引,纠正缩短畸形,然后伸髋内旋外展以纠正成角畸形,并使骨折面紧密接触。复位后可行手掌试验,如患肢外旋畸形消失,表示已复位(图 5-39)。

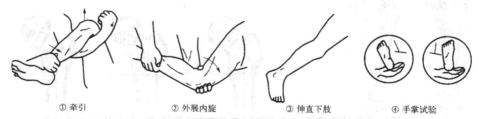

① 牵引　　　② 外展内旋　　　③ 伸直下肢　　　④ 手掌试验

图 5-39　股骨颈骨折复位法和手掌试验

2.固定方法　无移位或嵌插骨折,让患者卧床,将患肢置于外展位、膝关节轻度屈曲、足中立位。为防止患肢外旋,可在患足穿丁字鞋加以保护,也可采取皮牵引。移位骨折骨牵引 6~8 周,如无特殊禁忌证,可用多根钢针或半螺纹空心拉力钉微创内固定治疗,这样能早期离床活动,从而减少因卧床时间长而发生的并发症。

3.手术治疗　股骨颈骨折不愈合或发生股骨头无菌性坏死者,根据患者年龄、健康情况,结合局部的不同病理变化,选用转子间移位截骨术、转子下外展截骨术、股骨头切除与转子下外展截骨术或人工股骨头置换、髋关节置换等手术。

4.药物治疗　早期治宜活血化瘀,消肿止痛,用桃红四物汤加三七等。若大便秘结、脘腹胀满等症,可酌加枳实、大黄等通腑泄热。中期治宜养气血,舒筋活络,用舒筋活血汤。后期治宜补肝肾,壮筋骨,用壮筋养血汤。

5.练功活动　卧床期间应加强全身锻炼,鼓励患者深呼吸,主动拍胸咳嗽排痰,预防坠积性肺炎的发生。多饮水,减少泌尿系感染及结石的形成。给臀部垫气圈或泡沫海绵垫,防止褥疮的发生;同时应积极进行患肢股四头肌舒缩活动、踝关节和足趾屈伸功能锻炼,以防止肌肉萎缩、关节僵直的发生。无移位骨折 3 个月后可扶拐步行锻炼,一般不宜负重太早,应根据 X 线片显示骨折愈合情况,考虑患肢逐步负重锻炼。

二、股骨转子间骨折

股骨转子间骨折又称股骨粗隆间骨折,是指股骨颈基底至小转子水平以上部位所发生的骨折。患者多为高龄老人,男多于女,青壮年发病者较少。股骨转子部的结构主要是松质骨,周围有丰富的肌肉层,血运丰富,骨折后很少发生骨折不愈合或股骨头无菌性坏死,其预后远较股骨颈骨折为佳。

【病因病机】

发病原因及受伤机制与股骨颈骨折相同。因转子部骨质松脆,故多为粉碎骨折。股骨颈和股骨干之间形成一个内倾角,亦称颈干角,正常值在 110°～140°之间。颈干角大于正常值为髋外翻,小于正常值为髋内翻(图 5-40)。股骨颈的中轴线与股骨两髁中点间的连线形成一个角度,称前倾角或扭转角,初生儿为 20°～40°,随年龄增长逐渐减少,成人为 12°～15°(图 5-41)。

根据转子间骨折线的方向和位置,临床上可分为三型:顺转子间骨折、反转子间骨折、转子下骨折。

1.顺转子间骨折　骨折线自大转子顶点开始,斜向内下方行走,达小转子部。根据暴力的情况不同,小转子或保持完整,或成为游离骨片,但股骨上端内侧的骨支柱保持完整,骨的支撑作用还比较好,髋内翻不严重,移位较少。远端因下肢重量而轻度外旋。粉碎型则小转子变为游离骨块,大转子及其内侧骨支柱亦破碎,髋内翻严重,远端明显上移,患肢呈外旋短缩畸形。

2.反转子间骨折   骨折线自大转子下方斜向内上方行走,达小转子的上方。骨折线的走向与转子间线或转子间骨嵴大致垂直。骨折近端因外展肌与外旋肌群的收缩而外展、外旋,远端因内收肌群与髂腰肌的牵引而向内、向上移位。

3.转子下骨折   骨折线经过大小转子的下方。骨折近端受外展、外旋肌群牵拉处于外展外旋位;远端受内收肌群牵拉而内收上移。

骨折的稳定关键在于内侧骨皮质的状态。其中,顺转子间粉碎骨折、反转子间骨折及转子下骨折均破坏内侧皮质的完整,造成皮质的碎裂或小粗隆的游离,导致内侧皮质支柱作用消失,易形成髋内翻,均属不稳定骨折。

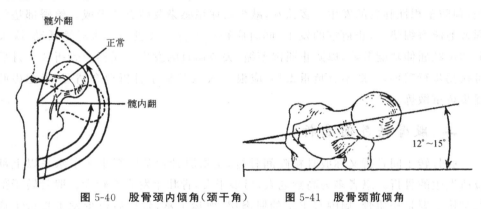

图 5-40   股骨颈内倾角(颈干角)   图 5-41   股骨颈前倾角

【诊断要点】

伤后局部剧烈疼痛、肿胀明显,患者不能站立或行走,患肢明显短缩、内收、外旋畸形。股骨转子间骨折和股骨颈骨折均多见于老年人,临床表现和全身并发症也大致相仿。但股骨转子部血运丰富,肿胀明显,有广泛的瘀斑,压痛点多在大转子处,预后良好;而股骨颈骨折瘀肿较轻,压痛点在腹股沟中点,囊内骨折愈合较难。双髋 X 线正位及患髋侧位片可明确诊断和骨折类型。

【治疗】

治疗关键在于避免髋内翻,减少并发症。

1.整复方法   无移位骨折无须整复,有移位骨折应采用手法(与股骨颈骨折同)整复或骨牵引整复,整复时必须注意纠正股骨颈干角和股骨颈前倾角,避免遗留髋关节内翻及旋转畸形,影响髋关节的功能。

2.固定方法   无移位的骨折采用丁字鞋固定。有移位的骨折应采用持续牵引与外展石膏固定结合,牵引重量为 6~8kg,固定患肢于外展中立位 6~8 周。

3.手术治疗 少数不稳定骨折、不宜长期卧床或经手法复位不理想者,可行内固定治疗。方法用侧方钉板或髓内针固定。

4.药物治疗 根据骨折三期辨证用药,早期应注意活血化瘀,消肿止痛,对年老体衰、气血虚弱者,不宜重用桃仁、红花之类,宜用三七、丹参等活血止痛之品,使瘀祛而又不伤新血。

5.练功活动 固定期间,应鼓励患者早期在床上进行全身锻炼,嘱患者每天做踝关节屈伸运动与股四头肌舒缩锻炼,预防气血瘀滞。解除固定后,先在床上作髋膝关节的功能活动,以后可扶双拐作不负重步行锻炼。

三、股骨干骨折

股骨干骨折是指股骨小转子下至股骨髁上之间的骨干骨折。多见于青壮年及儿童,男多于女。股骨是人体中最长的管状骨,股骨干由坚厚的皮质骨所构成,表面光滑,后方有一粗线,为肌肉附着处。骨干有轻度向前突出的弧度,有利于股四头肌发挥伸膝作用。骨髓腔略呈圆形,上、中 1/3 的内径大体均匀一致,下 1/3 的内径较膨大。股骨周围肌肉发达,骨折整复后单纯夹板或石膏固定难以保持断端位置,常配合骨牵引。

【病因病机】

股骨干骨折多由从高处坠下、车祸或受重物打击等强大暴力而引起。直接暴力引起多为横断或粉碎骨折;间接暴力所产生的杠杆作用、扭转作用多引起斜行或螺旋骨折,均属不稳定骨折。儿童股骨干骨折常会出现不完全骨折或青枝骨折,属稳定骨折。成人一侧股骨干骨折后,即使是闭合性损伤,内出血亦可多达 500～1000ml,加之疼痛剧烈,早期可出现休克,若同时有多处骨折者更应注意。大腿挤压伤又可引起挤压综合征。因受肌群收缩及肢体重力的影响,骨折断端往往呈现典型的移位(图 5-42)。

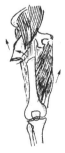
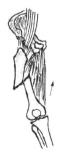
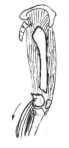

① 上1/3骨折　　　　② 中1/3骨折　　　　③ 下1/3骨折

图 5-42 股骨干骨折移位

1.股骨干上 1/3 骨折　　骨折近段因受髂腰肌、臀中肌、臀小肌,以及其他外旋肌群的牵拉而产生屈曲、外展、外旋移位;骨折远端由于内收肌群作用则向后、向上、向内移位。

2.股骨干中 1/3 骨折　　两骨折段除有重叠畸形外,移位方向依暴力而定,但多数骨折近端呈外展屈曲倾向,远端因内收肌的作用,内收上移。

3.股骨干下 1/3 骨折　　因膝后方关节囊及腓肠肌的牵拉,骨折远端往往向后移位,严重者骨折段有损伤腘动、静脉及坐骨神经的可能。

【诊断要点】

有明确外伤史,伤后局部肿胀、疼痛、压痛、功能丧失,出现缩短、成角和旋转畸形,可扪及骨擦音,有异常活动。严重移位的股骨下 1/3 骨折,在腘窝部有巨大的血肿,小腿感觉和运动障碍,足背、胫后动脉搏动减弱或消失,末梢血循环障碍,应考虑有血管、神经的损伤。损伤严重者,由于剧痛和出血,早期可合并外伤性休克。严重挤压伤、粉碎骨折或多发性骨折,还可并发脂肪栓塞。X 线检查可显示骨折的部位、类型及移位情况。

【治疗】

因下肢重而长,杠杆作用大,如果不适当的搬运和扭动能引起极其严重的血管、神经或其他软组织损伤,因此,要重视股骨干骨折的急救处理。现场严禁脱鞋、脱裤或作不必要的检查,应用简单而有效的方法给予临时固定,急速送往医院。

由于股骨干周围肌肉发达,远侧肢段重力大,骨折后骨折端极不稳定,多采用可靠的固定方式,才能使骨折趋向于稳定而达到愈合。

1.整复方法　　患者取仰卧位,一助手固定骨盆,另一助手用双手握小腿上段,顺势拔伸,并徐徐将伤肢屈髋屈膝各 90°,沿股骨纵轴方向用力牵引,矫正重叠移位后,再按骨折的不同部位分别采用下列手法。

(1)股骨干上 1/3 骨折:将伤肢外展,并略加外旋,然后术者一手握近端向后挤按,另一手握住远端由后向前端提。

(2)股骨干中 1/3 骨折:将伤肢外展,术者以手自断端的外侧向内挤按,然后以双手在断端前、后、内、外夹挤。

(3)股骨干下 1/3 骨折:在维持牵引下,膝关节徐徐屈曲,并以紧挤在腘窝内的双手作支点将骨折远端向近端推挤。

若股骨干骨折重叠移位较多,手法牵引未能完全矫正时,可用反折手法矫正。若斜行、螺旋骨折背向移位,可用回旋手法矫正,往往断端间的软组织嵌顿也随之解脱。对于肌肉收缩力强的股骨干骨折,尤其是粉碎骨折、蝶形骨折亦可采用持续骨牵引的方法逐渐复位,只要牵引重量和牵引方向合适,骨折端往往能自动得到良好对位。

2.固定方法

(1)夹板固定:复位后根据股骨干上、中、下1/3骨折的不同部位放置压垫,防止骨折的成角和再移位。股骨干上1/3骨折,应将压垫放在骨折近端的前方和外侧,股骨干中1/3骨折,压垫放在骨折线的外侧和骨折近端的前方,股骨干下1/3骨折,压垫放在骨折近端的前方(图5-43)。再按照大腿的长度放置四块夹板,后侧夹板上应放置一较长的塔形垫,以维持股骨干正常的生理弧度,最后用布带捆扎(图5-44)。

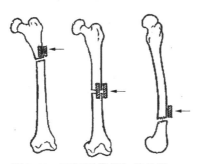 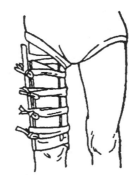

图 5-43　不同型骨折加垫位置　　　　图 5-44　夹板固定外观

(2)持续牵引:因大腿部肌肉丰厚,肌收缩力大,且下肢杠杆力量强,对骨折施行手法复位夹板固定后,仍有可能使已复位的骨折端发生移位。故还应按不同的年龄、不同的体质采用不同的牵引方式,才能维持复位后良好的位置。股骨干骨折常用的持续牵引方法有以下几种。

1)皮牵引:适用于儿童、年老体弱患者以及成人早期骨折的临时固定。

2)骨牵引:适用于下肢肌肉比较发达的青壮年或较大年龄的儿童以及软组织挫伤较严重的股骨干骨折。与皮牵引相比骨牵引具有牵引力量强,皮肤、神经、血管不良反应小,维持时间长等优点。按部位不同,可采用股骨髁上牵引和胫骨结节牵引。

股骨髁上牵引:适用于中上1/3骨折或远端向后移位的下1/3骨折。中1/3骨折应置患肢于外展中立位,下1/3骨折应置患肢于屈髋屈膝中立位。

胫骨结节牵引:适用于中下1/3骨折和骨折远端向前移位的下1/3骨折,患肢置屈髋外展位。在骨骺未闭合的患儿行胫骨结节部穿针时穿针点应向下移2～3cm。择期手术内固定患者早期宜选用胫骨结节牵引,以防止针道引起的切口感染。

3.手术治疗　股骨干骨折经非手术治疗，一般都能获得满意的效果。但有以下情况者可考虑手术切开复位内固定。开放性骨折早期就诊者；合并神经血管损伤，需手术探查及修复者；要求早期下床活动，有手术意愿者；骨折畸形愈合者。常用的手术方法有带锁髓内针和钢板螺钉内固定两大类。

4.药物治疗　按骨折治疗的三期辨证用药，早期可服新伤续断汤，中期服接骨丹，后期服健步虎潜丸。

5.练功活动　早期主要以练习股四头肌舒缩及踝关节、跖趾关节屈伸活动为主。如小腿及足出现肿胀可适当配合按摩。从第 3 周开始，直坐床上，用健足蹬床，以两手扶床练习抬臀使身体离开床面，以达到使髋、膝关节开始活动的目的。从第 5 周开始，两手拉吊杆，健足踩在床上支撑，收腹、抬臀，臀部完全离开床面，使身体、大腿与小腿成一平线，以加大髋、膝关节活动范围。当骨折端有连续性骨痂时，患肢可循序渐进地增加负重。经观察证实骨折端稳定，可改用单拐，1～2 周后才弃拐行走。此时再拍 X 线片检查，若骨折没有重新移位，且愈合较好，方可解除夹板固定。

四、股骨髁上骨折

股骨髁上骨折是指发生在腓肠肌起点上 2～4cm 范围内的骨折。以青壮年人多见。愈合后易出现成角畸形、关节不对称。

【病因病机】

间接暴力多见于由高处跌下，足部或膝部着地，严重的内、外翻或旋转力所致。对于老年患者，轻微的滑倒和屈曲位摔倒也可发生髁上骨折。直接暴力可因重物直接打击或挤压造成。

股骨髁上骨折可分为屈曲型、伸直型，一般以屈曲型多见。屈曲型骨折远端向后侧移位，骨折呈横断或斜行，骨折线由后上斜向前下方，骨折远端因受腓肠肌的牵拉和关节囊的紧缩，而向后移位，容易压迫或损伤腘动、静脉和神经；伸直型骨折，远端向前移位，骨折线从前上斜向后下。

【诊断要点】

临床表现与股骨干下 1/3 骨折相类似，检查时应注意防止膝关节过伸而造成血管神经损伤。若局部出现较大的血肿，且胫后动脉、足背动脉搏动明显减弱或消失时，应考虑为腘动脉损伤。膝关节 X 线正侧位片，可确定骨折的类型和移位情况。

【治疗】

对青枝骨折或无移位的骨折,应将膝关节内的积血抽吸干净,然后用夹板固定,前侧板下端至髌骨上缘,后侧板的下端至腘窝中部,两侧板以带轴活动夹板超膝关节固定,小腿部的固定方法与小腿骨折相同,膝上以4根布带固定。亦可用石膏管型于膝功能位固定。

1.整复方法 有移位的骨折可按屈曲型、伸直型依照对抗肌肉牵拉原理实施不同的骨牵引方法进行整复(图5-45)。

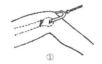 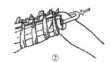 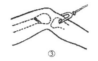 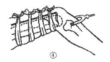

① ② ③ ④

图 5-45 股骨髁上骨折骨牵引法

(1)屈曲型骨折,可采用股骨髁部冰钳或克氏针牵引,骨牵引点位置应考虑能抗衡肌肉及关节囊的牵拉作用力,矫正畸形。

(2)伸直型骨折则采用胫骨结节牵引。骨牵引后只要稍配合手法整复即可复位。整复时要注意保护腘窝神经血管,用力不宜过猛,复位困难者,可加大牵引重量后整复。

2.固定方法 骨折对位后局部用夹板固定,两侧板的下端呈叉状,骑在冰钳或克氏针上。

3.手术治疗 若骨折粉碎较重,用上述方法仍不能复位或合并腘动、静脉损伤和压迫者,应考虑手术探查、切开整复内固定。

4.药物治疗 药物治疗按骨折三期辨证施治,解除夹板固定后应用中药熏洗并结合理筋按摩。

5.练功活动 与股骨干骨折基本相同,但因骨折靠近关节,易发生膝关节功能受限,所以应尽早进行股四头肌舒缩和关节屈伸功能锻炼。5~7周后解除牵引,改用超膝关节夹板固定直至骨折愈合。

五、股骨髁间骨折

股骨髁间骨折又称股骨双髁骨折,为关节内骨折,是膝部较严重的损伤,青壮年多见,骨折愈合后易出现膝关节强直。

【病因病机】

损伤病因与股骨髁上骨折相类似,但较髁上骨折承受的暴力要大。多因自高处坠落下,足部触地,先发生股骨髁上骨折,如暴力继续传达,骨折近端嵌插于股骨髁之间,将股骨髁劈开分内外两块,成为"T"或"Y"形骨折,由于暴力强大,肌肉牵拉力等因素,故移位严重。髁间骨折为关节内骨折,关节腔常有大量积血。

【诊断要点】

伤后膝部疼痛,肿胀严重,有皮下瘀斑,膝关节呈半屈曲位,下肢功能丧失,患肢缩短,膝部可能有横径或前后径增大,局部压痛明显,并可扪及骨擦音。应注意检查腘窝有否血肿,足背、胫前动脉的搏动,以及小腿和足背的皮肤感觉、温度,以便确定是否伴有血管神经损伤。膝部X线正侧位片可明确骨折类型和移位情况。根据受伤史、临床表现和X线检查可作出诊断。

【治疗】

治疗髁间骨折,应达到良好的对位,使关节面光滑完整,才能有效地恢复关节的功能和防止创伤性关节炎、关节强直的发生。

1.整复方法　整复前应先吸净关节腔内积血。对股骨内外髁分离者,可采用股骨冰钳牵引;无明显移位者,用胫骨结节牵引。在牵引下用两手掌压迫股骨内外两髁,使骨折块复位。

2.固定方法　骨折对位后局部超膝关节用夹板固定(固定方法同"股骨髁上骨折")。

3.手术治疗　较严重的关节内骨折,有明显移位,手法整复不能达到满意复位者,应施行切开复位内固定手术。

4.药物治疗　药物治疗按骨折三期辨证施治。

5.练功活动　牵引期间应舒缩股四头肌,6~8周后解除牵引,继续用超膝关节夹板固定,指导患者练习不负重步行锻炼和关节屈伸活动。骨折愈合后坚强后再负重行走。

六、髌骨骨折

髌骨是人体内最大的籽骨,呈三角形,底边在上而尖端在下,后面是软骨关节面。股四头肌腱连接髌骨上部,并跨过其前面,移行为髌韧带止于胫骨结节。髌骨是伸膝装置的支点,有保护膝关节、增强股四头肌肌力,维护膝关节稳定的作用。髌骨骨折多见于成年人和老年人,儿童极为少见。

【病因病机】

髌骨骨折可由直接暴力或间接暴力造成,以后者多见。

1.直接暴力　多见于屈膝摔倒,髌骨直接受撞击而引起,骨折多呈粉碎型、纵行、边缘型。髌骨前方的股四头肌筋膜以及关节囊一般尚完整,故移位较小,对伸膝功能影响较少。

2.间接暴力　由于膝关节在半屈曲位时跌倒,为了避免倒地,股四头肌强力收缩,髌骨与股骨滑车顶点密切接触成为支点,髌骨受到肌肉强力牵拉而骨折,骨折多呈横断骨折。髌骨前方的股四头肌筋膜和关节囊的破裂,两骨块分离移位,伸膝装置受到破坏,如不正确治疗,可影响伸膝功能。

直接和间接暴力混合损伤的特征是皮肤有直接创伤所致的证据,骨折块有相当大的分离。

【诊断要点】

伤后膝部肿胀、疼痛,膝关节不能自主伸直,常有皮下瘀斑和膝部皮肤擦伤,骨折有分离移位时,可以摸到凹陷呈沟状的骨折断端,可有骨擦音或异常活动。膝关节 X 线侧、斜位及轴位片可以明确骨折的类型和移位情况。根据受伤史、临床表现和 X 线检查可作出诊断。

【治疗】

治疗髌骨骨折时,要求恢复伸膝装置的功能,并保持关节面的平整光滑,防止创伤性关节炎的发生。无移位的骨折,可单纯采用抱膝圈固定;有移位的骨折,需手法整复固定;整复困难的应手术治疗。

1.整复方法　患膝伸直位,先在无菌操作下抽吸关节腔内积血,再注入 1% 普鲁卡因溶液 10~20ml 局部浸润麻醉,术者用两手拇、食、中指捏住断裂之髌骨两端,挤压合拢,然后用一手的拇、食指按住上下两端,以另一手,触摸髌骨,以确定是否完整。

2.固定方法

(1)抱膝圈固定法:用铅丝做一个较髌骨略大的圆圈,铅丝外缠以较厚的纱布绷带,并扎上四条布带,后侧夹板长度由大腿中部到小腿中部,宽 13cm、厚 1cm。复位满意后,外敷消肿药膏,用抱膝圈固定,腘窝部垫一小棉垫,膝伸直位于后侧板上,抱膝圈的四条布带捆扎于后侧板固定,时间一般为 4 周(图 5-46)。

(2)抓髌器固定法:适用于有分离移位的新鲜闭合性髌骨骨折,在无菌操作下,麻醉后,抽净膝内积血,将抓髌器间距宽的双钩抓在髌骨上极前缘上,将其间距窄的双钩抓在髌骨下极前缘,拧紧加压螺丝,骨折即可自行复位(图 5-47)。术后 2 日可行走锻炼。

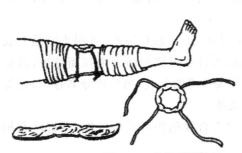
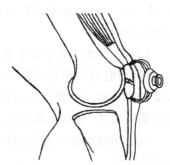

图 5-46　抱膝圈固定法　　图 5-47　抓髌器固定法

3.手术治疗　手法整复困难者可考虑手术切开复位内固定术,方法为张力带钢丝内固定或内置聚髌器固定。

4.药物治疗　髌骨骨折早期瘀肿非常明显,应重用活血祛瘀消肿的药物;中期应用接骨续筋、通利关节之品,后期服补肝肾,壮筋骨的药物,解除固定后应用中药熏洗。

5.练功活动　在固定期间应逐步加强股四头肌舒缩活动,解除固定后,应逐步进行膝关节的屈伸锻炼。但在骨折未达到临床愈合之前,注意勿过度屈曲,避免将骨折处重新拉开。

七、胫骨髁骨折

胫骨上端的扩大部分为内侧髁和外侧髁,其平坦的关节面称胫骨平台。故胫骨髁骨折又称胫骨平台骨折,多发生于青壮年。

【病因病机】

多由高处跌下,足底触地而产生的传达暴力所致。若两侧髁受力不相等时,则受力较大的一髁发生骨折;若内、外两侧髁所受压力相等时,则两侧髁同时发生骨折;膝关节过度内翻和外翻时,亦可造成胫骨内侧髁或外侧髁骨折,同时易发生对侧侧副韧带的撕裂,骨折后多有不同程度的关节面破坏(图 5-48)。

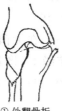
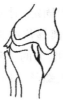

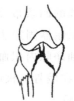

① 外翻骨折　　　② 内翻骨折　　　③ 垂直冲击骨折

图 5-48　胫骨髁间骨折的类型

【诊断要点】

膝部明显瘀肿、疼痛、功能障碍,可有膝外、内翻畸形,X线片可确诊。

【治疗】

无移位骨折,可固定膝关节于伸直约150°位置4～5周;有移位骨折应施行手法整复、撬拨复位、持续牵引治疗,力求恢复胫骨关节面的平整和下肢正常的生理曲线,以防止创伤性关节炎的发生。

1.整复方法 　患者仰卧,一助手握住患肢足踝部向下用力牵引。若外髁骨折,则令助手在维持牵引下将患肢内收,术者两手四指环抱膝关节内侧,两手拇指推按骨折片向上、向内复位。若内髁骨折,用相反方向的手法整复。双髁骨折者,两助手在中立位强力相对拔伸牵引,继而术者以两手掌根部分置于胫骨上端内外髁处,扣挤复位。

若关节面塌陷者,可在X线透视下,严密消毒,局麻后将钢针刺入塌陷关节面下进行撬拨,使之复位,撬针时应避免伤及腓总神经。

2.固定方法

(1)夹板固定:骨折复位后取夹板五块,分别置于膝内、外、后侧及前内外侧处,夹板长度据患肢情况而定,加压垫包扎,另用一长夹板加于后托包扎固定,腘窝垫一小枕,置膝关节于微屈位。

(2)石膏固定:骨折复位后,采用石膏下托固定,石膏从脚踝至股骨干中上段,脚踝处于中立位,膝关节微屈位。固定6～8周,拆除石膏后,进行功能恢复锻炼。

(3)牵引治疗:适用于严重粉碎骨折,手法、手术难以复位者。采用跟骨牵引,以便于膝关节屈伸练习,牵引后早期开始膝关节活动,以利用股骨髁的挤压使胫骨关节面复位,牵引持续6周,3个月后开始练习活动。

3.手术治疗 　若移位严重,且关节面有塌陷,手法无法复位者,应考虑切开复位和内固定。合并韧带断裂者,早期作韧带修补术或晚期作重建术。

4.药物治疗 　按骨折三期辨证用药,后期可用中草药熏洗配合膝关节练功活动,以利关节功能恢复。

5.练功活动 　早期积极作股四头肌舒缩活动及关节屈伸锻炼,解除固定后,在床上练习膝关节屈伸活动或扶拐不负重步行锻炼,5～6周后经检查骨折牢固愈合,方可下地练习负重,应注意负重过早可造成胫骨平台重新塌陷。

八、胫、腓骨干骨折

胫、腓骨干骨折很常见,各种年龄均可发病,尤以10岁以下儿童或青壮年为多。其中又以胫骨干骨折为多,胫、腓骨干骨折次之,腓骨干骨折少见。胫骨干中上段横截面呈三棱形,中下 1/3 处横断面变成矩形,此处为骨形态改变部位,容易产生应力集中,且该段比较细弱,为骨折的好发部位,由于血供较差,愈合较慢。

【病因病机】

胫、腓骨干可由多种外力导致骨折,如高处坠落,足部先着地,小腿旋转,或受重物打击、挤压等。

1.直接暴力　由重物打击或挤压造成,暴力多由外侧或前外侧来,而骨折多是横断、短斜行或粉碎骨折。胫、腓骨两骨折线都在同一水平,软组织损伤较严重。

2.间接暴力　由高处坠下时的传达暴力或扭伤的扭转暴力所致,多为斜行或螺旋骨折。双骨折时,腓骨的骨折线较胫骨为高,软组织损伤较轻。

骨折后由于暴力的方向、肌肉的牵拉、小腿和足部的重力影响,可以出现重叠、成角或旋转移位。胫骨的位置表浅,前内侧组织少,大部分的肌肉走行于小腿的后外侧,骨折后极易发生骨折端向前内成角移位,造成小腿前内侧开放。胫、腓骨骨折是全身骨干骨折中最易发生开放性骨折的部位。

正常人的踝关节和膝关节是在两个相互平行的轴上运动,若发生成角和旋转移位,必然破坏二轴心的平行关系,既影响步行和负重功能,并可导致创伤性关节炎的发生。

腘动脉在进入比目鱼肌的腱弓后,分为胫前、后动脉,此两动脉都贴近胫骨下行,胫骨上端骨折移位时,有可能损伤血管。由于其特殊解剖关系,也是临床中极易发生筋膜间隔区综合征的部位。

胫骨的营养血管由胫骨干上 1/3 的后方进入,在致密骨内下行一段距离,而后进入髓腔,胫骨中下 1/3 又缺乏肌肉附着,故胫骨干中、下段发生骨折后,往往因局部血液供应不良,而发生迟缓愈合或不愈合。

【诊断要点】

外伤后局部疼痛、肿胀、功能障碍明显,可触及骨擦音和异常活动,移位严重时可出现短缩、成角和旋转等畸形。同时应注意软组织的损伤程度,有无血管及神经的损伤等。当局部肿胀严重、组织张力增加、足趾背伸受限,并出现被动牵拉痛时,应考虑小腿筋膜间隔区综合征的可能。此时应测骨筋膜室内压及超声检查。X 线检查可明确骨折的部位、类型、移位。

【治疗】

胫、腓骨骨折的治疗原则主要是恢复小腿的长度和负重功能,对骨折端的成角和旋转移位,予以完全纠正,恢复膝关节与踝关节二轴心的平行关系。应重点处理胫骨骨折,无移位骨折只需要夹板或石膏固定,直至骨折愈合;有移位的稳定骨折(如横断骨折),可用手法整复,夹板或石膏固定;不稳定骨折(如粉碎骨折、斜行骨折),可用跟骨牵引配合手法整复、夹板固定。开放性骨折应彻底清创,尽快闭合伤口,将开放性骨折变为闭合性骨折进行治疗。如创口条件允许,也可彻底清创后,予以内固定。

1.**整复方法**　患者平卧,膝关节屈曲 20°~30°,一助手用肘关节套住患者腘窝部,另一助手握住足部,沿胫骨长轴作对抗牵引 3~5 分钟,矫正重叠、旋转及成角移位后,根据骨折断端移位方向,利用端挤提按手法到正侧方移位。

2.**固定方法**

(1)夹板固定:根据骨折断端复位前移位的方向及其倾向性而放置适当的压力垫。胫骨前嵴两侧放置两块前侧板,然后分别置放内、外及后侧夹板,用捆扎绳加以固定。在固定期间注意观察肢体末梢血运情况以及胫骨嵴和外踝等骨突部位是否有压迫,并随时对固定进行调节,防止夹板固定过松或者过紧。固定时间一般为4~6 周,X 线检查达到临床愈合标准,可以解除固定。

(2)石膏固定:复位后长腿石膏外固定,对石膏进行塑形来维持骨折的对位、对线。胫、腓骨干双骨折一般采用石膏上下托固定,保持伸膝 150°左右,防止骨折端的旋转,固定时间与夹板固定相同。

(3)跟骨牵引:适用于斜行、螺旋、粉碎等不稳定骨折和开放性骨折。通过跟骨牵引配合夹板固定进行治疗。

(4)外固定架固定:对于开放性骨折或组织损伤比较严重,无法实施外固定及手术治疗者,可考虑行外固定架固定。

3.**手术治疗**　适用于不稳定骨折或多段骨折以及污染不重并且受伤时间较短的开放性骨折。常用的手术固定方法有外固定器固定、钢板内固定、带锁髓内针内固定等。

4.**药物治疗**　按骨折三期辨证施治。开放性骨折早期在活血祛瘀药中加以凉血清热,祛风解毒之品,如局部肿甚,宜酌加利水消肿之药。骨折后期内治法应着重补气血,养肝肾,壮筋骨。陈旧性骨折实施手法折股或切开复位后,亦应及早使用补法。

5.**练功活动**　固定后,即作踝、足部关节屈伸及股四头肌收缩活动锻炼。跟骨牵引者,3 周后可用健腿和两手支持体重抬起臀部。固定期间,定期拍片复查,夹板松动应及时调整,石膏松动及时更换,防止骨折移位。8~10 周根据 X 线片及临床检查,达到临床愈合标准即可去除外固定。

九、踝部骨折

踝关节由胫、腓骨下端与距骨滑车构成。胫骨下端内侧向下突起形成内踝,其后缘向下突出者形成后踝,腓骨下端形成外踝。外踝的位置比内踝低,故踝关节内翻幅度比外翻幅度大。踝关节两侧有内侧的三角韧带和外侧的副韧带连接,控制其内外翻运动幅度。关节囊前后松弛,两侧紧张,并与内外侧韧带相延续,正常时其跖屈背伸运动幅度大,内外翻运动幅度小。由内外踝与胫骨下端前缘和后缘形成的踝穴,距骨居于其中,构成屈戌关节。距骨分为头、颈、体三部,前宽后窄,其上面为鞍状关节面。踝部背伸运动时,距骨头(宽)部进入踝穴,其骨性结构较稳定;跖屈运动时,距骨体(窄)部进入踝穴,其骨性结构不稳定。

【病因病机】

踝关节骨折临床较多见,多发生于青年或成年人。踝关节较其他关节面积小,而负担重量及活动量较大,故易发生损伤。踝关节骨折可有多种外力所致,根据其所受外力作用和骨折移位情况分为外旋、外翻、内翻、跖屈,背伸、纵压和直接外力所致骨折。其中以外旋、外翻骨折较多见。

根据踝关节损伤的程度,可以分为三度:单踝骨折为Ⅰ度;双踝骨折伴距骨轻度脱位为Ⅱ度;三踝骨折伴距骨脱位为Ⅲ度。

1.外旋骨折　多为踝部受外旋暴力所致,骨折发生时距骨体外旋撞击外踝造成外踝在关节水平以上发生由内下向外上后走行的螺旋骨折(骨折线高于关节水平)。暴力强大时,内踝受三角韧带的牵拉而发生撕脱性骨折(骨折线低于关节水平)。当距骨体向外侧脱出时,常伴有胫骨下端前缘或者后缘的撕脱骨折。

2.外翻骨折　多为踝部受外翻暴力所致,骨折发生时,距骨体外翻撞击外踝造成由内下向外上走行的斜行骨折(骨折线高于关节水平)。同时内侧三角韧带受牵拉而发生损伤,或造成内踝的撕脱性骨折(横行、骨折线低于关节水平),暴力强大时,可造成距骨向外脱位、合并前缘或后缘的骨折。

3.内翻骨折　多为踝部受到内翻暴力所致,骨折发生时距骨体内翻,外侧副韧带紧张造成外踝的撕脱性骨折(骨折线低于关节水平)。同时距骨体撞击内踝造成内踝斜行骨折(骨折线高于关节水平)。暴力严重时可以造成距骨向内脱位,合并胫骨下端后缘骨折。

4.跖屈骨折　踝部受到跖屈暴力所致,骨折发生时,跖屈的距骨体撞击胫骨下端后缘发生骨折,暴力强大时,可造成距骨的向后脱位和胫骨下端前缘的撕脱骨折。

5.背伸骨折　背伸骨折临床较少见,多为踝部受到背伸暴力所致,此类暴力往往造成距骨的骨折。受伤时距骨体向前移位,造成胫骨下端前缘骨折。

6.纵压骨折　多为高处坠落,踝部受到距骨的撞击,胫骨下端在矢状面或冠状面发生"Y"或"T"形骨折,使胫骨下端关节面严重破坏。

7.直接外力骨折　本类骨折较少见。多为踝部受到直接暴力打压或挤压造成,骨折多为不规则的粉碎型,伴有严重的软组织损伤。

上述类型的骨折是以单一的暴力所致,但踝部受伤机理较为复杂,往往合并多种骨折类型和移位方式。

【诊断要点】

局部瘀肿、疼痛和压痛,功能障碍,可闻及骨擦音。外翻骨折多呈外翻畸形,内翻骨折多呈内翻畸形,距骨脱位时,则畸形更加明显。X线片可显示骨折脱位程度和损伤类型。

【治疗】

踝关节骨折的治疗,重在达到良好对位,恢复关节面的平整,保持踝穴的稳定性,才能保证踝关节的功能。无移位骨折仅将踝关节固定在0°中立位3～4周即可,有移位的骨折脱位应予以整复。

1.整复方法　患者平卧屈膝,助手抱住其大腿,术者握其足跟和足背作顺势拔伸,外翻损伤使踝部内翻;内翻损伤使踝部外翻;跖屈损伤使踝部背伸;反之,背伸损伤使踝部跖屈;外旋损伤使踝部内旋。如有下胫腓联合分离,可在内、外两踝部加以挤压;如后踝骨折合并距骨后脱位,可用一手握胫骨下端向后推,另一手握前足向前提,并徐徐将踝关节背伸。利用紧张的关节囊将后踝拉下,或利用长袜套套住整个下肢,下端超过足尖20cm,用绳结扎,作悬吊滑动牵引,使后踝逐渐复位,对于纵压型骨折,可以在手法复位的基础上,配合跟骨牵引治疗。总之,要根据受伤机制和损伤类型并分析X线片,以酌定其整复手法。

2.固定方法

(1)夹板固定:先在内外踝的上方各放一塔形垫,下方各放一梯形垫,用五块夹板进行固定,其中内、外、后板上自小腿上1/3,下平足跟,前内侧及前外侧夹板较窄,其长度上起胫骨结节,下至踝关节上。夹板必须塑形,使内翻骨折固定在外翻位,使外翻骨折固定在内翻位。将踝关节固定于0°或中立位4～6周。

(2)石膏固定:外旋、外翻、内翻型骨折多采用"U"形石膏固定,用以增加侧方应力,防止再移位。外旋骨折应在踝关节中立位固定;外翻骨折在内翻位固定;内翻骨折在中立稍外翻位固定。跖屈、背伸、纵压、直接外力型骨折多采用石膏托固定,跖屈骨折应在踝关节背伸位固定;背伸骨折在跖屈位固定;纵压和直接外力型多采用中立位固定。固定时间为4～6周。

3.手术治疗　若手法复位失败或开放性骨折脱位,可考虑切开复位内固定;陈旧性骨折脱位则考虑切开复位植骨术或关节融合术。

4.药物治疗　按骨折三期辨证用药,一般中期以后应注意舒筋活络、通利关节;后期局部肿胀难消,应行气活血,健脾利湿。

5.整复固定后,鼓励患者作足趾活动和踝部背伸活动　双踝骨折从第3周起,可在保持夹板固定的情况下加大踝关节的主动活动范围,并辅以被动活动。被动活动时,术者一手握紧内、外侧夹板,另一手握前足,使足部作背伸和跖屈活动,但不作旋转和翻转活动。5周后可将外固定打开,对踝关节周围的软组织进行按摩,理顺经络,点按商丘、解溪、丘墟、昆仑、太溪等穴,并配合中药熏洗。在袜套悬吊牵引期间亦多作踝关节的伸屈活动。

十、距骨骨折

足骨由28块小骨组成,其中包括跗骨7块、跖骨5块、趾骨14块、固定的籽骨2块,由韧带与肌肉相连,构成三个主要足弓,即内侧纵弓、外侧纵弓与跖骨间的横弓。足弓有负重、推进行走与吸收人体震荡的功能。距骨是足弓的顶,上与胫骨下端向连接,下连跟骨与舟状骨。

【病因病机】

多因踝背伸外翻暴力所致,如机动车驾驶员足踩刹车时撞车,足踝强烈背伸,胫骨下端的前缘像凿子一样插入距骨颈体之间,将距骨劈成前后两段。如暴力继续作用,则合并跟距关节脱位,跟骨、距骨头连同足向前上方移位。待暴力消失时,因跟腱与周围肌腱的弹性,足向后回缩,跟骨的载距突常钩住距骨体下面之内侧结节,而使整个骨折的距骨体随之向后移位,脱位与胫腓踝穴之后方,距骨体向外旋转,骨折面朝向外上方,甚至还合并内踝骨折(图5-49)。踝跖屈内翻暴力可引起距骨前脱位,单纯跖屈暴力可因胫骨后踝与距骨体后唇猛烈顶压而引起距骨后唇骨折,临床较少见。

距骨表面3/5为软骨面,故发生骨折时,骨折线多经过关节面;发生创伤性关节炎的机会较多。距骨的主要血液供应自距骨颈部进入,距骨颈骨折时,常损伤来自足背的血液供应,所以距骨体很容易发生缺血性坏死。

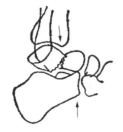
① 距骨颈骨折
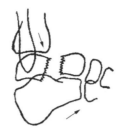
② 合并距下关节脱位
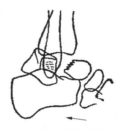
③ 合并距骨体后脱位

图 5-49 踝背伸外翻暴力引起的距骨颈骨折脱位

【诊断要点】

伤后局部肿胀、疼痛、不能站立行走。明显移位时则出现畸形。踝部与跗骨正侧位 X 线片,可以明确骨折的移位程度、类型及有无合并脱位。

【治疗】

治疗距骨骨折时,要求恢复踝关节的活动功能,并保持关节面的完整光滑,防止创伤性关节炎的发生。无移位的骨折,可采用夹板或石膏固定;有移位的骨折,需手法整复固定;整复困难的应手术治疗。

1.整复方法 单纯距骨颈骨折时,患肢膝关节屈曲至 90°,术者一手握住前足,轻度外翻后,向下向后推压,另手握住胫骨下端后侧向前端提,使距骨头与距骨体两骨折块对合;合并距骨体后脱位时,应先增加畸形,即将踝关节极度背伸、稍向外翻,以解除载距突与距骨体的绞锁,并将距骨体向前上方推压,使其复入踝穴,然后用拇指向前顶住距骨体,踝关节稍跖屈,使两骨折块对合;距骨后唇骨折伴有距骨前脱位时,先将踝关节极度跖屈内翻,用拇指压住距骨体的外上方,用力向内后方将其推入踝穴。距骨脱位复位后,往往其后唇骨折片亦随之复位。

2.固定方法 距骨颈骨折整复后,应将踝关节固定在跖屈稍外翻 8 周;距骨后唇骨折伴有距骨前脱位者,应固定在功能位 4～6 周;切开整复内固定或关节融合术者,应用石膏管型固定踝关节在功能位 3 个月。

3.手术治疗 新鲜骨折手法整复失败,可切开整复。距骨体缺血性坏死,距骨粉碎骨折、距骨体陈旧性脱位或并发踝关节严重创伤性关节炎,应行胫距、距跟关节融合术。

4.药物治疗 距骨骨折容易引起骨的缺血性坏死。故中后期应重用补气血,益肝肾,壮筋骨的药物,以促进骨折愈合。

5.固定期间应作足趾、膝关节屈伸锻炼 解除固定后,应开始扶拐逐渐负重步行锻炼;并实施局部按摩,配合中药熏洗,并进行踝关节屈伸、内翻、外翻活动锻炼、施行关节融合术者,则扶拐锻炼时间要长些。

十一、跟骨骨折

跟骨骨折在跗骨骨折中最为常见,约占60%。跟骨呈不规则长方形,共有6个表面和4个关节面。上表面的3个关节面与距骨形成距跟关节,为重要的负重关节;前表面的1个关节与骰骨形成跟骰关节。跟骨结节上缘与跟距关节面形成30°~40°的角度,称为跟骨结节角(Bohler角),是跟距关系的一个重要标志。跟骨骨折常波及跟距关节,易继发创伤性关节炎。

【病因病机】

多由传达暴力导致,从高处跌下时足跟着地,体重经过距骨传达至跟骨,在地面的反作用力下导致跟骨骨折。少数也因跟腱的牵拉导致撕脱骨折,或者扭伤引起载距突的撕脱骨折。

跟骨骨折类型主要分为:

1.不波及跟距关节的跟骨骨折　跟骨结节纵行骨折、跟骨结节水平(鸟嘴形)骨折、跟骨载距突骨折、跟骨前端骨折、接近跟距关节的骨折等(图5-50)。此类骨折预后良好。

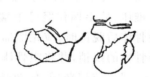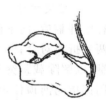

①跟骨结节纵行骨折　②跟骨载距突骨折　③跟骨结节横断骨折　④鸟嘴形骨折

图5-50　不波及跟距关节的跟骨骨折

2.波及跟距关节的跟骨骨折　如外侧跟距关节塌陷骨折、全部跟距关节塌陷骨折等。治疗难度较大,预后不良,容易继发创伤性关节炎而影响功能,是跟骨骨折治疗的难点之一(图5-51)。

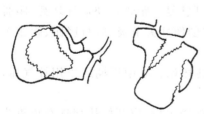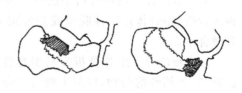

①外侧跟距关节塌陷骨折　　　　　　②全部跟距关节塌陷骨折

图5-51　波及跟距关系的跟骨骨折

【诊断要点】

有明显的外伤史,多有高处跌落,或者足部扭伤史。跟部疼痛、压痛、肿胀,皮下瘀斑,足跟不能着地,可伴有足、踝部关节活动受限,足跟横径增宽,足弓塌陷,或足部内外翻畸形。应注意检查足筋膜间隔综合征,同时可能因暴力向上传达而导致同侧下肢其他部位、骨盆以及脊柱和颅脑的损伤,应注意检查,以免漏诊。足侧位以及跟骨轴位 X 线检查,一般可以判断骨折以及其类型,轴位片可显示跟距关节以及载距突的骨折,如累及关节可进一步进行 CT 检查。

【治疗】

治疗思路是恢复跟骨与距骨的对位关系及关节面的平整,还原结节关节角,尽量恢复足弓以及纠正跟骨体增宽,避免日后可能出现的创伤性关节炎、足跟痛、足弓塌陷而影响负重和行走。对无移位的骨折,外敷活血止痛的中药,局部制动,扶拐不负重行走 3～4 周后可逐渐负重练习。有移位的骨折需要用手法复位或手术治疗,尤其是累及关节面的骨折则原则上应解剖复位。

1.整复方法

(1)不波及跟距关节面骨折:跟骨结节纵行骨折,挤按手法一般皆可复位。跟骨结节水平(鸟嘴形)骨折,主要因跟腱的撕脱导致,整复时应尽量保持跟腱的松弛。患者仰卧,屈膝跖屈,术前轻轻按揉小腿三头肌,使其放松,助手固定小腿,术者用拇及食指顺着跟腱两侧向下,用力推挤移位的骨块,使其复位。载距突骨折有移位时,仅用拇指将其推归原位即可。接近跟距关节的骨折的整复方法同波及跟距关节的骨折。

(2)波及跟距关节的骨折:患者平卧,屈膝 90°,一助手握住小腿,另一助手握前足,牵引至极度跖屈位,术者双手合拢,用大鱼际叩挤跟骨内外两侧,纠正跟骨体增宽,同时尽量向下牵拉以恢复正常结节关节角,叩挤并摇摆,直至骨擦感逐渐消失。

2.固定方法　无移位骨折一般不作固定。载距突骨折、跟骨前端骨折,仅用石膏托固定患足于中立位 4～6 周。对于波及跟距关节的骨折,手法复位成功后可用夹板固定,跟骨两侧各置一棒形纸垫,用四块夹板,维持患足于跖屈位,进行超踝关节固定,夹板固定的优点在于其可调性和有限范围内可进行早期功能锻炼,一般固定 6～8 周。

3.手术治疗　对于手法复位不满意,或者关节面塌陷严重,应采用针拨复位固定术或者切开复位内固定术治疗。选择手术治疗应严格考虑年龄、全身情况、局部条件、骨折类型以及手术时机等综合因素,尽量降低感染等手术并发症的发生。

4.药物治疗　按骨折三期用药,解除外固定后加强熏洗,同时注意保暖,避免风寒湿侵袭。

5.练功活动　复位后即作膝及足趾屈伸活动。一般骨折,固定1周后,扶双拐不负重行走,锻炼足部活动。波及关节面骨折而关节面塌陷粉碎明显者;2周后不负重下地活动,利用夹板固定期间的足部活动,通过关节的自行模造作用而恢复部分关节功能;6～8周后逐渐下地负重。

十二、跖骨骨折

跖骨骨折在足部骨折中最常见,由并列的5根长管状跖骨形成足部横弓,第1、5趾骨头成为足内外侧纵弓前端的支重点,与跟骨共同成为足底主要的三个负重点。第1跖骨相对短粗,骨折发生几率小;第5跖骨基底部可在足底外缘明显触及到,有腓骨短肌和第三腓骨肌肌腱附着。

【病因病机】

直接暴力、肌肉牵拉、累积应力等可导致不同部位、不同类型的骨折。

1.直接暴力　车轮碾伤、重物砸伤等作用于足背导致跖骨骨折,一般第2～4跖骨骨折多见,并且多为多根、粉碎骨折。造成开放骨折后,感染率较高。有时因骨折端移位,压迫足背动脉弓而可能造成前足缺血,甚至坏死。

2.肌肉牵拉　足内翻扭伤时,因骨短肌、第三腓骨肌肌腱的强烈牵拉,会导致第5跖骨基底部撕脱骨折,一般移位不大。

3.累积应力　长途行军,长跑等原因,对第2、3跖骨颈部形成持续反复的应力刺激,累积应力会逐渐导致此处疲劳骨折,又称行军骨折。因骨折不完全,骨折线不明显,同时有骨膜增生或者骨痂,容易误诊或者漏诊。

【诊断要点】

1.有足部碾压或者砸伤、扭伤或者超负荷运动的病史。

2.局部疼痛、压痛、肿胀、功能障碍,可有骨擦音及畸形。疲劳骨折可有纵向叩击痛,同时疼痛有渐进性加重的过程。第5跖骨基底部骨折则足底外缘体表处压痛明显,足部内翻时疼痛加重的特点。

3.常规行足部X线正、斜位片检查,直接暴力导致的骨折应注意观察骨折部位、移位程度及方向。第5跖骨基底部撕脱骨折应与骨骺以及籽骨相鉴别,应结合临床症状,必要时与健侧对比。疲劳骨折早期X线表现可能为阴性,应结合职业、病史以及症状体征来确诊,2～3周后重新检查可见球形骨痂形成。

【治疗】

治疗思路是恢复足部横弓及纵弓,还应重视足底触地负重的特点,避免因移位遗留导致足底疼痛。早期开放骨折应彻底清创抗感染,注意足背动脉是否有压迫。对于无移位骨折、疲劳骨折、第5跖骨基底部骨折无须复位,中药外敷,简单固定或者不固定,休息4~6周即可,应避免过早负重行走而导致再次移位。有移位的骨折则手法复位,夹板或石膏固定。

十三、趾骨骨折

趾骨骨折占足部骨折第二位,因其排列于足部最前端,容易受到垂直以及纵向暴力而发生骨折。除了第1趾骨远、近两节以外,其余四趾均有远、中、近三节趾骨组成。第1趾粗大有力且较长。

【病因病机】

多因重物砸伤或踢伤所致,前者多为粉碎或纵裂骨折,后者多为横断或斜行骨折,常合并皮肤或趾甲损伤。第5趾骨骨折发生率最高,粉碎性和开放性骨折多见,易感染。

【诊断要点】

明显的外伤史,局部疼痛、肿胀瘀斑、压痛明显。常伴有趾甲劈裂、脱落或者甲下血肿。

【治疗】

第1趾骨近节骨折复位要求相对较高,因其在行走时作用较大。开放骨折则应清创,保持清洁干燥,避免感染。甲下血肿时,放血减压或者拔除趾甲。复位时,术者一手固定近端,另一手拇、食指持远端,徐徐牵引的同时端挤归正。复位后,用竹、铝片夹板或者邻趾固定,亦可用足底短腿石膏托固定3~4周即可。

第四节 躯干骨折

躯干骨是由脊柱、胸骨、肋骨和骨盆组成,对胸腔、腹腔、盆腔、椎管内组织的保护和承重起着重要的作用。躯干骨损伤的致伤暴力强大,损伤机制复杂,往往合并重要组织和内脏结构的破坏,可发生严重的并发症,可致终身残废,甚至死亡。因此,对于躯干骨折的诊断和治疗,既要重视躯干骨骨折,也要重视并发的重要血管神经损伤和内脏损伤及其对全身和局部生理功能的影响。

一、颈椎骨折与脱位

颈椎骨折与脱位,多属不稳定性骨折,是脊柱损伤中较严重的一种,往往在骨折的同时,伴有脊髓损伤而危及生命。

上颈椎由枕骨、寰椎和枢椎组成,这三个结构和相关韧带连接组成的骨韧带复合体称为颅颈连接。骨韧带复合体包围和保护上颈髓、脑干、低位颅神经。由于上颈椎的解剖结构和功能与下颈椎存在差异,这就决定了上颈椎损伤模式与下颈椎损伤模式不一样。下颈椎包绕和保护脊髓、神经根和椎动脉。

【病因病机】

《医宗金鉴·正骨心法要旨·旋台骨》记载:"此骨被伤,共分四证:一曰从高坠下,致颈骨插入腔内,而左右尚活动者,用提颈法治之;一曰打伤,头低不起,用端法治之;一曰坠伤,左右歪斜,用整法治之;一曰仆伤,面仰头不能垂,或筋长骨错,或筋聚,或筋强骨随头低,用推、端、续、整四法治之。"

(一)上颈椎骨折与脱位

1.寰椎骨折 寰椎即第1颈椎,属中医的项骨范畴。《伤科汇纂》引《检骨图注》曰:"背后颈骨共五节,第一节系致命处。"寰椎骨折好发于青壮年,往往是高处坠落重物打击、高台跳水或高处坠落头顶直接撞击地面等头顶部纵向挤压暴力所致。寰椎骨折形态特点首先由学者 Jefferson 在 1920 年描述,前弓和后弓是寰椎的力学薄弱点,所以骨折常发生于这两个部位。寰椎骨折按损伤部位分为(Levine-Edwards 分类法):Ⅰ型为单纯后弓骨折;Ⅱ型为侧块骨折;Ⅲ型为前后弓同时骨折的爆裂骨折(图 5-52)。

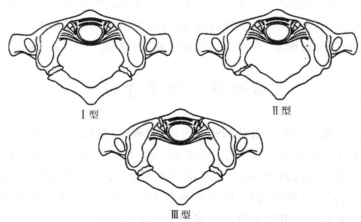

Ⅰ型　　　　　　　　　　　Ⅱ型

Ⅲ型

图 5-52　寰椎骨折的 Levine-Edwards 分型

Ⅰ型:单纯后弓骨折;Ⅱ型:侧块骨折;Ⅲ型:前后弓同时骨折的爆裂骨折

2.寰枢关节脱位 寰椎横韧带和齿状突是保持寰枢椎稳定的重要结构。如果横韧带断裂,则引起寰枢椎向前脱位;如再有齿状突骨折,因暴力方向的不同,可致寰椎前脱位或后脱位。寰枢椎脱位常可并发严重的脊髓损伤。

作用于头颈后部的外力均有可能致寰椎横韧带断裂,其中以屈曲型损伤多见,包括重手法推拿用力过猛等。也有因病理因素导致的,较少见,以儿童居多。主要因咽后部慢性炎症造成局部肌肉、韧带及关节囊的水肿、松弛,以及局部骨质脱钙而引起横韧带的松动、撕脱,并逐渐引起寰椎向前滑脱,其发生过程缓慢,神经症状一般较轻,但如附加外伤因素,则易引起损伤。

寰枢椎旋转脱位或半脱位分为(Fielding 和 Hawkins 分类法,见图 5-53):Ⅰ型为单纯旋转性脱位或半脱位,未合并寰椎向前移位;Ⅱ型为旋转性脱位或半脱位合并寰椎向前移位 3～5mm,表明横韧带轻度损伤;Ⅲ型为旋转性脱位或半脱位合并寰椎向前移位 5mm,表明横韧带完全损伤;Ⅳ型为旋转性脱位或半脱位合并寰椎向后移位。

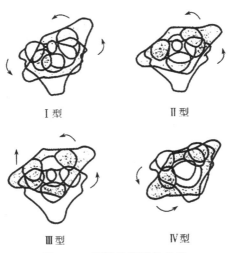

Ⅰ型　　　　　　　Ⅱ型

Ⅲ型　　　　　　　Ⅳ型

图 5-53　寰椎关节脱位分类

Ⅰ型:单纯旋转性脱位或半脱位;Ⅱ型:旋转性脱位或半脱位合并寰椎向前移位 3～5mm;Ⅲ型:旋转性脱位或半脱位合并寰椎向前移位 5mm;Ⅳ型:旋转性脱位或半脱位合并寰椎向后移位。

3.齿状突骨折　齿状突骨折的发病率占颈椎损伤的 7%～13%。前屈和后伸都会引起齿状突骨折,过屈导致齿状突向前移位,过伸导致齿状突向后移位。齿状突骨折按骨折线的水平分为三型(Anderson 分类法,见图 5-54):

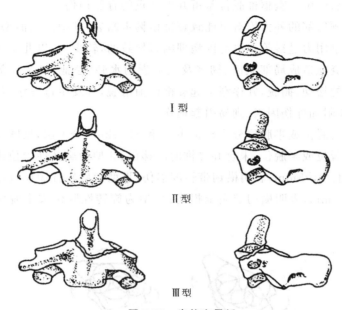

图 5-54 齿状突骨折

Ⅰ型:齿突尖的撕脱性骨折;Ⅱ型:齿状突腰部骨折;Ⅲ型:齿状突基底部骨折

Ⅰ型为齿突尖的撕脱性骨折,主要因附着于齿状突尖部的翼状韧带撕裂所致,骨质稳定,并发症少,预后较好。

Ⅱ型为齿状突腰部骨折,较为多见,此处骨折对齿状突的血运影响较大,且不稳定,骨折不愈合率高,多需手术治疗。

Ⅲ型为齿状突基底部骨折,骨折线常延及枢椎椎体上部骨质及寰枢关节,较为稳定,预后良好。

(二)下颈椎骨折与脱位

1.屈曲型骨折脱位 低头位时头顶遭到撞击,轻者造成椎体楔形改变,可合并项韧带及关节囊撕脱伤,一般不伴有脱位或脊髓损伤。当遭到较大屈曲压缩和旋转暴力时,可造成椎体骨折和椎间盘破裂,关节突有关节脱位和广泛的韧带损伤,常伴有脊髓损伤。

2.侧屈型骨折 外力来自头的侧方,强力迫使颈椎侧屈,可造成受力节段椎体一侧压缩变扁。此种损伤可合并受累侧横突骨折或横突间韧带断裂,可致椎间孔或椎管变形,压迫脊髓或神经根。

3.爆裂型骨折 由纵向垂直压缩暴力所致,如直立位头顶部遭到撞击或倒立位坠地。好发于颈5、6椎体,其次为颈4、7椎体。由于纵向挤压作用,造成椎体爆裂,骨折块移位,或髓核向椎管内脱出,造成椎管前后径或椎间孔缩小,出现脊髓或神经根受压症状。

4.伸直型损伤　较少见。当暴力由前向后作用,如摔倒时面部先着地,跳水运动员颈部过伸位撞击池底,或体操运动员、杂技运动员失手而面部触地等,过伸暴力使颈椎强力后伸,致小关节受压,椎体前方结构受张力作用,同时后侧受剪切力的作用,使上位椎体向后移位,而下位椎体相对向前移位,椎间盘及前纵韧带可被撕裂,或引起椎体前缘撕脱骨折,脊柱的稳定性遭到严重破坏,可发生不同程度的脊髓损伤。有椎管狭窄的伤者,脊髓损伤常较严重。

5.挥鞭样损伤　常见于交通事故,交通工具紧急制动时,乘坐人员头颈部依惯性突然前屈,又迅速反弹后伸致伤。可造成数个椎体、椎间盘和韧带损伤,一般不伴有脊髓损伤。

【诊查要点】

患者均有明显头部或颈部外伤史。伤后颈部疼痛,肿胀不一定明显,头颈部活动障碍,并可出现头部僵硬偏歪、前屈僵硬、旋转或后凸畸形。各部位损伤的临床特点因骨折脱位的平面及是否有并发症而不同。

1.上颈椎骨折脱位

(1)寰椎骨折:颈部疼痛较局限,可通过枕大神经向枕后部放射,颈部活动时加重。多在枕后部有局限性压痛,颈后部肌肉痉挛僵硬,旋转及屈曲活动受限,患者在转动身体时,需以双手托住头部,保持头与躯干一致。部分患者会出现高位截瘫症状。

(2)寰枢椎骨折脱位:视移位程度及致伤机制不同,临床症状差异较大,轻者毫无异常主诉,重者可造成完全性瘫痪甚至当场死亡。即使初始症状不严重的患者,也可能因各种并发症而危及生命,故检查时不应暴力或用力转动头部,以免加重损伤。

一般患者伤后感到颈部疼痛或明显不稳,以致不敢坐起或站立。颈部各方向活动受限,尤以旋转活动受限为重,开口亦感困难。如双侧关节均有脱位,头颈呈向前倾斜体位,如系一侧关节脱位,则头向健侧旋转,并向患侧倾斜。

齿状突骨折伴寰椎脱位时,常有不同程度的脊髓损伤。早期神经症状主要有四肢无力,腱反射亢进,枕部感觉减退或疼痛;严重者出现四肢瘫痪,呼吸困难,可在短期死亡。

因为枕颈连接没有具体的感觉和运动皮节及肌节分布,并且很容易被头部损伤或者面部损伤所掩盖,所以枕颈连接的神经功能评价相对困难。第1、2 神经根损伤一般表现为枕部和头后部皮肤的感觉缺失。这个水平的脊髓完全性损伤会导致呼吸肌及四肢瘫痪,通常需依赖呼吸机辅助呼吸。严重的枕颈连接和颅骨基底部损伤可能累及下颅脑神经,也可出现相应的颅神经损伤症状。

上颈段脊髓损伤可能使膈肌和肋间肌无力而导致呼吸衰竭,并且咽喉血肿可能会引起上呼吸道堵塞而导致呼吸困难。对于颈椎损伤的患者,要注意是否合并椎动脉损伤,双侧或优势侧椎动脉损伤可导致致命性脑干和小脑缺血性损伤,隐秘的椎动脉损伤会导致延迟的皮质盲和再发四肢瘫。

(3)齿状突骨折:多数患者表现为颈痛,疼痛可放射至枕部,活动受限,颈部压痛,肌肉紧张,不稳感,患者需双手托头以协助稳定颈部。

上颈椎骨折与脱位的患者,一般应拍摄张口位及侧位 X 线片。正常情况下正位片寰椎两侧块与齿状突间距离相等而对称,寰椎两侧块外缘与枢椎关节侧突块外缘在一直线上。如出现寰椎两侧块与齿状突间距不等,特别是寰椎侧块向外滑动移位,即为寰椎骨折的重要征象。侧位片上寰齿间距(寰椎前弓后缘与齿状突前缘的间距)正常为 2~3mm,若大于 3mm,常提示寰椎前弓骨折。若为单纯寰椎脱位者,寰齿间距在 3~5mm 者,提示横韧带断裂;寰齿间距超过 7mm 者,提示横韧带合并翼状韧带、齿尖韧带及副韧带断裂。同时阅片时注意观察齿状突是否发生骨折及骨折的类型,齿状突骨折可能合并寰椎骨折,注意勿漏诊。CT 平扫三维重建及多平面重建能清楚显示上颈椎骨折脱位发生的部位及移位程度。MRI 可有助于判断有无脊髓损伤。

2.下颈椎骨折脱位

(1)下颈椎单纯骨折:仅有局部疼痛、压痛,神经症状多不明显。

(2)下颈椎骨折并脱位:屈曲型损伤可见伤椎棘突向后凸出,局部肿胀,压痛明显,头前屈而不能伸,患者常以两手托腮以防止因活动而引起的颈部肌肉痉挛性疼痛;侧屈型损伤,除肿胀疼痛及活动受限外,头颈向伤侧倾斜;伸直型损伤,头后仰,颈椎前凸加大;垂直型损伤者,头颈一般处于中立位,各方向活动受限。如合并脊髓和神经根损伤,则出现相应的临床症状。轻者仅出现神经根刺激症状,重者可出现不全截瘫或完全瘫痪。

X 线检查一般需要拍摄颈椎正侧位片,必要时可加拍斜位片、动力位片,以明确诊断骨折部位、移位方向。注意伸直型损伤中产生的颈椎后脱位,但由于软组织的回弹力,移位有时可自行复位,X 线片上显示不出来,怀疑者需拍摄动力侧位片,尤其是过伸位片,可见上位椎体后移。前纵韧带断裂时,有时可见损伤节段椎体前下缘三角形撕脱骨折片。CT平扫三维重建及多平面重建能清楚显示颈椎骨折脱位发生的部位及移位程度,确定椎管内有无碎骨片。MRI检查有助于判断是否并发脊髓损伤。

【治疗】

对颈椎损伤者急救和搬运不当可加重损伤,因此颈椎损伤患者在搬运过程中,应由一人专门扶住头部或用沙袋挤住头部以防颈椎发生旋转、屈曲、过伸等活动,保持头颈与躯干平衡,在急救和临床检查时也应遵循这一原则。在进行X线、CT、MRI等检查时,必须由医生护送。由于导致脊柱损伤的暴力往往巨大,在急救时应特别注意颅脑等其他重要脏器损伤,注意维持呼吸道通畅,监测生命体征,以便及时处理。

颈椎骨折脱位的治疗目的是:①恢复脊柱序列;②预防未受损神经组织功能丧失;③促进神经功能恢复;④获得并维持脊柱稳定;⑤获得早期的功能恢复。

1.整复方法　颈椎骨折脱位是严重损伤应尽早进行治疗,手法复位风险较大,可能增加脊髓损伤,导致严重并发症,现已较少使用,主要采取持续性牵引达到复位的目的,可选用颌枕带或颅骨牵引。屈曲型损伤应做伸直位牵引;伸直型损伤应先采取中立位牵引,逐渐改为略屈曲位牵引;垂直压缩型损伤,宜采用中立位颅骨牵引。牵引时应注意牵引力的方向和大小,防止原有损伤加重或引起新的损伤。

(1)枕颌带牵引:适用于牵引力需要较小、牵引时间较短且骨折移位不明显,或仅需对颈部略加固定的患者。牵引重量一般不超过4kg,时间为3~4周。牵引期间注意牵引带不能滑脱至颈部,以免压迫颈部血管及气管。

(2)颅骨牵引:适用于寰枢椎骨折脱位较严重或伴有脊髓损伤,或第3~7颈椎完全脱位,或骨折合并脱位者,需要短时间内大重量快速牵引复位。牵引重量4~15kg,根据颈椎损伤部位、肌肉强壮情况等确定牵引重量,从上至下牵引重量逐渐增加。第1颈椎开始,一般牵引重量为4kg,每向下一个椎体,则加1kg。有时颈部肌肉发达者,牵引重量可增至15kg。开始时每隔1~2小时进行床边摄片,观察复位情况,并根据复位情况调整牵引重量。牵引过程中要防止牵引弓及牵引配重脱落。复位后维持4kg左右牵引重量。牵引时,一般不采用过伸复位法,以在中立位或轻度屈曲位为宜。因过伸复位时,上下关节突嵌顿得较紧,颈椎越伸展,嵌顿就越紧,不但不能达到复位目的,反而加重脊髓损伤的危险。若无骨折和脊髓损伤,可持续牵引3~4周后再解除牵引。如有椎体及关节突骨折应延长牵引时间。在牵引时,抬高床头做反牵引,并应根据复位情况及时间调整牵引方向和牵引重量。

2.固定方法

(1)颈托或头颈胸石膏固定:适用于无神经损伤的颈椎骨折脱位。

(2)牵引固定:适用于合并神经损伤的颈椎骨折脱位,牵引复位后继续采用牵引维持固定。

(3)头颈胸支架固定:颈椎骨折脱位牵引复位后可采用头颈胸支架固定。

3.练功活动　功能锻炼应遵循以下原则:

(1)早期开始,在损伤复位固定后即开始肢体肌肉、关节的主动或者被动运动。功能锻炼越早开始,恢复越快,越晚则功能恢复所需的时间越长,以主动运动为主。

(2)循序渐进,从易到难。

(3)根据功能所需做训练,才能达到康复的要求。这就要求制定恰当的功能康复的目标和计划,有针对性地进行康复训练。

(4)力量和耐力训练并重。肌肉力量的增长,是通过锻炼逐步达到的,在具有一定肌肉力量的同时,还必须具备力量的持续性(即耐力),才能逐步恢复日常生活能力。

4.药物治疗　早期局部肿胀、剧烈疼痛、胃纳不佳、大便秘结、舌苔薄白、脉弦紧,证属气滞血瘀,治宜行气活血、消肿止痛。多用复元活血汤、膈下逐瘀汤,外敷消瘀膏或消肿散。中期肿痛虽消而未尽,仍然活动受限、舌暗红、苔薄白、脉弦缓,证属瘀血未尽、筋骨未复,治宜活血和营、接骨续筋,方用接骨紫金丹,外敷伸筋膏。后期腰腿酸软、四肢无力、活动后局部隐隐作痛,舌淡苔白、脉虚细,证属肝肾不足、气血两虚,治宜补益肝肾、调养气血,方用六味地黄汤,八珍汤或壮腰健肾汤加减,外贴万应膏或狗皮膏。

对有脊髓压迫或刺激的患者,应按照脊髓损伤进行处理。

5.手术治疗　对于骨折脱位移位明显,闭合复位失败,或在骨折块突入椎管压迫脊髓,不稳定的骨折脱位等,均应采用手术治疗。手术治疗的目的是恢复颈椎正常的解剖序列,重建颈椎的稳定性,恢复椎管容积,解除椎管压迫,为患者早期康复创造条件;同时亦可减少卧床时间及并发症的发生。

【预防与调护】

骨折整复固定后,应鼓励患者早期进行四肢及腰背肌锻炼。行石膏和支架固定的患者,应早期进行背伸及伸髋活动。严重患者也不应绝对卧床,为防止压疮、坠积性肺炎等并发症,应定时帮助患者翻身拍背。对于能活动的患者,在病情允许的情况下,要鼓励患者进行主动或被动功能锻炼。

二、胸腰椎骨折与脱位

胸腰椎属古代背骨及腰骨范围,《医宗金鉴·正骨心法要旨》记载:"背者,自后身大椎骨以下,腰以上之称也。"

胸腰椎骨折与脱位是指在外力作用下导致胸腰椎体骨质连续性的破坏,常伴有韧带、关节囊、椎间盘损伤,是常见的脊柱损伤。在青壮年患者中,高能量损伤是其主要致伤因素,如车祸、高处坠落伤等,这类损伤常合并脊髓、神经损伤,致残率高。在中老年患者里,由于存在骨质疏松,损伤因素多为低能量,如平地滑倒、跌倒等。

胸段脊柱呈生理性后凸,腰段脊柱呈生理性前凸,多数脊柱骨折、脱位好发于胸腰段,即胸11~腰2椎体范围,主要是由于该部位为相对固定的胸椎与活动范围较大的腰椎之间的交界区域,为脊柱应力集中处。胸1~胸10椎体由于与肋骨连接,在胸廓的限制下可对抗侧屈和轴向旋转力,不易发生骨折,且胸椎小关节呈冠状面连接,可对抗前后滑移活动,不易发生脱位。腰椎椎间小关节呈矢状面连接,旋转活动较大,出现骨折脱位的风险相对较大。

【病因病机】

胸腰椎骨折脱位多是由间接暴力导致,临床常有屈曲、后伸、侧屈、旋转、垂直压缩和水平剪切暴力等6种基本形式。直接暴力导致的临床较少见,直接暴力在胸腰部多造成横突或棘突骨折。临床上依据损伤的暴力作用形式、损伤部位、稳定性、Denis三柱理论,有以下几种分类。

1.根据暴力作用的形式分类

(1)压缩型损伤:在胸椎因为生理后凸的存在,轴向压缩应力主要在椎体产生前方屈曲负荷,在胸腰段则主要产生相对垂直的压缩负荷,这可导致椎体终板的破坏,进而导致椎体压缩;若作用力足够大,则会产生椎体爆裂性骨折,这样的力量可导致椎体后侧皮质骨折,应力继续作用则可导致椎弓根椎体结合部位及椎板骨折,从而导致椎弓根间距增宽,严重时甚至会引起棘突及后方韧带结构破坏。此种类型的骨折,骨折块可以向椎体后部突出进入椎管,致使脊髓和神经根发生不同程度的损伤。

(2)屈曲型损伤:临床上最常见。屈曲暴力致伤,脊柱骤然猛烈向前屈曲,椎体、椎间盘前缘相互挤压,同时椎体后缘产生牵张应力,脊柱后方韧带可能发生撕裂或者附着点出现撕脱性骨折。在椎体前侧,随着椎体骨折及成角的增加,作用力逐渐吸收,中柱结构通常保持完整。但是,当后侧韧带和关节囊破坏后,将会产生局部不稳定。如果椎体前柱压缩超过 40％～50％,将可能会导致后侧韧带、关节囊的破坏,后期将会出现不稳定及进行性后凸畸形。屈曲压缩损伤伴有中柱结构的破坏,将会导致脊柱的不稳定,进行加重的畸形及神经的损害。

(3)屈曲旋转型损伤:包括屈曲和旋转两种暴力作用于脊柱,损伤严重。屈曲外力主要损伤椎体前方骨结构,随着旋转暴力的增加,韧带和关节囊等结构受到牵张力与旋转力,常导致关节突骨折或脱位,下位椎体的前缘上角可被纤维环撕脱,形成小骨折片,随上位椎体向前移位。脊柱结构出现明显不稳定,严重时可出现椎体脱位。

(4)屈曲分离型损伤:也称为屈曲牵张型损伤、Chance 骨折、安全带损伤。常见于乘坐高速汽车腰部系安全带时发生的车祸中,故名安全带损伤。此类损伤应汽车高速行驶中发生车祸,由于安全带的作用,下肢和躯体下部保持不动,上半身高速前移并前屈,造成安全带附近脊椎后部承受过大的张力,椎体、椎间盘、韧带发生骨折或撕裂。

(5)伸展型损伤:多发生于仰面坠落,在坠落过程中腰部被硬物阻挡,使脊柱急骤过伸。其受伤机理与屈曲型损伤正好相反。外力作用于前纵韧带和纤维环的前部,同时后部结构受到压缩应力,导致关节突、椎板和棘突骨折,椎体的前下部也可能会发生撕脱骨折,如前纵韧带保持完整,多数情况下这种损伤是稳定的,但严重时也可以出现上位椎体相对于下位椎体后滑移。

椎体骨质疏松性骨折常发生于绝经后妇女和老年人,根本原因是严重的骨质疏松,低能量外力即可导致椎体发生压缩骨折,如平地跌倒、乘车颠簸、突然剧烈咳嗽等;高能量外力则可导致严重的骨折脱位。

2.根据骨折后的稳定性分类

(1)稳定型骨折:单纯性椎体压缩骨折(椎体压缩高度未超过 50％,不合并附件骨折或韧带撕裂),或单纯附件(横突、棘突或椎板)骨折。

(2)不稳定型骨折:椎体压缩高度超过 50％;椎体成角＞20°;骨折伴脱位;压缩骨折伴棘突或棘间韧带断裂。这类损伤使维持脊柱的稳定因素遭到严重破坏,如前、后纵韧带,椎间盘纤维环,黄韧带及小关节囊韧带,棘上和棘间韧带等出现断裂或不同程度的损伤。一旦脊柱稳定结构受到破坏,骨折后则易发生移位或脱位,严重时可压迫脊髓和马尾神经,可遗留神经功能障碍。

3.根据 DeIus 三柱理论分类 Denis 三柱理论将脊柱分为前柱、中柱和后柱。前柱由前纵韧带、椎体和椎间盘的前 2/3 构成;中柱由椎体和椎间盘的后 1/3 及后纵韧带构成;后柱由椎弓、黄韧带、关节突关节、棘间韧带、棘上韧带构成(图 5-55)。

根据三柱损伤情况将胸腰椎骨折脱位分为：

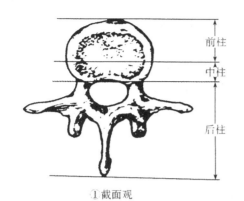

①截面观

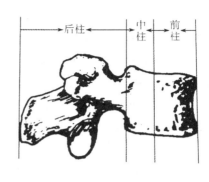

②侧面观

图 5-55　Denis 三柱理论示意图

（1）压缩性骨折：其损伤机制为前屈或侧屈，椎体前柱承受巨大压力，可发生不同程度的压缩，后柱和中柱受张应力作用；中柱因处于屈曲活动的铰链部位，承受的张应力较小，多保持完整。椎体后缘的高度保持不变。

（2）爆裂性骨折：累及前柱和中柱的骨折，后柱一般完整。脊柱的前柱和中柱受压而出现爆裂，可合并椎弓根或椎板纵形骨折。椎体前缘和后缘的高度皆减小，椎体的前后径及椎弓根间距增宽。

（3）中后柱骨折：椎体中柱和后柱受到牵拉，致棘间韧带或棘突水平断裂，如暴力强大可延及椎板、椎弓根、椎体，前柱作为暴力作用的支点，通常发生压缩损伤或完整。本型特点是前柱较少受累，而后柱的撕裂十分显著。但严重者亦可同时累及脊柱前、中、后三柱，如典型的 Chance 骨折。

（4）骨折脱位：损伤机制比较复杂，常由于压缩、牵张、旋转或剪切暴力使脊柱三柱中的骨性和韧带结构均发生损伤。前柱受旋转力和屈曲压缩力的作用，后柱受旋转力与牵张应力作用，中柱亦可受累，产生椎体骨折及关节突骨折或脱位。

Denis 把脊柱不稳定分为三度：Ⅰ度为机械性不稳定，为前柱和后柱损伤，或中柱和后柱损伤。Ⅱ度为神经性不稳定，由于中柱受损，在椎体塌陷时继发椎管狭窄，产生神经损伤或神经症状；Ⅲ度为兼有机械性和神经性不稳定，三柱均发生损伤，骨折合并脱位。

【诊查要点】

除老年椎体压缩骨折外，胸腰椎骨折与脱位均有较严重的外伤史，如从高空落下、重物打击、车祸等。伤后立即出现局部剧烈疼痛，不能坐起或行走，严重时可出现休克。受伤部位可出现肿胀、瘀斑；椎旁肌可有保护性痉挛，按压或叩击伤椎的棘突时，疼痛加重。屈曲型损伤棘突间距可增宽，损伤部位可出现后凸畸形，在腰椎因存在生理前凸，轻微的后凸畸形不易察觉。如果椎体侧方压缩，可有轻度的侧弯畸形。如果有脊髓神经损伤可出现损伤平面以下肢体麻木、活动无力，感觉迟钝或消失，大小便异常等。胸腰段骨折者，因腹膜后血肿刺激局部神经丛，致肠蠕动减慢，数日后常出现纳呆、胸闷、腹胀、腹痛、大便秘结等症状。

胸腰椎骨折时拍摄胸腰椎常规的 X 线正、侧位平片是最基本的检查方法。侧位平片可以观察胸腰段及腰椎的序列，椎体高度是否丢失，有无前后滑移型脱位及局部后凸角度；正位平片可以了解是否存在脊柱侧凸，椎弓根间距及棘突的位置。

CT 可以清晰显示椎板骨折、关节突骨折及椎弓根损伤，或在普通 X 线平片上难以明确的损伤。同时 CT 在区分胸腰椎椎体压缩骨折与爆裂骨折方面比 X 线平片更具优势，轴位平面上，CT 可以用来评估椎体骨折块对椎管的侵占情况，CT 三维重建可观察脊柱的序列情况，各个平面的重建图像能够更全面地了解脊柱结构及损伤情况。

MRI 可以清楚地显示脊髓和软组织图像，从而可以评估是否存在椎间盘损伤、硬膜外血肿、脊髓挫伤、韧带裂伤等软组织损伤情况，尤其是对脊髓损伤状况有很大价值，可为损坏预后提供有力的依据。

可采用肌电图检查，评估骨折脱位导致脊髓神经损伤的程度。

【治疗】

胸腰椎骨折与脱位患者的急救处理非常重要，对于受伤患者在现场应立即进行简单检查及处理，初步判断损伤部位，检查时不要随便搬动患者。如胸腰椎棘突压痛明显，且存在畸形，则应保持胸腰椎轴线位进行搬运，尤其是合并脊髓损伤的患者搬运时更应注意。在急救时应特别注意有无合并四肢骨折、颅脑、胸腔、腹腔、盆腔等重要脏器或大血管损伤，如有休克等急危重症应给予急救处理，应先抢救生命，维持呼吸道通畅、包扎止血。对于被重物埋压的伤员，应先移去重物再移动伤员，切忌使用暴力拉拽，否则会增加脊髓损伤的风险。

搬运胸腰椎骨折脱位患者的工具最好是硬担架或木板，不宜用软担架或毯子。禁止一人或二三人抬送，否则会加重损伤（图 5-56）。搬运时先将伤员双下肢伸直靠拢，两上肢贴于体侧，担架或门板靠近患者一侧，用滚动法，即一人扶肩及腰，一人扶臀及下肢，将患者滚至担架上，并使其仰卧，患者躯体与木板之间要用软物垫好并予以固定（图 5-57）。若没有担架或者木板，或者伤员对损伤姿势记忆不清，或为昏迷伤员，则需要保持伤员脊柱平直位置，避免屈曲和扭转，可采用两人或数人在患者一侧,动作一致地平托其头、胸、腰、臀、腿,做平卧式搬运(图 5-58)。

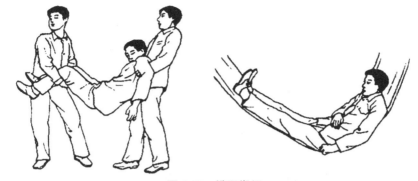

图 5-56　错误搬运

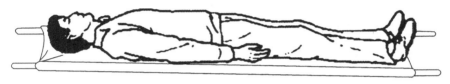

图 5-57　仰卧位搬运

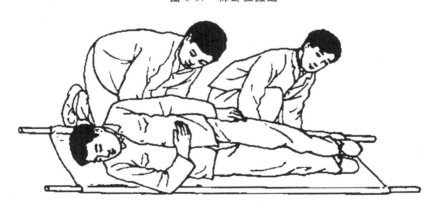

图 5-58　平卧位搬运

1.整复方法　胸腰椎压缩骨折不合并脊髓、神经损伤者,可采用手法复位治疗。不稳定型骨折脱位无论有无脊髓损伤,均应慎用手法复位。不当的手法复位有加重脊髓损伤的可能,会造成不可挽回的后果。老年体弱、骨质疏松的患者,一般不主张手法复位,仅卧床休息 3 个月左右或适当的练功活动即可。

整复方法的主要原理是使已压缩的椎体与皱折的前纵韧带重新过伸及张开以达到复位目的。在整复过程中,为减少伤员痛苦和松弛肌肉,可考虑给予适量的止

痛药。目前常用的整复方法有以下几种:

(1)过伸牵引按压法:患者俯卧硬板床上,两手抓住床头,助手立于患者头侧,两手反持其腋窝处,一助手立于足侧,双手握双踝,两助手同时用力,逐渐进行牵引,牵引至一定程度后,足侧助手逐渐将双下肢提起悬离床面,使脊柱得到充分牵引和后伸,当肌肉松弛、椎间隙及前纵韧带被拉开后,术者双手重叠,压于骨折后突部位,适当用力下压,借助前纵韧带的伸张力,将压缩的椎体拉开,同时后突畸形得以复平。

(2)两踝悬吊复位法:患者俯卧于复位床上,将两踝悬空吊起。如没有复位床,亦可在屋梁上装一滑轮,将双足向上吊起,徐徐悬空,使胸腰段脊柱过伸复位。复位后应注意使用过伸夹板维持复位效果,并注意坚持腰背肌锻炼,否则晚期容易出现脊柱关节僵硬挛缩及肌肉萎缩。

(3)牵引复位:手法复位有困难者,可采用骨盆牵引。牵引重量为每侧10~15kg,将床脚位置垫高以做反牵引,每日拍片观察复位情况,如已复位则减轻重量,用维持重量持续牵引4~6周。

对于胸腰段轻度压缩骨折者,可采用姿势复位法。患者仰卧于硬板床上,在骨折平面垫约10cm厚的软枕,并逐渐加高,在数日内加至15~20cm,使脊柱过伸复位。数日后开始进行腰背肌锻炼,以背伸肌为动力,增加前纵韧带及椎间盘前部纤维环的张力,使压缩的椎体逐渐张开,背伸肌力的加强,形成一个有力的肌肉夹板,有利于脊柱的稳定。一般轻度压缩骨折的患者,经正确积极的功能疗法可使压缩椎体逐步恢复原状,4~6周可逐步下床活动。

2.固定方法　对轻度胸腰椎压缩骨折的患者,不需特别固定,患者仰卧于硬板床上,骨折处垫一薄枕即可,待骨折愈合后可佩戴腰围或者支具下地活动。对不合并脊髓神经损伤者,经手法复位5~6周后,可在脊柱过伸位进行固定,常用石膏背心、胸腰过伸支架或腰背"工"形板固定。伸展型损伤患者,应将头下垫枕抬高,膝下用枕头垫起,使髋膝关节屈曲,脊柱轻度屈曲位,便于骨折片靠拢,1~2周的急性期过后,可予以石膏背心固定躯干于中立位或微屈曲位2个月。

3.练功活动　骨折固定后在床上做四肢功能锻炼1~2周,其后即可开始行胸腰背部练功活动,腰背部肌肉是维持胸腰椎稳定性的重要结构之一,加强腰背部肌肉的锻炼,有助于维持及增强胸腰椎的稳定性及促进骨折愈合,可以有效地预防肌肉僵硬萎缩,减少损伤后的慢性腰背部疼痛。练功活动应在骨科或康复科医师指导下循序渐进地练习,以防不恰当或过度锻炼引起疼痛加重或其他并发症。目前,常用的练功方法如下:

（1）飞燕点水：患者去枕，俯卧在硬板床上，双手后伸，用力挺胸抬头，使头胸离开床面，同时膝关节伸直，两大腿用力向后也离开床面，全身向后翘起呈弧形，仅腹部贴床，持续5～10秒，然后肌肉放松休息5～10秒为一个周期。

（2）五点支撑：患者仰卧在床上，去枕屈髋屈膝，双肘部及背部顶住床，腹部及臀部缓慢向上抬起，依靠头部、双肘和双脚这五点支撑起整个身体的重量，持续3～5秒，然后腰部肌肉放松，放下臀部休息3～5秒为一个周期。

（3）三点支撑：此锻炼方法是在五点支撑法的基础上发展而来的，患者仰卧在床上，双臂置于胸前，用头部及双足底支撑在床上，使得身体腾空后伸。

需要注意的是，伤后4个月内，屈曲型骨折应避免弯腰活动，伸直型骨折应避免伸腰活动。

4.药物治疗　早期胸腰背部局部肿胀，剧烈疼痛，胃纳不佳，大便秘结，《素问·举痛论》云："痛而闭不通矣。"证属气滞血瘀，治宜行气活血、消肿止痛，可内服复元活血汤、腰伤一方或膈下逐瘀汤，无皮损的患者可外贴双柏散、消瘀膏。若腹胀，大便秘结，烦躁，日晡潮热，苔黄，脉弦有力，证属气滞血瘀，腑气不通，治宜攻下逐瘀、通腑泄热，可选用桃仁承气汤或大承气汤加减。若少腹胀满，小便不利，证属瘀血阻滞，膀胱气化不利，治宜活血祛瘀、行气利水，可用膈下逐瘀汤合五苓散。

中期疼痛虽消但未尽，活动受限，筋骨未复，治宜续筋接骨为主，可内服接骨丹、腰伤二方，外贴接骨膏。

后期腰部酸软，四肢无力，活动虽改善，但局部隐隐作痛，舌淡苔薄，脉细无力，证属肝肾不足，气血两虚，治宜补益肝肾、调养气血，可选用六味地黄丸、八珍汤、壮腰健肾汤，外贴狗皮膏。

5.手术疗法　对于骨折脱位移位明显，闭合复位失败，或骨折块突入椎管压迫脊髓者应选择手术切开复位固定，恢复椎管容积，解除脊髓压迫，或行椎体融合术以重建脊柱稳定性，有利于患者尽早康复训练，并且可减轻护理难度，减少并发症的发生。

【预防与调护】

非手术治疗的胸腰椎骨折患者及神经损伤患者需要长期卧床，治疗期间应注意嘱咐患者多做深呼吸及咳嗽、排痰，以预防坠积性肺炎。对躯干受压部位保持清洁、干燥，定时翻身，或在受压部位加软垫、气垫以减少压疮的发生。要保持尿路通畅、下阴清洁以防止逆行性尿路感染。有压疮继发感染或尿路感染应积极抗感染治疗。骨折整复固定后，应该早期进行四肢及胸腰背部功能锻炼，佩戴支具或石膏的患者应早期行背伸及伸髋活动，以预防失用性萎缩。手术治疗的患者，根据骨折愈合情况佩戴腰围或支具逐渐下地活动。骨质疏松性骨折患者,治疗骨折同时应注意抗骨质疏松治疗,以减少再发骨折风险。

三、肋骨骨折

肋骨骨折为常见的骨折,多见于 18～50 岁,青少年少见。一肋一处骨折多见,多肋多处骨折少见,但多肋多处骨折形成的连枷胸是胸部损伤引起早期死亡的原因之一。

肋骨共 12 对,呈弓形,分左右对称排列,与胸椎和胸骨相连构成胸廓,有支持和保护内脏的重要作用。上 7 对肋骨借助软骨附着于胸骨;第 8～10 肋骨借助第 7 肋软骨间接与胸骨相连;第 11、12 肋骨前端游离,称为浮肋。两肋骨之间有肋间神经和血管通过,骨折移位易造成损伤。由于解剖结构的关系,骨折常发生于较长的第 4～7 肋的前外侧。

【病因病机】

直接暴力和间接暴力均可导致肋骨骨折,亦可由两者合并作用发生。

1.直接暴力 骨折发生于暴力作用部位。多为摔伤、钝器打击或车祸撞击等外力直接作用于肋骨,多呈横断或粉碎骨折,骨折端内移可刺伤胸膜或肺脏,造成气胸和血胸(图 5-59)。

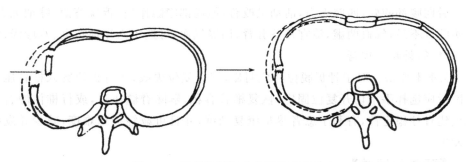

图 5-59 肋骨直接暴力骨折的移位特点

2.间接暴力 如塌方、车轮碾轧、重物挤压等,外力作用于胸壁前、后部,骨折多发生在腋中线处。亦有因暴力打击前胸,而后肋骨折,或打击后胸而致前肋骨折。骨折多为斜行,断端向外突出。

3.混合暴力 直接暴力与传达暴力共同作用造成肋骨多段骨折,常伴有内脏损伤。该类骨折的骨折线特点是一骨或多骨双处甚至多处骨折。

4.肌肉收缩 可由于严重咳嗽、打喷嚏或产妇生产,因肋间肌急剧强烈收缩造成下部肋骨骨折,多见于体质虚弱、骨质疏松患者,骨折线多为横形或斜形。

若骨折端损伤胸膜、肺脏,使空气进入胸膜腔,即为气胸。如胸膜穿破口已闭,不再有空气进入胸膜腔,称为闭合性气胸;如胸膜穿破口未闭,空气仍自由沟通,称为开放性气胸;若胸膜穿破口形成阀门,吸气时空气通过破裂口进入胸膜腔,呼气时则不能将空气排出,胸腔内压力不断增加,对肺的压迫和纵隔推移也愈来愈大,称为张力性气胸。肋骨骨折伤及胸膜、肺脏或血管时,使血液流入胸腔,即为血胸,多与气胸同时发生,称为血气胸(图 5-60)。

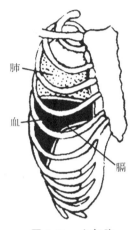

肺

血

膈

图 5-60　血气胸

肋骨的多根多段骨折或多根肋骨单处骨折合并肋软骨骨折、胸肋关节脱位时,可使该处胸廓失去支持,形成浮动胸壁即连枷胸,产生反常呼吸,患者可出现呼吸困难、低氧血症等(图 5-61)。

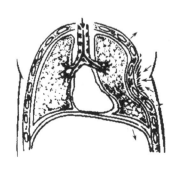
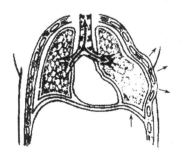

①吸气　　　　　　　　　　　　　　　　　②呼气

图 5-61　胸壁软化区的反常呼吸运动

【诊查要点】

有交通事故、高处坠落、重物挤压或直接打击等胸部外伤史。当剧烈咳嗽、喷嚏后突然出现胸壁剧痛,也应考虑到有肋骨骨折的可能。

伤后骨折部肿胀、疼痛,深呼吸、咳嗽和躯干转动等动作时疼痛加剧,呼吸较浅而快,患者有不同程度的胸闷感或呼吸困难。检查可见局部有血肿或瘀斑。骨折处有固定的剧烈压痛点,沿肋骨可触及骨骼连续性中断,有时可触及骨擦音。两手分别置于胸骨和胸椎,前后挤压胸廓,可引起骨折处剧烈疼痛,则为胸廓挤压征阳性,是诊断肋骨骨折的主要体征之一。

多根肋骨双处骨折时,该部胸廓失去支持而出现反常呼吸,患者表现为呼吸困难、发绀,甚至休克等严重症状。

第1、2肋骨骨折多由强大暴力引起,应同时考虑其周围的锁骨下血管和臂丛神经损伤的可能性;而下部肋骨骨折时,应注意有无肝、脾、肾脏损伤。肋骨骨折的常见并发症是血气胸,故应特别注意患者的血压、脉搏和呼吸情况,有无发绀缺氧症状,以及由于不能正常呼吸和咳嗽排痰而引起的肺部感染、肺不张,对年老体弱或原有慢性阻塞性肺部疾病的人,更应提高警惕。

肋骨正斜位X线片可明确骨折的部位、数目及骨折移位情况。无移位骨折,早期X线需待伤后3～4周,出现骨痂,才能证实为骨折。X线检查亦不能发现肋软骨关节脱位或肋软骨骨折,因此肋骨骨折的早期诊断主要依靠临床体征。X线透视或摄片可以确定血气胸及其程度。气胸气量多时,肺被压缩纵隔向健侧移位。血胸量少,仅肋膈角变钝或消失;大量血胸时,全肺被液体阴影掩盖。如同时存在血气胸,则出现液平面。

【治疗】

单纯肋骨骨折是指一根或少数几根肋骨骨折,因有肋间肌固定和其余肋骨支持,所以多无明显移位,且较稳定,一般不需整复。因其往往累及其附着的骨膜、胸膜,特别是易伤及肋间神经,疼痛较剧烈,影响咳嗽排痰,造成肺不张或并发肺炎,因此治疗的重点在于止痛和预防肺部感染。多根或伴多段骨折,移位明显,甚至造成浮动胸壁时,则需复位与固定。

1.整复方法　患者正坐位,助手在患者背后,将一膝顶住患者背部,双手握其肩,缓缓用力向后方拉开,使患者挺胸。医者一手扶健侧,一手按患侧,患者用力吸气至最大限度,再用力咳嗽,同时助手按压上腹部,术者挤按肋骨骨折端,将高凸部分按平。若为凹陷骨折,在咳嗽的同时,术者双手对挤患部的两侧,使下陷者浮起。若患者身体虚弱,可取仰卧位,肩胛区垫枕,使患者双肩后伸、胸廓扩展,采用与上述同样的挤按手法将骨折整复。

2.固定方法

(1)胸壁压迫固定法:常用于年轻的患者和轻度胸壁浮动患者,也可作为急救的处理方法。用较多的棉垫,大小与浮动部位相等,置于胸壁浮动部,外加宽胶布固定或绷带加压包扎。此方法缺点是将浮动胸壁向内压,对严重的胸壁浮动者应忌用。此外,愈合后胸廓可遗留有一定的畸形。

(2)胶布固定法:患者取半坐位,两上肢外展或上举。在贴胶布的伤侧皮肤上涂复方苯甲酸酊,在深呼气末胸廓缩至最小时拉紧粘贴,用宽 7～10cm 的长胶布,自健侧肩胛中线绕过骨折处,紧贴到健侧超过锁骨中线 5cm。从骨折的肋骨以下两肋开始,第 1 条胶布贴在骨折肋骨下两肋,第 2 条叠盖在第 1 条之上,互相重叠 1/2～1/3,呈叠瓦状由后向前,自下而上地进行固定,至骨折的肋骨以上两根肋骨,固定时间 3～4 周。若皮肤对胶布过敏,或患支气管哮喘、慢性支气管炎、肺气肿,或老人心肺功能不良者,因半环式胶布固定加重呼吸限制,故不宜采用本法。

(3)尼龙扣带或弹力绷带固定法:适用于老年人、患有肺部疾患或皮肤对胶布过敏者。骨折部可外贴伤膏药或油膏,嘱患者做深呼气,然后用尼龙扣带或宽弹力绷带环胸部固定骨折区及上下邻近肋骨,固定时间约 3～4 周。

(4)器械辅助呼吸:器械辅助呼吸可起到内固定的作用,在严重多根多处肋骨骨折时,胸壁塌陷,患者无法进行呼吸,可采用“内固定”来抢救。先行气管切开,插入带气囊的气管插管,连接呼吸机,进行人工辅助呼吸。机械辅助呼吸一般连续进行 3～5 天,直到患者能自主呼吸为止。

(5)肋骨牵引:多根多段肋骨骨折造成浮动胸壁,出现反常呼吸时,采用肋骨牵引法,可选择浮动胸壁中央一根肋骨,局部麻醉后用无菌巾钳将肋骨夹住,或用钢丝或钢针穿过肋骨下方,系上牵引绳进行滑动牵引,牵引重量为 2～3kg,牵引时间 1～2 周。

3.练功活动　患者经整复固定后,一般可下地活动,重伤员需卧床者,可抬高床头取半坐卧位,并锻炼腹式呼吸。有痰者,鼓励患者咳痰,待症状减轻后即应下地活动。

4.药物治疗

(1)初期:应活血化瘀、理气止痛。伤气为主者,可选用柴胡疏肝散、金铃子散;伤血为主者,可选用复元活血汤、血府逐瘀汤,加用款冬花、桔梗、杏仁、黄芩等,以宣肺止咳化痰;痛甚者,加云南白药或三七;咯血者加仙鹤草、血余炭、藕节等;气血两伤者,治宜活血祛瘀、理气止痛并重,内服顺气活血汤加减。外用消肿散、消肿止痛膏。

（2）中期：以接骨续筋为主，内服接骨紫金丹或接骨丹，外用接骨续筋膏或接骨膏。

（3）后期：胸胁隐隐作痛或陈伤者，宜化瘀和伤，行气止痛，可选用三棱和伤汤、黎洞丸；气血虚弱者，用八珍汤合柴胡疏肝散。外用狗皮膏或万灵膏敷贴，或用海桐皮汤熏洗。

5.手术疗法　绝大多数肋骨骨折无须手术治疗，只有多根多处肋骨骨折引起浮动胸壁，出现反常呼吸，且不能充分换气，不能有效咳嗽排痰时，或合并有胸内脏器损伤者，可行开胸探查，并同时内固定。

6.并发症的治疗

（1）气胸：如果合并闭合性气胸而胸腔积气较少，对呼吸功能影响不大者，不需特殊处理，积气往往能自行吸收。若积气较多，有胸闷、气急、呼吸困难等症状时，可在第2肋间隙锁骨中线处行胸腔穿刺，抽出积气。如反复穿刺抽吸，胸腔内气体仍排除不尽，或减少后又增加者，说明漏气源头未止，应做胸腔闭式引流。

若为开放性气胸，急救时可用消毒的纱布或凡士林油纱布填塞伤口包扎，阻止胸膜腔与外界空气相通，使开放性气胸转变为闭合性气胸，再进行给氧、输血补液，纠正休克，清创、缝闭胸壁创口，并做胸膜腔闭式引流术。如合并内脏损伤或活动出血者，应剖胸探查，积极控制感染。

若为张力性气胸，须紧急在第2肋间隙插入一粗针头排气，暂时降低胸腔内压力，之后插入胸腔闭式引流管，如患者呼吸困难未见好转，应剖胸探查。

（2）血胸：非进行性血胸根据出血量多少，采用胸腔穿刺或胸腔闭式引流术治疗，及时抽出积血，促使肺膨胀，改善呼吸功能，同时应用抗生素预防感染。对进行性血胸，积极行开胸探查手术，如伴有休克则需积极抢救休克，必要时同时进行。

【预防与调护】

整复固定后病情轻者可下地自由活动，重症需卧床者，可取半坐卧位，肋骨牵引者取平卧位，可进行腹式呼吸运动锻炼。有痰者，鼓励患者按住伤处进行咳痰，若痰液浓稠难于咳出，可用超声雾化吸入等措施促进痰液排出。忌食烟酒及辛辣之品，避免对肺部的刺激而发生剧烈咳嗽、疼痛。合并肺部疾病者，应积极治疗肺部疾病。

四、骨盆骨折

骨盆是由骶骨、尾骨和两侧髋骨连接而成的闭合性骨环，在前正中线以耻骨联合相连接,后面借助骶骨关节面与左右髂骨关节面形成骶髂关节。骨盆的稳定性不仅取决于骨性结构,更主要的是取决于周围的软组织。骨盆环的稳定结构包括耻骨联合、骶髂复合体和骨盆底。骶髂复合体是维系骨盆稳定性最重要的结构。维系骨盆环稳定的主要韧带有骶髂韧带、骶棘韧带和骶结节韧带。骶髂韧带中的骶髂骨间韧带是人体最强大的韧带,犹如悬吊桥的钢索,将骶骨悬吊于两侧桥墩似的髂嵴上。骶棘韧带连接骶骨和坐骨棘,防止骨盆外旋。骶结节韧带连接骶髂复合体和坐骨结节,抵抗纵向剪切力和旋转力。

　　骨盆的主要作用是保护盆腔内脏器和作为躯干与下肢的桥梁。躯干重力经骨盆向下肢传导,发挥负重功能,支持脊柱。骨盆环有两个承重主弓,直立位时重力线经骶髂关节至两侧髋关节,为骶股弓。坐位时,重力线经骶髂关节至两侧坐骨结节,为骶坐弓。另外有两个联结副弓起增强主弓的作用,一个经耻骨水平支的副弓连接骶股弓两端,另一个副弓经耻骨及坐骨连接骶坐弓。骨盆遭到暴力时,副弓往往先折断,耻骨支、耻骨联合及靠近骶髂关节部位的髂骨最易骨折。主弓折断时,副弓大多同时发生骨折。

　　骨盆壁与盆腔脏器、神经丛、神经干、大血管及多处静脉丛相邻近,骨折时可伴有这些结构的损伤,大量出血可造成休克。骶管内为马尾,骶神经根从8个骶神经孔穿出,可因骶骨骨折而发生损伤。累及坐骨大孔的骨折,或髋臼后缘及坐骨支骨折可能损伤坐骨神经。坐骨邻近直肠,坐骨骨折移位可能刺破直肠而成为开放性骨折。两耻骨弓所成之角内有尿道通过,后尿道上壁固定于三角韧带,当耻骨联合损伤,耻骨支骨折时,可撕伤后尿道。

【病因病机】

　　骨盆骨折多由强大的直接外力所致,也可通过骨盆环传达暴力而发生他处骨折,如车轮碾轧、碰撞、房屋倒塌、矿井塌方、机械挤压等外伤所造成;少数情况是由摔倒或由肌肉强力牵拉而致骨折。暴力作用方向决定骨折类型。

　　1.侧方压缩暴力　外力作用于髂嵴或大转子,使伤侧骨盆向中线旋转,造成单侧或双侧耻骨支骨折,或耻骨联合交错重叠、髂骨翼骨折内旋移位,或骶髂前韧带保持完整而骶髂后韧带断裂,出现骶髂关节旋转性半脱位。也可发生骶髂后韧带附着处的髂骨后半部骨折,该骨折块留在原位。

　　2.前后挤压暴力　骨盆受到前后方向的撞击或使两髋分开的暴力,使骨盆以骶髂关节为轴向两侧分离,故又称"开书型"损伤。外力造成耻骨联合分离或耻骨支骨折,骶髂后韧带保持完整而骶髂前韧带断裂,出现骶髂关节向外旋转性半脱位,或髂骨翼骨折向外旋转移位。

3.垂直压缩暴力　由高处跌落,双下肢着地后,骨盆受到上下方的垂直剪切暴力致伤。表现为耻骨联合分离、耻骨支骨折、骶髂关节纵向分离脱位,或骶孔处的纵向骨折、骶髂关节髂骨侧的纵向骨折,其特征是半侧骨盆向头侧的纵向移位。

4.撕脱性骨折　由于肌肉急骤收缩所致,多发生于青少年剧烈运动过程中,如快跑、跳跃时,尤以髂前上、下棘和坐骨结节撕脱骨折常见。该损伤不影响骨盆环的完整和稳定,但骨折块往往移位较大,局部软组织撕裂较明显。

骨盆骨折根据受伤机制和骨折后骨盆的稳定性及严重性分为:

1.骨盆边缘骨折　这类骨折不影响骨盆的完整性,病情较轻,如髂前上棘、髂前下棘、坐骨结节、尾骨等骨折。

2.骨盆环单弓断裂无移位骨折　这类骨折影响到骨盆环,但未完全失去连接,基本保持环状结构的完整。如一侧耻骨上支或下支,或坐骨上支,或耻骨水平支单独骨折,髂骨骨折,耻骨联合轻度分离,骶髂关节轻度脱位等。骨折仅表现为裂纹骨折,或有轻度移位,但较稳定,愈合良好。

3.骨盆环双弓断裂移位骨折　这类骨折均由强大暴力引起,多为挤压伤,由于骨折移位和伴有关节错位,而致骨盆环的完整性遭到破坏,不但导致功能的严重障碍,而且常损伤盆腔内脏器或血管、神经,可产生严重后果。常见有以下几种:一侧耻骨上支和水平支骨折合并耻骨联合分离;双侧耻骨上下支骨折;髂骨骨折伴耻骨联合分离;耻骨水平支下支骨折伴骶髂关节错位;耻骨联合分离合并骶髂关节错位及骨盆环多处骨折。上述骨折共同特点是折断的骨块为骨盆环的一段,处于游离状态,移位较大而且不稳定。

【诊查要点】

对怀疑有骨盆骨折的患者,应注意三个方面:即骨盆骨折本身、骨盆骨折的并发症、同时发生的腹盆腔脏器损伤。腹盆腔脏器损伤无疑更为重要。

1.外伤史　多为交通事故、重物压砸或高处坠落等高能量外力所致。要了解受伤时间、受伤方式、受伤原因及作用部位等。注意了解伤后大小便情况,女性患者要询问月经史和是否妊娠等。

2.症状　骨盆局部疼痛肿胀、皮下瘀血和皮肤擦伤痕。除边缘骨折外,其他较重的骨折,患者不能翻身、坐起或站立,下肢活动、困难,多有并发症的存在。由于致伤暴力强大,可能同时有颅脑、胸部和腹部脏器损伤,出现意识障碍、呼吸困难、发绀、腹部疼痛、腹膜刺激征等。骨盆骨折易造成大出血,出现面色苍白、头晕恶心、心慌、脉速、血压下降等失血性休克的表现。

3.体征

（1）局部情况：骨盆局部的皮下瘀血和皮肤擦伤痕，均提示有骨盆损伤的可能。按顺序触按髂嵴、髂前上下棘、耻骨联合、耻骨支、坐骨支、骶尾骨和骶髂关节。骨折处压痛明显，髂前上下棘和坐骨结节撕脱性骨折，常可触及移位的骨折块。下肢因疼痛而活动受限，被动活动伤侧肢体时可使疼痛加重。无下肢损伤而两下肢不等长，或有旋转畸形。骨盆环移位骨折可触到骨折线及凹凸不平的骨折端。耻骨联合分离其间隙增宽并有压痛。尾骨骨折或脱位可有异常活动，纵向挤压痛，肛门指检可触到向前移位的尾骨。

（2）全身情况：除边缘骨折外，其他较重的骨折，可见患者不能翻身、坐起或站立，下肢活动困难，多有并发症的存在，临床必须进行详细的检查和严密观察，以防漏诊而发生意外。有移位的复杂骨折，由于精神恐惧、剧烈的疼痛和大量出血，常发生晕厥和虚脱，早期可能出现休克。骨盆复杂骨折，往往伴随血管的损伤，而造成大量的出血，这是休克的主要原因。盆腔内脏器的损伤，除了出血之外，尿液外渗、肠内容物外溢都是加重休克的重要因素。

对于骨盆骨折的患者，首先重视休克或急腹症的处理，全力抢救患者的生命。测量血压以观察血压的变化，查血色素以观察失血的情况，检查肢体远端动脉搏动情况，以了解休克情况。检查会阴部有无血肿、瘀斑，尿道外口有无渗血，小腹部有无压痛或反跳痛，腹肌是否紧张，有无移动性浊音，必要时行腹腔穿刺；肛门是否带血，询问伤后二便情况，以了解盆腔脏器是否破裂。检查下肢运动、感觉、反射，确定是否合并神经损伤。总之，对骨盆骨折患者，应引起高度重视，必须详细检查，严密观察，以防发生意外。

4.特殊检查　骨盆分离试验、挤压试验阳性说明骨盆骨折，骨盆环完整性被破坏；"4"字试验阳性说明骶髂关节损伤；患者缓慢将下肢平抬，引发骨盆部疼痛，对诊断骨盆骨折有临床指导意义；脐与两侧的髂前上棘的距离不等长，较短的一侧为骶髂关节错位上移；肛门指诊，指套上有血迹，直肠前方饱满、张力大，或可触及骨折端，说明有直肠损伤，肛门指诊应当作为骨盆骨折患者的常规检查；对耻骨支、耻骨联合处损伤者，应做常规导尿检查，如导尿管无法插入及肛门指诊发现前列腺移位者，为尿道完全断裂；阴道检查可发现阴道撕裂的部位和程度。

5.并发症

（1）失血性休克：严重的骨盆骨折，可在短时间内出血量达到全身血量的40%～50%，并很快出现失血性休克，是骨盆骨折死亡的主要原因。由于骨盆骨骼大部分由松质骨构成，骨折端的渗血量多且不易自止，骨盆内有丰富的互相交通的血管网络,尤其是静脉管壁薄,弹性回缩差,周围又多为疏松组织,无压迫止血作用,损伤后可引起大量失血。在合并有内脏如子宫、阴道、直肠、膀胱损伤时,出血量则更为明显。主要表现为,骨盆骨折后迅速出现面色苍白、出冷汗、躁动不安或意识淡漠、肢体发凉、口渴、少尿或无尿、脉搏细数、血压下降等。

(2)泌尿道损伤:主要为后尿道损伤和膀胱破裂,多由耻骨支或耻骨联合分离对其挤压、牵拉和穿刺引起。主要表现为有尿意但排不出尿,会阴或下腹部胀痛,尿潴留或尿外渗,尿道口流血或有血迹。试插导尿管受阻,肛门指诊发现前列腺向后上回缩,尿道逆行造影可明确诊断。膀胱破裂多由移位明显的骨折端穿刺所致,也可当膀胱充盈时,下腹部突然遭受挤压,使膀胱顶部发生破裂。如同时发生腹膜破裂,则可有大量尿液流入腹腔,但早期可无腹膜刺激征,稍后才出现明显的腹膜刺激征。这种腹膜炎出现的"迟发"现象,可与腹腔其他脏器破裂早期即可出现严重腹膜刺激征相鉴别。膀胱破裂时导尿管可以顺利插入,但无尿液或仅有少许血尿,注入生理盐水 200～300mL 后回抽,却不能抽出,或抽出量明显少于注入量,膀胱造影可以确诊。

(3)直肠损伤:直肠上 1/3 在腹膜内,中 1/3 及其前面有腹膜覆盖,下 1/3 全在腹膜外。多为骶骨骨折端直接刺伤,或骨折移位撕裂所致。骨盆骨折后出现肛门出血、下腹疼痛及里急后重感为主要症状,肛门指诊可见指套上有血迹,可触及骨折端。

(4)女性生殖道损伤:女性骨盆内器官拥挤而固定,当直接暴力作用于骨盆,骨盆被碾压而成粉碎或严重变形时,易发生子宫、阴道及周围脏器联合伤。下腹部、会阴部疼痛,非月经期阴道流血,体检发现下腹部和会阴部的皮下瘀血、局部血肿,阴道指诊触痛明显,可触及骨折端及阴道破裂伤口。B超检查可发现子宫破裂、下腹部血肿等。

(5)神经损伤:多因骨折移位牵拉或骨折块压迫所致,可引起腰丛、骶丛、闭孔神经或股神经损伤。伤后可出现臀部或下肢麻木、感觉减退或消失、肌肉萎缩无力,也可引起阳痿,多为可逆性,一般经治疗后能逐渐恢复。

(6)大血管损伤:骨盆骨折偶尔可损伤髂外动脉或股动脉,局部血肿及远端足背动脉搏动减弱或消失是重要体征。因此,对骨盆骨折病例应检查股动脉与足背动脉,及时发现有无大血管损伤。

(7)腹盆腔脏器损伤:骨盆遭受暴力发生骨折时,亦可损伤腹盆腔脏器,除上述骨盆骨折的并发损伤之外,可有实质脏器或空腔脏器损伤。实质性脏器损伤表现为腹内出血,出现移动性浊音。空腔脏器破裂主要表现为腹膜刺激征、肠鸣音消失或肝浊音界消失。腹腔穿刺检查有助于诊断。

6.影像学检查　是诊断骨盆骨折的主要方法。对高处坠落伤、交通事故伤及重物压砸伤者,均需常规拍摄骨盆前后位 X 线片,对可疑隐匿性骨折者,可根据情况加照特殊体位 X 线片,以明确诊断。

(1)骨盆前后位 X 线片:由于仰卧位时骨盆与身体纵轴呈 40°～60°矢状面倾斜,因此骨盆的正位(前后位)片对骨盆缘来讲实际上是斜位。耻骨支骨折、耻骨联合分离程度、骶骨骨折、髂骨骨折、骶髂关节脱位移位程度(>0.5cm)可作为判断骨折是否稳定的指标。髂骨翼内旋时,其宽度变小,耻骨联合向对侧移位或耻骨支发生重叠、闭孔变大;髂骨翼外旋时,其宽度增加,闭孔变小,耻骨联合或耻骨支骨折断端发生分离。第 5 腰椎横突骨折常提示有骨盆垂直不稳定,坐骨棘撕脱骨折常提示骨盆存在旋转不稳定。对于"开书型"损伤,骶髂关节分离可作为软组织严重损伤及与骶髂关节紧密相邻的脏器(如髂内血管和腰骶神经丛)损伤的影像学标志。

(2)骨盆出口位 X 线片:伤员仰卧,X 线球管从足侧指向耻骨联合,并与垂线呈 40°角斜摄 X 线片,可显示骨盆上移及旋转移位。由于出口位是真正的骶骨正位,骶孔在此位置上为一个完整的圆形,对发现骶孔处骨折有很重要的临床意义(图 5-62)。

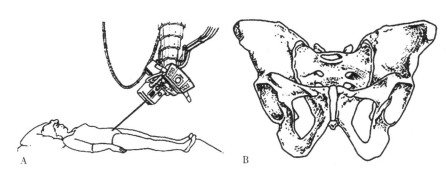

图 5-62　骨盆出口位

(3)骨盆入口位 X 线片:伤员仰卧,X 线球管从头侧与骨盆呈 40°角斜摄 X 线片。对于判断骨盆前后移位优于其他投照位置。无论是侧方挤压造成的髂骨翼内旋,还是前后挤压造成的髂骨翼外旋,都可在此位置上显示出来(图 5-63)。

CT 扫描对于判断骶髂关节损伤的部位、类型和程度,骶骨骨折及骨盆旋转畸形,髋臼骨折等,有其独到优势。

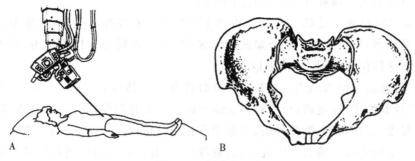

图 5-63　骨盆入口位

【治疗】

严重的骨盆骨折,常因出血性休克或其他并发症(如 ARDS、盆腔感染等)死亡,是一种危重损伤,其治疗原则是:首先救治危及生命的内脏损伤及出血性休克等并发症,其次才是处理骨盆骨折本身。

1.急症处理　由于骨盆骨折后大量失血导致的失血性休克,是其主要并发症和患者死亡的主要原因,因此应把抢救重点放在控制出血、纠正休克、恢复血流动力学稳定上。在患者出现休克时,应当在检查床(车)上就地抢救,禁止搬动患者进行 X 线检查等,以免加重休克。如同时合并全身其他系统危及生命的损伤时,需请相关专业人员协助处理。

(1)迅速控制出血:外出血用敷料压迫止血。内出血则主张抗休克裤压迫止血,因其能将下肢 800~1000mL 血液驱向横膈以上,使血液重新分配,保证了在紧急情况下心、肺、脑等最重要器官的血液供应,同时能够有效地控制腹腔和下肢出血。缺点是影响腹部检查和操作,且使用时间过长,会减少下肢血流,有造成下肢缺血的危险。使用时先充气加压裤套下部分,并观察患者的血压、脉搏反应,如效果不良则继续完全加压上半部分。相反,放气时则先放腹部再放腿部,且在逐步缓慢放气过程中,注意监测血压变化,如收缩压下降大于 10mmHg 以上,应停止进一步放气。

(2)快速补充血容量:迅速建立 2~3 个静脉通道,争取在 20 分钟内灌注 1000~1500mL 平衡液,而后迅速补充新鲜全血。纠正严重休克时,至少应备足 2000~3000mL 全血。当经输血、输液后仍不能维持血压,或血压上升但液体减慢后又下降,说明仍有明显的活动性出血,此时应紧急手术止血,或行动脉造影和栓塞止血。

(3)临时固定:对于不稳定的"开书型"骨盆骨折,选择骨盆兜或骨盆外固定架,尤其是前方外固定架,可减少骨盆容积,从而减少静脉性和骨折端出血,有利于休克的预防和纠正,是骨盆骨折时抢救生命的重要一环。

2.整复方法

(1)骨盆边缘骨折:对无明显移位的骨折不需复位。髂前上、下棘骨折,骨折块有移位者,应予以手法复位。患者仰卧,患侧膝下垫高,使髋膝关节呈半屈曲位,术者以捏挤按压手法将骨折块推回原位。坐骨结节骨折复位,患者侧卧位,使髋伸直膝屈曲位,术者以两手拇指按压迫使骨折块复位,复位后保持患肢伸髋屈膝位休养,以松弛腘绳肌,防止再移位。尾骨骨折脱位,复位时,患者侧卧屈髋屈膝位,术者右手戴手套,食指伸入肛门内,扣住向前移位的尾骨下端前侧,同时拇指按压骶骨下端后侧,两指同时用力提按,将骨折远端向后推即可复位。

(2)骨盆环单弓断裂无移位骨折:骨盆环虽有骨折但无移位,骨盆环保持完整而稳定。如髂骨翼骨折,一侧耻骨上、下支,或坐骨上、下支单独骨折,骶骨裂纹骨折等。一般无需整复。

(3)骨盆环双弓断裂移位骨折

①双侧耻骨上下支与坐骨上下支骨折,此骨折致骨盆环的前方中间段游离,由于腹肌的牵拉而往往向上移位。整复时患者仰卧屈髋,助手把住腋窝向上牵拉,术者双手扣住耻骨联合处,将骨折块向前下方扳提,触摸耻骨联合之两边骨折端平正时,已示复位。整复后,术者以两手对挤髂骨部,使骨折端嵌插稳定。一侧耻骨上下支与坐骨上下支骨折伴耻骨联合分离者,触摸耻骨联合处整齐无间隙,则表示复位。

②髂骨骨折合并耻骨联合分离,其骨折块连同伤侧下肢多向外上方移位,并有轻度外旋。患者仰卧,上方助手把住腋窝向上牵引,下方助手握患肢踝部向下牵引,同时逐渐内旋。术者立于患侧,一手扳住健侧髂骨翼部,一手向前下方推按骨折块,触摸耻骨联合平正无间隙,示已复位。

③耻骨或坐骨上、下支骨折伴同侧骶髂关节错位,伤侧骨块连同下肢常向上移位并有外旋,因骶髂关节错位而不稳定。整复时患者仰卧,上方助手把住腋窝向上牵拉,下方助手握患肢踝部向下牵引并内旋,术者立于患侧向下推按髂骨翼,测量两侧髂嵴最高点在同一水平时,再以对挤手法,挤压两髂翼及两髋部,使骨折块互相嵌插,触摸骨折处无凹凸畸形,即已复位。耻骨联合分离并一侧骶髂关节错位的复位手法亦基本相同。

3.固定方法

(1)对于髂前上、下棘骨折,复位后可采取屈髋屈膝位休息,同时在伤处垫一平垫,用多头带或绷带包扎固定。3~4周后去固定,即可下床活动。骶尾部骨折,一般不需固定,如仰卧位可用气圈保护,4～5周即可愈合。

(2)骨盆环单弓断裂无移位骨折,可用多头带及弹力绷带包扎固定,4周后解除固定。

(3)骨盆环双弓断裂有移位骨折,必须给予有效的固定和牵引。对于双侧耻骨上下支和坐骨上下支骨折、一侧耻骨上下支或坐骨上下支骨折伴耻骨联合分离者,复位后可用多头带包扎固定,或用骨盆兜带将骨盆兜住,吊于牵引床的纵杆上(图5-64),4～6周即可。对于髂骨骨折合并耻骨联合分离、耻骨上下支或坐骨上下支骨折伴同侧骶髂关节错位、耻骨联合分离并一侧骶髂关节错位者,复位后多不稳定,除用多头带固定外,患肢需用皮肤牵引或骨骼牵引,床尾抬高。如错位严重行骨骼牵引者,健侧需上一长石膏裤,以作反牵引。一般6～8周即可去牵引。

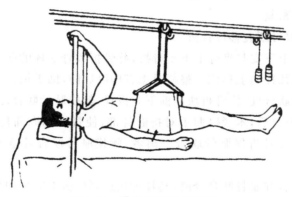

图5-64　骨盆兜带悬吊固定

(4)骨盆外固定器固定,骨盆外固定器结构大同小异,都是在髂骨穿入数枚固定针,再以锁针的锁子或螺栓与支撑杆相连,形成不同几何形状的稳定结构,以达到整复骨折、稳定骨盆、早期活动的目的。根据临床需要,骨盆外固定器有梯形、四边形和三角形结构。外固定器的应用能有效降低骨盆容量,对符合其适应证的患者早期复苏有很大的帮助。一般固定6～8周。

4.练功活动　骨盆周围有坚强的筋肉,骨折复位后不易再移位,且骨盆为松质骨,血运丰富,容易愈合。未损伤骨盆后部负重弓者,伤后第1周练习下肢肌肉收缩及踝关节屈伸活动,伤后第2周练习髋关节和膝关节的屈伸活动,伤后第3周后可扶拐下地站立活动。如骨盆后弓损伤者,牵引期间应加强下肢肌肉收缩锻炼及踝关节屈伸活动,早期禁坐,以防骨折再错位。解除固定后,即可扶拐站立与步行锻炼,应抓紧时间进行各方面的功能活动锻炼。

5.药物治疗

(1)初期:如因出血过多引起休克时,可内服独参汤加附子、炮姜,同时冲服三七粉或云南白药。若局部肿胀、疼痛严重者,应活血化瘀、消肿止痛,可选用复元活血汤或活血止痛汤。如伤后肠胃气滞,腹胀纳呆,呕吐,二便不通者,治宜活血顺气、通经止痛,可选用顺气活血汤或大成汤。如伤后小便不利,黄赤刺痛,小腹胀满,口渴发热等,治宜滋阴清热解毒、通利小便,可应用导赤散合八正散加减。

(2)中期:以续筋接骨为主,内服接骨丹。

(3)后期:应补肝肾、养气血、舒筋活络为主,可选用生血补髓汤、健步虎潜丸、舒筋活血汤,外用活血止痛散,水煎外洗。

6.手术疗法　手术治疗骨盆骨折适用于骶髂关节脱位＞1cm;髂骨、骶骨骨折明显,耻骨联合分离＞3cm 者。此外开放性骨折,骨折端外露,或骨折端刺破膀胱、阴道、直肠等器官,在行清创修补术的同时,可行切开复位内固定术,以钢板或加压螺钉固定为宜。其他情况一般不选择手术治疗。

7.并发症的治疗

(1)失血性休克:治疗此种休克,应尽量减少搬动,需大量输血,一般约 2000～3000mL,多者达 9000mL。对腹膜后血肿一般不主张手术探查止血,因盆壁静脉丛及中等动脉血管损伤时,常在开腹后因腹腔压力减低导致出血加重,以致患者死亡。当快速输血一定数量后,血压仍不能维持者,可先结扎控制髂内动脉,同时继续输血,仍不能稳住血压时,再找寻出血处止血,但此种手术成功的机会不大。

(2)泌尿道损伤:膀胱破裂应手术治疗,行探查损伤并予以修补缝合。不能排尿,尿道流血或尿外渗,是尿道损伤的征象。应细心放入较细的软导尿管,不可粗暴放入较硬的导尿管,以免增加尿道的损伤,甚至插入尿道损伤处之外。部分撕裂伤应保留导尿管,持续 10～20 日,然后定期扩张尿道,可防尿道狭窄。

(3)直肠损伤:对此种损伤感染的治疗及预防方法是:直肠伤应予修补并做结肠造瘘;低位直肠伤常不能满意地缝合肠壁破损处,则强调局部引流,经会阴的引流应达盆膈以上,使坐骨直肠凹完全敞开;清创要尽可能彻底,尽可能用附近有活力的组织覆盖已暴露的骨折端;腹股沟及其他适当位置均安置引流,必要时予持续负压吸引;同时合理使用抗生素等。

(4)女性生殖道损伤:损伤以阴道伤为最多,占一半以上。死亡率高达 30.4%,原因是早期控制不住的出血及晚期感染。阴道破裂与骨折处相通,则可引起深部感染。因此对女性骨盆骨折应注意行肛诊及阴道检查(已婚者),应及时修补破裂之阴道,以避免婚期阴道狭窄。

(5)神经损伤:骶骨骨折合并有神经伤者,应视不同情况进行治疗。对骶1、骶2神经损伤,坐骨神经痛者,可先保守治疗,无效者可手术探查;有足下垂者,75%的患者保守治疗无效,应早做手术探查减压;骶管区骨折伴大小便功能障碍者,行椎板减压术比保守治疗为好。

(6)大血管损伤:大血管损伤应尽早手术修补损伤血管,控制出血并挽救肢体。做动脉插管血管造影,以检查出损伤血管并经插管止血,显示出血血管后,经插管注入自体凝血剂或吸收性明胶海绵以栓塞出血之血管。如出血动脉较大,不能用凝血法堵塞,则可用带气囊之插管,经造影管插入,充气堵塞髂内动脉 6～12 小时以止血。

【预防与调护】

注意骨折后的骨盆制动处理。对于骨牵引及外固定器治疗,应注意消毒和保持敷料清洁,防止针道感染。根据骨折情况,相应地指导下肢功能锻炼。

第六章 脱 位

第一节 概述

　　凡关节的骨端关节面相对位置发生改变,越出正常范围,出现功能障碍者称为脱位;多发于活动范围较大,活动较频繁的关节。临床上常见肩、肘、髋、颞颌关节脱位等。

一、脱位的病因

　　关节脱位的原因是多方面的,主要是内因和外因两方面综合作用的结果。

(一)外因

　　损伤性脱位多由直接或间接暴力所致,以间接暴力所致者为多。如跌仆、挤压、扭转、牵拉、冲撞等,当外来暴力的影响超过了维持关节稳定因素的生理保护限度,构成关节的骨端即可越出正常范围而发生脱位。暴力性质和作用力方向不同,所引起的关节脱位的类型也不相同。

(二)内因

　　关节脱位与性别、年龄、职业、生理异常和关节本身的病变等有密切的关系。先天性发育不良、体质虚弱或关节囊及其周围韧带松弛者,较易发生脱位。如治疗不当,致关节囊及其周围韧带修复不良,易发生习惯性脱位;关节和近关节骨质本身的病变,可致病理性脱位。关节局部解剖特点及生理功能与发病密切相关,如肩关节的关节盂小而浅,肱骨头较大,关节囊的前下方较松弛,且肌肉少,加上关节活动范围大,活动较频繁,受伤机会较多,故肩关节较易发生脱位。

　　某些关节脱位,只是全身性疾病的局部表现,如脊髓前角灰质炎后遗症、小儿脑瘫、中风引起的半身不遂等,由于广泛性的肌肉萎缩,患肢关节周围韧带松弛,无力承受肢体的重量,形成关节半脱位或全脱位,常见于肩关节。

　　关节脱位多伴有关节囊破坏,周围韧带、肌腱和肌肉扭挫撕裂,形成局部血肿;严重者可伴有骨端关节面或关节盂边缘部骨折,合并血管、神经的损伤。若暴力强大还可造成开放性脱位。

二、脱位的分类

(一)按脱位的病因分类

1.外伤性脱位　关节因遭受外力作用而致的脱位,临床常见。

2.病理性脱位　关节结构被病变破坏而产生的脱位。如临床上常见的关节结核、化脓性关节炎、骨髓炎等疾病,在轻微外力或无明显外伤史,即可导致病理性脱位。

3.习惯性脱位　多次反复发生脱位者。

4.先天性脱位　因关节发育不良而发生脱位者。如患者出生时,因髋关节囊松弛、伸长,甚至呈哑铃状,股骨头骨骺发育延迟等产生的先天性髋关节脱位。

(二)按脱位的方向分类

可分为前脱位、后脱位、上脱位、下脱位及中心脱位等。四肢及颞颌关节脱位以远端骨端移位方向为准,脊柱脱位则以上段椎体移位方向而定。

(三)按脱位的时间分类

1.新鲜性脱位　脱位时间在2～3周以内者。

2.陈旧性脱位　脱位时间超过2～3周者。

3.习惯性脱位　多次反复发生脱位者。

(四)按脱位的程度分类

1.完全性脱位　组成关节的各骨端关节面完全脱出,互不接触。

2.不完全性脱位　组成关节的各骨端关节面部分脱出,部分仍互相接触。又称为半脱位。

3.单纯脱位　系指无合并骨折或血管、神经、内脏损伤的关节脱位。

4.复杂性脱位　脱位合并骨折,或血管、神经、内脏损伤者。

(五)按关节脱位是否有伤口与外界相通分类

1.开放性脱位　即局部创口与关节腔相通。开放性脱位易致感染,治疗较困难,如处理不当,常遗留关节功能障碍等后遗症。

2.闭合性脱位　关节腔不与外界相通。闭合性脱位治疗较易,预后较佳。

三、脱位的诊断

关节脱位的诊断,主要根据外伤史、临床一般症状、关节脱位特有的体征及X线摄片检查。

（一）一般症状

1.疼痛和压痛 关节脱位后,关节囊和关节周围的软组织往往有撕裂损伤,局部出现不同程度的疼痛,活动时疼痛加剧。

2.肿胀 关节脱位时,关节内外组织损伤,形成血肿,在短时间内出现肿胀。

3.功能障碍 关节脱位后致关节正常结构破坏,周围肌肉损伤以及疼痛致肌肉痉挛,造成关节活动功能部分障碍或完全丧失。

（二）特有体征

1.关节畸形 关节脱位后,关节的骨端脱离了正常位置,可发生特殊的畸形。如肩关节脱位后的"方肩"畸形;肘关节后脱位可呈靴样畸形;髋关节后脱位呈屈曲、短缩、内旋、内收畸形。

2.关节盂空虚 关节脱位后,构成关节的骨端脱出关节盂,造成关节盂空虚。如肩关节脱位后,肱骨头完全离开关节盂,肩峰下出现凹陷,触摸时有空虚感,可在喙突下或锁骨下扪及光滑的肱骨头。

3.弹性固定 脱位后,关节周围的肌肉痉挛、收缩,将脱位后的骨端固定在特殊位置上,在对脱位关节做被动运动时,仍可有一定活动度,但存在弹性阻力,当去除外力后,脱位的关节又回到原来的特殊位置,这种变化称为弹性固定。

（三）X 线检查

应常规摄 X 线片,可明确诊断脱位方向、类型及程度,并排除骨折等。脊柱脱位可根据病情需要,增加 CT、MRI 等检查。

四、脱位的并发症

（一）早期并发症

1.骨折 多发于邻近关节的骨端或关节盂边缘。如肩关节脱位常并发肱骨大结节撕脱性骨折、髋关节脱位常并发髋臼后上缘骨折等,多数在脱位整复后,骨折亦随之复位。

2.神经损伤 多由脱位的骨端牵拉或压迫而引起。如肩关节脱位时腋神经被肱骨头牵拉或压迫;髋关节后脱位时坐骨神经被股骨头压迫或牵拉等。脱位并发神经干损伤多为挫伤,极少数为神经断裂。

3.血管损伤 多为强大的暴力和脱位的骨端损伤关节周围重要血管引起,可致肢体远端血运障碍。如肩关节前脱位时的腋动脉挫伤;肘关节后脱位时肱动脉受压的损伤;膝关节脱位时腘动脉遭到挤压而致的血运障碍等。

4.感染　多为开放性脱位未及时清创,或清创不彻底而致。开放性脱位的创口往往带有泥土、碎屑或粪便等污物。亦可发生特异性感染,如破伤风、气性坏疽等。

(二)晚期并发症

1.关节僵硬　由于关节内、外血肿机化后形成关节内粘连,关节周围组织粘连,瘢痕挛缩,导致关节运动严重受限,甚者僵硬不能屈伸活动。多见于老年患者,多因长期固定或不注意患肢功能锻炼所致。

2.骨化性肌炎　脱位时损伤了关节附近的骨膜,并与周围血肿相沟通,随着血肿机化和骨样组织形成,引起骨化性肌炎。尤其是严重损伤或在关节做强烈被动活动时,更能引起骨膜下血肿扩散,形成广泛的骨化性肌炎。好发的部位是肘关节。

3.创伤性关节炎　脱位时关节软骨面被损伤,造成关节面不平整,或整复操作不当,关节之间关系未完全复原,由于负重、活动等导致关节面磨损,引起退行性病变与边缘骨质增生,活动时引起疼痛,称为创伤性关节炎,多见于下肢负重关节。

4.缺血性骨坏死　脱位时因暴力致关节囊、关节内、外韧带撕裂,局部血流阻塞或不畅,骨组织血液供应严重不足,发生骨缺血性坏死。其好发部位有股骨头、月骨、距骨等。

五、脱位的治疗

(一)新鲜创伤性关节脱位的治疗

1.治疗原则　对新鲜脱位的治疗,应遵循以下原则:明确诊断,综合分析;在全身情况允许时,整复愈早愈好;巧妙复位,充分利用解剖特点和生物力学原理,轻巧灵活地施行手法,切忌采用粗暴手法整复,以免加重病情或增加新的创伤;先整复脱位再处理骨折;充分固定,加强功能锻炼。

2.治疗

(1)麻醉:一般新鲜脱位,若手法选择、操作适当,不需任何麻醉即可成功复位。有些患者肌肉发达,或属复杂性脱位,为减轻患者痛苦,使痉挛的肌肉松弛,避免因复位造成软组织损伤和骨折,便于复位成功,可选用局部麻醉、臂丛麻醉、硬膜外麻醉等,必要时亦可行全身麻醉,或配合肌肉松弛剂,可增强麻醉效果。

(2)复位:脱位早期,局部肿胀不严重,整复容易,功能恢复快而完全,故在可行的情况下,应尽早进行复位。整复的手法最常使用的有牵引、旋转、屈伸、端提、挤按等。复位时,根据脱位关节的类型、关节脱位的部位和局部解剖特点,利用杠杆原理,将脱位的骨端通过关节囊破裂口送回原位,并结合理筋手法理筋顺络,从而达到复位的目的。

手法复位成功的标志,是关节活动恢复正常,骨性标志复原,X线检查已复位。手法复位不成功时,应认真分析,找出复位失败的原因。临床上脱位整复失败的常见原因有:手法选择不当,或未掌握手法复位要点,操作不符合要求;麻醉效果欠佳,肌肉松弛不够;撕脱、游离的骨片阻碍复位,或关节囊、肌腱等软组织被夹在关节面之间,影响脱位的骨端恢复原位。此时严禁使用暴力,以免加重关节囊或肌腱的撕裂,甚至发生骨折、血管、神经损伤等严重损伤。

切开复位的适应证有:多次手法复位失败者;复杂性脱位,需行血管、神经探查者;脱位并发骨折,骨折碎片潜入关节腔内者;脱位并发较大骨折,肌腱、韧带断裂复位成功后可能产生关节不稳定需行修复者;开放性脱位需要手术清创者,可在清创同时切开复位。

(3)固定:复位后将伤肢固定于功能位或关节稳定的位置,以减少出血,并有利于破裂的关节囊和周围软组织的修复,防止发生再脱位和骨化性肌炎。脱位固定常用的有胶布、绷带、托板或石膏等,固定时间2~3周即可,固定时间不宜过长,否则易发生组织粘连,影响关节活动,甚至发生关节僵硬,影响疗效。

(4)功能锻炼:功能锻炼可以促进血液循环,加快损伤组织的修复,预防肌肉萎缩、骨质疏松及关节僵硬等并发症;并能减少组织粘连,尽快恢复关节功能。应遵循如下原则:由健康关节到损伤关节,由单一关节到多个关节;活动范围由小到大,循序渐进;持之以恒的自主功能锻炼。早期以健康关节及肌肉舒缩活动为主;解除固定后,可逐步训练受伤关节,必要时可配合按摩推拿,促进关节功能恢复。功能锻炼既要抓紧进行,又要防止活动过猛,尤其要避免粗暴的被动活动。

(5)药物治疗:关节复位后:①早期:伤后1~2周内,关节周围的筋肉与经络受损,血离经脉,瘀积不散,经络受阻,气血不得通畅,故应以活血化瘀为主,佐以行气止痛。内服可选用活血止痛汤、舒筋活血汤、肢伤一方、云南白药等;外用药可选用双柏散、活血散、消瘀止痛膏等。②中期:伤后2~3周,此期疼痛瘀肿消而未尽,筋骨尚未修复,故应以和营生新、续筋接骨为主。内服壮筋养血汤、续骨活血汤、跌打养营汤、肢伤二方等;外用药可选用活血散、接骨续筋药膏、奇正消痛贴等。③后期:受伤3周以后,外固定亦已解除,筋骨续连,肿痛消退,但因筋骨损伤内动肝肾,气血亏损,体质虚弱,故应养气血、补肝肾、壮筋骨。内服方可选补肾壮筋汤、壮筋养血汤、生血补髓汤、健步强身丸、肢伤三方等;外用以熏洗为主,可选用五加皮汤、海桐皮汤、上肢洗方、下肢洗方、骨科外洗一方、骨科外洗二方等。

（二）陈旧性关节脱位的治疗

关节脱位3周以上，未能整复者，属陈旧性脱位。由于血肿机化、瘢痕形成、关节粘连、关节囊及肌肉挛缩，造成手法复位困难。

临床应根据患者的年龄、脱位的时间、临床症状和体征及解剖特点，严格掌握手法复位的适应证与禁忌证。

1.手法复位的适应证　3个月以内的青壮年患者；属单纯性陈旧性脱位；对工作影响较大；关节尚有一定的活动范围；关节面软骨正常或接近正常；尚未发生创伤性关节炎者。

2.手法复位的禁忌证　60岁以上老年患者，骨质疏松，采用闭合复位易合并骨折，同时老年人体质衰弱，多伴有心血管疾病，如高血压、心脏病等；一般肘关节脱位超过3个月，肩关节、髋关节超过6个月者，瘢痕组织较多，关节粘连较重，闭合整复难以成功；关节周围软组织有明显钙化，或已有骨化性肌炎者，或合并骨折且骨折块已畸形愈合者；脱位的关节活动性极小，且异常僵硬，或伴有神经、血管损伤、感染等严重并发症者。

3.手法复位的步骤　复位前应做全身和局部的详细检查，并根据X线片仔细研究其病理变化，确定治疗方法及步骤，充分估计治疗中可能出现的问题及预防措施。

（1）牵引：对脱位时间长，关节活动范围小，关节周围肌肉丰厚或软组织挛缩明显的患者，宜先行牵引1周左右，成人用骨牵引，儿童用皮肤牵引，并在局部配合手法按摩推拿、舒筋活血药熏洗，使挛缩的软组织逐渐松弛，粘连日趋松解，直至脱位的骨端已牵引至关节臼附近时为止。

（2）松解：是脱位复位的关键。在充分麻醉下，用手法拔伸牵引，反复旋转摇晃脱位的关节，然后进行屈伸、收展等被动活动，范围由小到大，由轻到重，手法由缓慢到稳健，切忌动作粗暴，防止发生骨折，以松解关节与周围软组织的粘连和挛缩，使其在各个方向的活动功能恢复到正常范围或接近正常范围。

（3）复位：经以上处理后，使脱出的骨端关节面重新回到关节囊破裂口的对应位置后，根据不同关节脱位的类型，选用不同的复位方法进行复位。若手法复位不成功，切不可粗暴操作，勉强复位，以防止造成血管、神经损伤等。必要时考虑切开复位法。

复位后，固定、功能锻炼和药物治疗与新鲜创伤性关节脱位基本相同。

第二节 颞颌关节脱位

凡构成颞颌关节骨端关节面脱离了正常位置,而致功能障碍者,称为颞颌关节脱位。又称下颌关节脱位、失欠颊车、落下颌、脱颌,俗称掉下巴。本病多发于老年人和体质虚弱者,是临床常见的脱位之一。

颞颌关节是面部唯一能活动的关节,也是左右联动关节,其运动形式是下颌骨的下掣(开口)、上提(闭合),前伸、后退及侧转。该关节是由下颌骨的一对髁状突和颞骨的一对下颌关节窝构成。髁状突和关节窝都在关节囊内,关节囊较薄弱而松弛,尤以关节囊的前壁为甚。关节内有一软骨盘,呈卵圆形,上下面均凹陷,将关节腔分为上、下两部分,下部在开口与闭口时起绞链式作用,关节上部则是具有控制下颌骨前后滑动作用,此盘与关节囊紧密相连,对颞颌关节稳定有一定作用。但稳定该关节主要靠肌肉和韧带。

【病因病机】

颞颌关节脱位与内因、外因密切相关。

(一)外因

1.张口过大　如麻醉时,不适当放开口器时,可引起一侧或双侧下颌关节脱位;张口过大,因大笑、打呵欠、张口治牙时,如粗暴拔牙,下颌骨的髁状突及关节盘都可过度向前滑动,移位于关节结节的前方,引起颞颌关节前脱位。

2.外来暴力　在张口时,外力向前下方作用于下颌角或颊部,关节囊的侧壁韧带不能抗御外来暴力时,可引起颞颌关节一侧或双侧前脱位。

3.杠杆作用　在单侧上下臼齿之间,咬食较大硬物时,硬物为支点,口嚼肌、翼外肌为动力,颞颌关节处于不稳定状态,肌力拉动下颌体向前滑动,多形成单侧前脱位,亦可引起双侧前脱位。

(二)内因

年老体弱,久病体虚气血不足,肝肾虚损,筋肉失养,韧带松弛,是本病发生的内在因素,亦是发生习惯性颞颌关节脱位的主要原因。

总之年老体弱,气血不足,肝肾虚损,筋肉失养,韧带松弛,固摄无力是本病发病的条件,外力是导致发病的重要因素,从而导致了颞颌关节脱位。

(三)分类

根据脱位的发病时间、部位及不同的原因可分为:新鲜脱位、陈旧性和习惯性脱位;单侧脱位和双侧脱位;前脱位和后脱位。前脱位多见,后脱位很少见,仅有合并关节后壁严重骨折的患者可见,外方和上方的脱位极少见。

【诊断】

（一）外伤史

此类患者多有过度张口,或暴力打击等外伤史。

（二）临床表现

脱位后,即呈口半开,不能自动开合,语言不清,咬食不便,吞咽困难,口流涎唾等。

（三）专科检查

根据发病情况不同,临床分为单侧前脱位和双侧前脱位。

1.单侧前脱位　可见口角歪斜,下颌骨向前突出,患侧低于健侧,并向健侧倾斜。在患侧颧弓下可触及下颌髁状突,患侧耳屏前方,相当下关穴处,可触及一凹陷,有空虚感。

2.双侧前脱位　下颌骨下垂,颏部移向前方突出,上下齿列不能咬合,双侧咬肌痉挛,呈块状隆起,面颊变成扁平状,触摸时在双侧耳屏前方,下关穴处,可触及下颌关节凹陷,有空虚感,颧弓下可触及下颌髁状突。

【辨证治疗】

颞颌关节脱位治疗以手法整复为主,对新鲜的习惯性脱位,手法熟练者较易成功,一般不需麻醉。陈旧性往往需在麻醉下进行。复位后给予适当固定,在辨证基础上根据不同分期,给予药物治疗和配合功能锻炼等方法。

（一）手法复位

1.口腔内复位法　患者坐较低的方凳上头靠墙,或坐靠背椅上,尽量放松面部肌肉。助手立于椅背后,双手固定患者头部,术者站在患者面前,有条件的可先用伤筋药水在颊车穴揉按数遍,以松解咀嚼肌痉挛,必要时可加热敷,条件不允许的情况下可不用。然后,用无菌纱布数层包缠术者拇指,防止复位时被患者咬伤。开始复位,术者将双手拇指伸入口腔内,指尖分别放在两侧最后的下臼齿上,余四指放在两侧下颌骨下缘,用拇指先上下摇晃下颌数遍,使咬肌、翼内肌、翼外肌及颞肌松弛,然后,将臼齿向下按压,待下颌骨移动时再向后推,余四指协调地将下颌骨向上端送,会听到滑人的响声,说明已复位。拇指迅速向左右两侧滑开,随即从口腔内退出,防止咬伤拇指(图 6-1)。对老年人无牙齿的可按压在下颌齿龈最后上方。

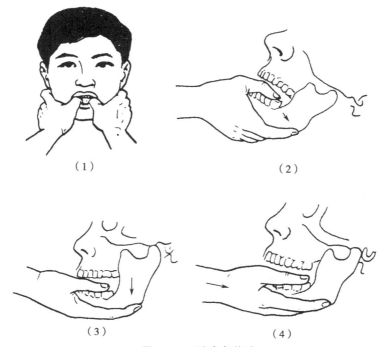

（1） （2）

（3） （4）

图 6-1 口腔内复位法

若是颞颌关节单侧脱位,口腔内双手复位时,则控制健侧的手不需用力,患侧复位方法同上。或单手口腔复位,一手掌部按住健侧耳屏前方,将头部固定,另一手拇指用无菌纱布缠好进行口腔内复位,方法同上。

2.单侧脱位口腔外复位法 医患体位同前。如右侧颞颌关节脱位,头应向左侧偏斜 45°,术者右手托住患者颏部,左手拇指置于右侧髁状突前缘,其余四指放于颈后,左手拇指向下、向后按、推髁状突,右手协调的向后端送下颏部,当听到滑动响声,表示复位成功。此法适用于单侧颞颌关节习惯性脱位。

3.点穴复位法 手法前准备同口腔内复位法。术者拇指不需包缠纱布,双手拇指置于患者髁状突前缘,即下关穴处,用力由轻到重的向后向下压挤髁状突,当患者感两下颌部酸麻,两颞部困胀,口内流涎,嚼肌松弛时,术者两手的食、中指托住两侧下颌角,环指、小指托住下颌体,向后、向上端送,脱位即可复位(图 6-2)。

4.软木垫复位法 此法适用于陈旧性颞颌关节脱位。在局部麻醉下将高 1～2cm 的软木块置于两侧下臼齿咬面上,术者站于患者后方,使患者枕部靠于术者胸部,一手扶枕部,一手托下颏部,向上托提下颌,使患者同时闭口,以软木块为支点,术者上提的手为力点,髁状突为重点,通过杠杆作用,将髁状突向下牵拉而滑入下颌窝内,复位即成功(图 6-3)。

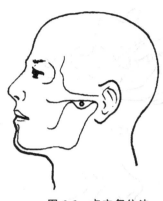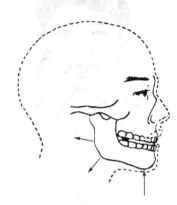

图 6-2　点穴复位法　　　　　　　图 6-3　软木垫复位法

5.口腔外复位法　术者双手拇指分别置于患者两侧下颌角处,余四指托住下颌体,然后双拇指由轻到重用力向下按压下颌骨,同时令患者缓缓闭合,当下颌骨有滑动时,余指同时协调地向后方推送,可伴有入臼响声,说明已复位成功。

若手法复位未能成功,可在颞颌关节处注入 0.1% 利多卡因 2～3ml,使嚼肌痉挛解除,再行手法复位易成功。颞颌关节复位后,脱位症状消失,张口、闭口、上下齿列咬合功能恢复。

(二)固定方法

复位成功后,托住颏部,维持闭口位,用四头带兜住下颌部,四头分别在头顶上打结。固定时间1～2周。习惯性颞颌关节脱位固定时间为4～8周。其目的是维持复位后的位置,使被拉松、拉长的关节囊和韧带得到良好的修复,防止再脱位。固定不宜过紧,以张口不超过 1cm 即可。

(三)药物治疗

初期以舒筋活血为主,可内服舒筋活血汤、复元活血汤等。中后期以补肝肾、壮筋骨、养气血为重,常用壮筋养血汤、补肾壮筋汤、八珍汤等。习惯性脱位应着重补气血,壮筋骨之法。习惯性脱位,外治可用舒筋药水,如舒筋止痛水、正骨水、茴香酒等擦患侧关节周围,每日 2～3 次,一般不用外敷药物。

(四)功能锻炼

初期固定期间,经常主动做咬合动作,以增强嚼肌的肌力,有利于防止习惯性脱位;中后期可坚持多做叩齿练习,以强身坚齿,还可配合自我按摩,以双手拇指或食、中二指在翳风穴或下关穴按摩,手法要轻揉,以酸痛为度,每日 3～5 次,每次按揉 50～100 次,至痊愈为止。

（五）其他疗法

1.硬化剂关节腔内注射法　颞颌关节习惯性脱位,在手法复位、固定后,可在局部浸润麻醉下,于张口位,分别向两侧关节囊内注射硬化剂,如 5％鱼肝油酸钠 0.5ml,经 2～3 次治疗,可促使关节囊纤维化和收缩,限制颞颌关节活动范围,防止再脱位。

2.手术疗法　对陈旧性颞颌关节脱位,手法复位较为困难,若关节周围粘连严重,手法复位失败者,可行切开复位或髁状突切除术。

【注意事项】

1.应抓住特有体征以明确诊断。

2.用口腔内复位法时,应注意拇指下压、四指上端与向后推之力的协调配合。

3.四头带固定要适度,患者在固定期间,不应用力张口,大声讲话,宜吃软食,避免咬嚼硬食。

4.每天多次叩齿,使嚼肌得到锻炼,肌力得到增强。

第三节　上肢脱位

一、肩关节脱位

肩关节脱位,亦称肩肱关节脱位,肩关节由肩胛骨的关节盂与肱骨头构成,是典型的球窝关节。关节盂小而浅,肱骨头大,其骨性结构不稳定。另外,关节囊和韧带薄弱松弛,关节囊前下方缺少坚强的韧带和肌肉保护,这种结构使肩关节的活动范围大而且活动方式多,但在遭受外力时易发生脱位,是临床上常见的关节脱位之一。

肩关节脱位好发于 20～50 岁之间的成年男性。根据脱位的时间长短和脱位次数的多少,可分为新鲜、陈旧和习惯性脱位三种。根据脱位后肱骨头所在的部位,又可分为前脱位、后脱位两种,而前脱位又可分为喙突下、盂下、锁骨下脱位,其中以喙突下脱位最多见(图 6-4)。但由于肌肉的收缩、牵拉作用,盂下脱位多转变为喙突下脱位。

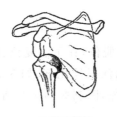 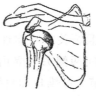 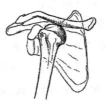

① 盂下脱位　　　② 喙突下脱位　　　③ 锁骨下脱位

图 6-4　肩关节前脱位的类型

【病因病机】

1.前脱位

（1）直接暴力：多因打击或冲撞等外力直接作用于肩关节而引起，但极少见。临床常见的是向后跌倒时，以肩部着地，或因来自后方的冲击力，使肱骨头向前脱位。

（2）间接暴力：可分为传达暴力与杠杆作用力两种，临床最多见。

1）传达暴力：患者侧向跌倒，上肢外展外旋，手掌或肘部着地，地面的反作用力由下向上，由掌面沿肱骨纵轴向上传达到肱骨头。肱骨头向肩胛下肌与大圆肌的薄弱部分冲击，将关节囊的前下部顶破而脱出，加之喙肱肌、冈上肌等的痉挛，将肱骨头拉至喙突下凹陷处，形成喙突下脱位。较为多见。若暴力继续向上传达，肱骨头可能被推至锁骨下部成为锁骨下脱位，较为少见。若暴力强大，则肱骨头可冲破肋间进入胸腔，形成胸腔内脱位。

2）杠杆作用力：当上肢过度高举、外旋、外展向下跌倒，肱骨颈受到肩峰冲击，成为杠杆支点，使肱骨头向前下部滑脱，呈盂下脱位。但因胸大肌和肩胛下肌的牵拉，可滑至肩前成喙突下脱位。

肩关节脱位的主要病理改变是关节囊撕裂和肱骨头移位。关节囊的破裂多在关节盂的前下缘或下缘，少数从关节囊附着处撕裂，甚至将纤维软骨唇或骨性盂缘一并撕裂；或在脱位时，肱骨头后侧遭到关节盂前缘的挤压或冲击，发生肱骨头后外侧凹陷性骨折。仅有少数大结节骨块与骨干完全分离，被冈上肌拉至肩峰下，手法复位则又不易成功。当肩关节在外展、外旋位置时，因肱骨头后侧的凹陷，肱骨头有向前的倾向，易发生再脱位。偶见腋神经损伤，故复位前后应注意检查神经有无损伤。

2.后脱位　肩关节后脱位极少见，可由间接暴力或直接暴力所致，以后者居多。如暴力直接从前方损伤肩关节、癫痫发作或电抽搐治疗的强力肌痉挛等，均可引起后脱位。当肩关节前面受到直接冲击力，肱骨头可因过度内收、内旋冲破关节囊后壁,滑入肩胛冈下,形成后脱位;或间接暴力,跌倒时手掌着地,肱骨头极度内旋,地面的反作用力继续向上传导,也可使肱骨头向后脱出。

习惯性肩关节脱位的主要病理改变是关节囊前壁撕破,关节盂或盂缘撕脱及肱骨头后侧凹陷性骨折。由于处理不当,以上组织未得到整复,发生畸形愈合,即可发生再脱位。盂唇前缘撕脱与肱骨头后侧塌陷的患者,亦是多次发生脱位的可能原因。在肩关节外旋50°～70°的X线正位片上,可以看到肱骨头的缺损阴影。在以上病理改变的基础上,当肩关节遭到轻微外力,即可发生脱位,如乘车时拉扶手、穿衣时伸手入袖、举臂挂衣等动作,均可发生脱位。

【诊断要点】

肩关节脱位,有其特殊的典型体征。受伤后,局部疼痛、肿胀,肩部活动障碍。伴有骨折时,则疼痛、肿胀更甚。

1.前脱位　患者常以健侧手托患侧前臂,紧贴于胸壁,以防肩部活动引起的疼痛。头倾向患侧以减轻肩部疼痛。上臂处轻度外展、前屈位。患肩失去饱满外形,肩峰显著突出,形成典型的"方肩"畸形(图6-5)。

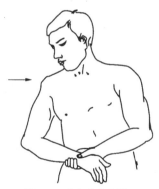

图6-5　"方肩"畸形

检查时,触诊肩峰下空虚,常可在喙突下、腋窝处或锁骨下触到脱位的肱骨头。伤臂处于20°～30°肩外展位,并呈弹性固定。搭肩试验及直尺试验阳性。测量肩峰到肱骨外上髁长度时,患肢短于健肢(但盂下脱位,则长于健肢)。肩部正位和穿胸侧位X线片,可确定诊断及其类型,并可了解是否有骨折发生。

2.后脱位　肩关节后脱位是所有大关节脱位中最易误诊的一个损伤,较少见。肩关节后脱位大多数为肩峰下脱位,它没有前脱位时那样明显的方肩畸形及肩关节弹性绞锁现象。主要表现为有肩部前方暴力作用的病史,喙突突出明显,肩前部塌陷扁平,可在肩胛冈下触到突出的肱骨头,上臂呈现轻度外展及明显内旋畸形。

肩部 X 线上下位(头脚位)片,可以明确显示肱骨头向后脱位。

3.陈旧性肩关节脱位 脱位日久,患侧的三角肌萎缩,"方肩"畸形更加明显,在盂下、喙突下或锁骨下可摸到肱骨头,肩关节的各方向运动均有不同程度的受限。搭肩试验、直尺试验阳性。

4.习惯性肩关节脱位 有多次脱位历史,脱位时,疼痛多不剧烈,但肩关节活动仍有障碍,久可导致肩部肌肉发生萎缩,当肩关节外展,外旋和后伸时,可诱发再脱位。X 线检查,拍摄肩前后位及上臂 60°～90°内旋位或上臂 50°～70°外旋位片,可明确肱骨头后侧是否有缺损。

5.合并症

(1)肩袖损伤:肩关节本身疼痛和功能障碍,常常混淆和掩盖肩袖损伤的体征,所以易造成漏诊。因此,肩关节脱位在复位后,应详细检查肩外展功能。对于肱骨头移位明显的病例,如无大结节骨折,则应考虑肩袖损伤的可能。诊断不能明确时,可行肩关节造影,如发现造影剂漏入肩峰下滑囊,则证明已有肩袖撕裂。

(2)肱骨大结节撕脱骨折:30%～40%肩关节脱位病例合并大结节骨折,除肩关节脱位一般症状外,往往疼痛、肿胀较明显,可在肱骨头处扪及骨碎片及骨擦音。

(3)肱二头肌长头腱滑脱:临床上往往无明显症状,只是在整复脱位时,有软组织嵌插于关节盂与肱骨头之间而妨碍复位。

(4)血管、神经损伤:较容易遭受牵拉伤的是腋神经或臂丛神经内侧束,肱骨头压迫或牵拉也可以损伤腋动脉。腋神经损伤后,三角肌瘫痪,肩部前外、后侧的皮肤感觉消失。血管损伤则极少见,若腋动脉损伤,患肢前臂及手部发冷和紫绀,桡动脉搏动持续减弱或消失。

(5)肱骨外科颈骨折:合并肱骨外科颈骨折时,疼痛、肿胀更为严重。与单纯肩关节脱位不同的是上臂无固定外展畸形,有一定的活动度,并可闻及骨擦音,X 线片可以帮助诊断及了解骨折移位情况。

【治疗】

新鲜肩关节脱位,一般采用手法复位,大结节骨折,腋神经及血管受压,往往可随脱位整复而骨折复位,神经、血管受压解除;陈旧者先试手法复位,若不能整复,则根据年龄、职业及其他情况,考虑作切开复位治疗;合并肱骨外科颈骨折,可先试行手法复位,若手法复位不成功,应考虑切开复位内固定;习惯性脱位,可做关节囊缩紧术。

1.整复方法 复位一般无须麻醉,仅给予口服止痛药或肌注哌替啶 50～100mg 即可。

（1）新鲜外伤性肩关节脱位

1）手牵足蹬法：令患者仰卧，用拳头大之棉垫置于患侧腋下，以保护软组织。术者立于患侧，双手握住患侧腕部，用一足背外侧（右侧脱位用右足，左侧脱位用左足）置于腋窝内。术者在双肘、双膝伸直，一足着地，另一足蹬住腋窝的姿势下，在肩外旋，稍外展位，缓慢有力地向下牵引患肢，然后内收、内旋，充分利用足背外侧为支点的杠杆作用，将肱骨头撬入关节盂内。当有回纳感时，复位即告成功。复位时，足背外侧尽量顶住腋窝底部，动作要徐缓，不可使用暴力，以免腋部血管、神经损伤。若复位不成功时，多为肱二头肌长头腱阻碍而不能复位，可患肢向内、外旋转，使肱骨头绕过肱二头肌长头腱，再进行复位。可获成功。

2）拔伸托入法：患者取坐位，第一助手立于患者健侧肩后，两手斜行环抱固定患者作反牵引，第二助手一手握肘部，一手握腕上，外下方牵引，用力由轻而重，持续 2～3 分钟，术者立于患肩外侧，两手拇指压其肩峰，其余手指插入腋窝内，在助手对抗牵引下，术者将肱骨头向外上方钩托，同时第二助手逐渐将患肢向内收、内旋位牵拉，直至肱骨头有回纳感觉，复位即告完成。此法安全易行，效果好，适用于各型肩关节脱位，是临床上常用的方法之一。

3）椅背整复法：唐代蔺道人在《仙授理伤续断秘方·理伤续断方》中载："凡肩胛骨出，相度如何整。用椅当圈住肋，仍以软衣被盛簟，使一人捉定，两人拔伸，却坠下手腕，又着曲手腕，绢片缚之。"即让患者坐在靠背椅上，用棉垫置于腋部，保护腋下血管，神经，免受损伤。将患肢放在椅背外侧，腋肋紧靠椅背，一助手扶住患者和椅背，起固定作用，术者握住患肢，先外展、外旋牵引，再逐渐内收，并将患肢下垂，内旋屈肘，即可复位成功。此法是应用椅背作为杠杆支点整复肩关节脱位的方法，适用于肌肉不发达，肌力较弱的肩关节脱位者。

4）膝顶推拉法：患者坐在凳上，以左肩脱位为例，术者立于患侧，左足立地，右足踏在坐凳上，右膝屈曲小于 90°，膝部顶于患侧腋窝，将患肢外展 80°～90°，并以拦腰状绕过术者身后，术者以左手握其肘部，右手置于肩峰处，右膝顶，左手拉。当肱骨头达到关节盂下缘时，右膝将肱骨头向上用力一顶，即可复位。此法适用于脱位时间短，肌力较弱的患者。此法术者一人操作即可，不需助手协助。

脱位整复成功的表现是"方肩"畸形消失，肩部丰满，与对侧外观相似，腋窝下、锁骨下、喙突下等扪不到肱骨头，搭肩试验阴性，直尺试验阴性，肩关节被动活动恢复正常功能。X 线表现肱骨头与关节盂的关系正常。

若手法复位确有困难，应认真考虑阻碍复位的原因，如肱二头肌长腱套住肱骨头阻碍复位；撕破的关节囊成扣眼状阻碍肱骨头回纳；骨折块阻拦脱位整复；脱位时间较长,关节附近粘连尚未松解,患者肌肉发达,牵引力不够大,未能有效对抗痉挛的肌肉收缩力;麻醉不够充分,肌肉的紧张未松弛,或手法操作不当等因素。当遇到此等情况时,再次试行整复时应更换手法,反复内、外旋并改变方向;切不可粗暴操作,用力过猛。

(2)陈旧性肩关节脱位:治疗陈旧性脱位,应以手法复位为首选。对于年龄较小,脱位时间短的患者,可以在持续牵引、手法松解粘连之后行手法复位。手法整复疗效虽佳,但必须严格选择病例,谨慎从事,因手法复位时处理不当,还可能发生肱骨外科颈骨折、臂丛神经损伤等严重并发症。故应根据患者的具体情况,认真分析,仔细研究,区别对待,老年患者,脱位时间较长,无任何临床症状者,可不采取任何治疗,体质强壮,脱位时间超过 2 个月以上,但肩关节外展达 70°~80°者,亦可听其自然,不脱位时间超过 2~4 个月,伴有骨折,或大量瘢痕组织形成者,不宜采用手法复位,应行切开复位。

(3)习惯性肩关节脱位:习惯性脱位,一般可自行复位,或轻微手法即可复位,可参考新鲜性肩关节脱位的复位手法。

2.固定方式　复位满意后,一般采用胸壁绷带固定,将患侧上臂保持在内收、内旋位,肘关节屈曲 60°~90°,前臂依附胸前,用绷带将上臂固定在胸壁。前臂用颈腕带或三角巾悬吊于胸前。限制肩关节外展,外旋活动,固定时间 2~3 周。固定时间要充分,使破裂的关节囊得到修复愈合,预防以后形成习惯性脱位。

3.药物治疗　新鲜脱位,早期患处瘀肿、疼痛明显者,宜活血祛瘀,消肿止痛;中期肿痛减轻,宜服舒筋活血,强壮筋骨之剂;后期体质虚弱者,可内服八珍汤、补中益气汤等;外洗方可选用苏木煎、上肢损伤洗方等,煎水熏洗患处,促进肩关节功能的恢复。

4.练功活动　固定后即鼓励患者作手腕及手指练功活动,新鲜脱位 1 周后去绷带,保留三角巾悬吊前臂,开始练习肩关节前屈、后伸活动;2 周后去除三角巾,开始逐渐作有关关节向各方向主动功能锻炼,并配合按摩、推拿、针灸、理疗等,以防肩关节周围组织粘连和挛缩,加快肩关节功能恢复。但是,在固定期间,必须禁止上臂外旋活动,以免影响软组织修复。固定去除后,禁止作强力的被动牵拉活动,以免造成软组织损伤及并发骨化性肌炎。

5.其他治疗　多数新鲜性肩关节脱位,都能通过手法复位成功,极少数患者需要切开复位,凡遇到下列情况之一者,可考虑切开复位。

(1)脱位合并血管、神经损伤,临床症状明显者。

(2)合并肱二头肌长头腱向后滑脱,手法复位多次不能成功者。

(3)合并肱骨外科颈骨折,经手法复位不成功者;作切开复位内固定。

(4)合并关节盂大块骨折,估计脱位整复后影响关节稳定者,作切开复位内固定。

(5)合并肱骨大结节骨折,骨折块嵌在肱骨头和关节盂之间,阻碍复位者。

手术方法较多,手术方式有肩胛下肌关节囊重叠缝合术(Putti-Platt法)、肩胛下肌止点外移术(Magnuson法)、切开复位、肱骨头切除术、人工肱骨头置换术和肩关节融合术等。

习惯性脱位,若经常脱位,影响肩部功能,则可考虑手术。手术治疗的目的,在于增强关节囊前壁和周围韧带的重建,以控制肩关节的外旋活动,增加肩关节的稳定性,防止再脱位。但术后仍有10%~20%的复发。其具体术式有如下几种。

(1)肩胛下肌、关节囊重叠缝合术。

(2)肩胛下肌止点外移术。

(3)喙突植骨延长术及关节囊紧缩术。

冈上肌肌腱断裂,若对肩关节功能影响严重者,可行手术探查修补;对于陈旧性肩关节后脱位,应采用切开复位。一般作切开复位术后,均应采用肩"人"字石膏固定。内固定方式视具体情况而定。

二、肘关节脱位

肘关节是屈戌关节,由肱桡关节、肱尺关节和尺桡关节等三个关节所组成,这三个关节共同包在一个关节囊内,有共同的关节腔,关节囊的前后壁薄弱而松弛,但其两侧的纤维层则增厚形成桡侧副韧带和尺侧副韧带,关节囊纤维层的环行纤维形成一坚强的桡骨环韧带,包绕桡骨小头。肘部的三点骨突标志是肱骨内、外上髁及尺骨鹰嘴突。伸肘时,这三点成一直线,屈肘时,这三点成一等边三角形,因此,又称"肘后三角"。此三角关系可作为判断肘关节脱位和肱骨髁上骨折的标志。

肘关节脱位可分为后脱位、前脱位、侧方脱位及骨折脱位等,后脱位最为常见,前脱位甚少见。按发病至整复时间,可分为新鲜及陈旧脱位。

肘关节脱位是最常见的脱位之一,多发生于青壮年,儿童与老年人少见。

【病因病机】

多因传达暴力或杠杆作用所造成。患者跌仆时,肘关节伸直,前臂旋后位手掌触地,传达暴力使肘关节过度后伸,致鹰嘴尖端急骤撞击肱骨下端的鹰嘴窝,在肱尺关节处形成杠杆作用,使止于喙突上的肱前肌及肘关节囊的前壁被撕裂,尺骨喙突和桡骨小头同时滑向后方而形成肘关节后脱位。由于环状韧带和骨间膜将尺、桡骨比较牢固地束缚在一起,所以脱位时尺、桡骨多同时向背侧移位。由于暴力作用不同,尺骨鹰嘴和桡骨小头除向后移位外,有时还可以向桡侧或尺侧移位,形成肘关节侧方移位,部分患者可合并喙突骨折。若屈肘位跌仆,肘尖触地,暴力由后向前,可将尺骨鹰嘴推移至肱骨的前方,成为肘关节前脱位,多并发鹰嘴骨折,不合并鹰嘴骨折的前脱位罕见。偶尔可出现肘关节分离脱位,因肱骨下端脱位后插入尺、桡骨中间,使尺、桡骨分离而致。

脱位时,肘窝部和肱三头肌腱常因肱前肌腱被剥离,骨膜、韧带、关节囊被撕裂,以致在肘部形成血肿,该血肿容易发生骨化,成为整复的最大障碍,或影响复位后肘关节的活动功能。另外,肘关节脱位可合并肱骨内上髁撕脱骨折,有的还夹入关节内而影响复位,若忽视将会造成不良的后果。移位严重的肘关节脱位,可能损伤血管与神经,应予以注意。

【诊断要点】

具有外伤史,肘部肿胀、疼痛、畸形、弹性固定,肘关节处于半伸直位,被动运动时不能伸直肘部,活动功能障碍。

1.后脱位　肘关节呈弹性固定于45°左右的半屈曲位,肘窝前饱满,可触到肱骨下端,肘后空虚凹陷,呈靴状畸形,尺骨鹰嘴后突,肘后三点骨性标志的关系发生改变,与健侧对比,前臂的掌侧明显缩短,关节的前后径增宽,左右径正常。

2.前脱位　肘关节过伸,屈曲受限,肘窝部隆起,可触及脱出的尺、桡骨上端,在肘后可触到肱骨下端及游离的尺骨鹰嘴骨折片。与健侧对比,前臂掌侧较健肢明显变长。肘关节X线正侧位片可明确脱位的类型,并证实有无并发骨折。

3.侧后方脱位　除具有后脱位的症状、体征外,可呈现肘内翻或肘外翻畸形,肘关节出现内收、外展等异常活动,肘部的左右径增宽。

4.上尺桡关节分离型脱位　肘部过伸位摔倒,暴力导致环状韧带断裂,上尺桡关节分离,肱骨下端插入尺桡关节间隙脱位,造成尺、桡骨上端骨间膜撕裂,肘关节横径增宽。

在脱位发生的同时,常伴有内上髁撕脱骨折,尺骨冠状突骨折,桡骨小头或桡骨颈骨折,肘内、外侧副韧带撕裂,桡神经或尺神经牵拉性损伤,肱动、静脉压迫性损伤等。前脱位发生时多伴有尺骨鹰嘴的骨折;脱位后期,容易引起损伤性骨化、创伤性关节及关节僵直等并发症。

肘关节后脱位与肱骨髁上骨折鉴别要点:脱位多见于青壮年,而骨折好发于10岁以下幼儿。脱位时,肘后三角关系失常,伴有弹性固定;而骨折后,多伴有皮下瘀斑,压痛位于髁上且明显,肘后三角关系正常,有骨擦音或异常活动,但无弹性固定。

【治疗】

肘关节脱位以手法整复为主,宜早期复位及固定。并发骨折者,应先整复脱位,然后处理骨折。原则上应使复位手法在肌肉高度松弛及无疼痛感觉下进行,可选用针刺麻醉、血肿内麻醉或臂丛麻醉。陈旧性脱位,应力争手法复位,若复位失败,可根据实际情况考虑用手术治疗。

1.整复方法

(1)新鲜肘关节后脱位:新鲜肘关节后脱位病史短(24小时内)者,一般无须麻醉,复位前要了解骨端的移位方向。采取反向复位的方法。并发喙突或肱骨内上髁骨折者,先整复脱位,后处理骨折。

1)拔伸屈肘法:患者取坐位,助手立于患者背后,以双手握其上臂,术者站在患侧前面,以双手握住腕部,置前臂于旋后位,与助手相对拔伸下,然后术者以一手握腕部继续保持牵引,另一手的拇指抵住肱骨下端向后推按,其余四指抵住鹰嘴向前端提,并慢慢将肘关节屈曲,若闻入臼声,说明脱位已整复(图6-6)。

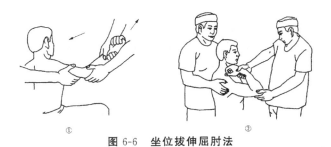

① ②

图6-6 坐位拔伸屈肘法

2)膝顶拔伸法:复位时患者取端坐位,术者立于患侧前面,一手握其前臂,一手握住腕部,同时以一足踏于凳面上,以膝顶在患肢肘窝内,沿着臂纵轴方向用力拔伸,逐渐屈肘,有入臼感后,即为复位成功(图6-7)。

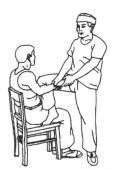

图6-7 膝顶拔伸法

(2)新鲜肘关节前脱位：肘关节前脱位较少见，复位手法简单。患者取坐位或卧位，一助手固定患肢上臂，另助手握住患肢腕部，顺势牵引前臂，术者用两手拇指由肘前顶住脱出的尺、桡骨上端向下后推入，余指由肘后抵住肱骨下端向上向前端提，有入臼声，说明已复位。肘关节前脱位常伴鹰嘴骨折，脱位整复后按鹰嘴骨折处理。

(3)陈旧性肘关节脱位：肘关节脱位后若超过 2～3 周，可由于血肿机化、组织的粘连和挛缩，而造成复位困难。对于单纯性陈旧脱位，可试行手法复位。手法复位前可作尺骨鹰嘴牵引 1 周左右，配合推拿按摩及舒筋活血的中药煎汤熏洗局部，使关节周围挛缩组织逐渐松弛。然后在臂丛麻醉下，作肘关节屈伸、旋转及左右摇摆活动，力量由轻而重，范围由小渐大。通过牵引舒筋与活动解凝这两个步骤使粘连组织充分松解后，进行手法整复。复位手法可采用拔伸屈肘法与膝顶拔伸法，若手法复位不成功，不必强求，以免造成损伤，可改行手术治疗。

2.固定方法　复位后，用绷带或直角托板固定屈肘 90°位，并用三角巾悬吊患肢于胸前，固定时间 2～3 周。关节积血较多者，可无菌穿刺抽吸，预防关节粘连与损伤性骨化。

3.药物治疗　复位后，初期宜活血化瘀，消肿止痛；中期宜和营生新，舒筋活络；后期宜补养气血，外用海桐皮汤、上肢损伤洗方或骨科外洗二方煎汤熏洗。

4.手术治疗　适用于闭合复位不成功者或伤后已数月且无骨化性肌炎和明显骨萎缩者可行开放复位。若脱位时间长，关节僵直在非功能位、有明显功能障碍，此时关节软骨已变性及剥脱，可行关节切除成形术或人工关节置换术，能恢复良好的关节活动并有适度的稳定性。

5.练功活动　肘关节损伤后极易产生关节僵硬，故脱位整复后，应鼓励患者早期练功活动。固定期间可作肩、腕及掌指等关节活动，去除固定后，逐渐开始肘关节主动活动，以屈肘为主，伸肘功能由前臂下垂的重力及提物而逐步恢复。必须避免肘关节的粗暴被动活动，以防发生损伤性骨化。

三、小儿桡骨小头半脱位

小儿桡骨小头半脱位，又称"牵拉肘"，多发生于 4 岁以下的幼儿，是临床中常见的肘部损伤。由于幼儿桡骨小头发育尚不完全，头颈直径几乎相等，环状韧带松弛，故在外力作用下容易发生半脱位。

【病因病机】

多因患儿肘关节在伸直位，腕部受到纵向牵拉所致。当穿衣或行走时跌倒时，腕部被成人握住,幼儿的前臂在旋前位被成人用力向上提拉,即可造成桡骨小头半脱位。发病机制有以下几种:①小儿桡骨小头及其颈部的直径几乎相等,环状韧带松弛,在肘部被牵拉时,有部分环状韧带被夹在肱桡关节的间隙中所致。②小儿肘关节囊前部及环状韧带松弛,突然牵拉前臂时,肱桡关节间隙加大,关节内负压骤增,肘前关节囊及环状韧带被吸入关节内而发生嵌顿所致。③当肘关节于伸直位受牵拉时,桡骨小头从围绕其周围的环状韧带中向下滑脱,由于肱二头肌的收缩,将桡骨小头拉向前方。

【诊断要点】

有患儿肘部被纵向牵拉的损伤史。患者因疼痛而啼哭,患侧肘部疼痛,肘关节呈半屈曲、前臂呈旋前位,不敢旋后,不能抬举与取物,肘关节不能自由活动。桡骨小头处压痛,局部无明显肿胀或畸形。X线检查常不能显示病变。

【治疗】

采取手法复位治疗。不需麻醉,家长抱患儿正坐,术者与患儿相对。以右侧为例,术者左手拇指放在桡骨小头外侧处,右手握伤肢腕部,并慢慢地将前臂旋后,在旋后过程中常可复位。若不能复位,则右手稍加牵引至肘关节伸直旋后位,左手拇指加压于桡骨小头处,然后屈曲肘关节,常可听到或感到轻微的入臼声。或可屈肘90°向旋后方向来回旋转前臂,也可复位。患儿即能屈伸伤肢,疼痛立即消失。

复位后,一般不需要制动,也可用颈腕吊带或三角巾悬吊前臂2~3天。

避免牵拉患肢,小儿穿脱衣服时多加注意,以防屡次发生而形成习惯性脱位。

四、月骨脱位

腕关节的腕骨中以月骨脱位最常见。月骨居近排腕骨中线,正面观为四方形,侧面观呈半月形,掌侧较宽,背侧较窄。其凸面与桡骨远端关节面构成关节,其凹面与头状骨相接触,内侧与三角骨、外侧与舟骨互相构成关节,所以月骨四周均为软骨面。月骨的前面相当于腕管,有屈指肌腱和正中神经通过。在月骨与桡骨下端前、后两面有桡月背侧、掌侧韧带相连,营养血管经过韧带进入月骨,以维持其正常血液供应。

【病因病机】

月骨脱位多由间接外力引起,手掌着地摔伤,腕部处于极度背伸位,重力与地面反作用力,使月骨被桡骨远端与头状骨相挤压,头状骨与月骨间的掌侧韧带与关节囊破裂,月骨向掌侧脱位,又称月骨前脱位。如月骨留于原位,而其他腕骨完全脱位时,称为月骨周围脱位。损伤严重时影响月骨血液循环,容易引起月骨缺血性坏死。

【诊断要点】

有明显手掌着地、腕背伸受伤史。大、小鱼际处可有皮肤擦伤,腕部掌侧肿胀、隆起、疼痛。由于月骨脱位压迫屈指肌腱使之张力加大,腕关节呈屈曲位,不能背伸,腕部向尺偏。中指不能完全伸直,握拳时第 3 掌骨头明显塌陷,叩击该掌骨头有明显疼痛。掌腕横纹处有压痛,并可触到脱出的月骨。如脱位的月骨压迫正中神经,则使手掌桡侧麻木。拇、食、中三指感觉异常与屈曲障碍。X 线正位片中,头骨、月骨有重叠.月骨由正常的四方形变成三角形,侧位片可见月骨凹形关节面与头状骨分离而转向掌侧(图 6-8)。

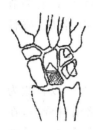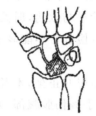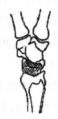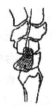

图 6-8　月骨脱位的 X 线示意图

1.整复方法

(1)手法复位:患者在麻醉下(如臂丛麻、局麻),取坐位,肘关节屈曲 90°,两助手分别握住肘部和手指(食指与中指)对抗牵引,在拔伸牵引下前臂旋后,腕关节背伸,使桡骨与头状骨之间的关节间隙加宽,术者两手握住患者腕部,两手拇指用力推压月骨凹面的远端,迫使月骨进入桡骨和头状骨间隙,然后逐渐使腕掌屈,当月骨有滑人感,中指可以伸直时,多数表明已复位(图 6-9)。手法复位后,若发现腕部不稳定,则从鼻烟壶处用细克氏针(0.6mm 直径)在电视 X 线机控制下,经皮肤固定舟、头骨及舟、月骨。然后摄 X 线片,位置良好,用石膏托固定,7～8 天后肿消,改用石膏管型 8 周,然后再用石膏托 4 周。

(2)针拨复位法:手法复位不成功者,可采用此法。麻醉后,用细的骨圆针,在无菌及 X 线透视下,自腕掌侧把钢针刺入月骨凹面的远端,在腕背伸对抗牵引下,向背侧顶拨,使月骨凹形关节面与头状骨相对,同时嘱助手由腕背伸位牵向掌屈位,若中指可以伸直,表示复位成功。

2.固定方法　复位后,用塑形夹板或石膏托将腕关节固定于掌屈 30°～40°。1 周后改为中立位,再固定 2～3 周(图 6-10)。每周 X 线检查 1 次,必要时固定 8 周。解除固定后,开始作腕关节主动屈伸活动。

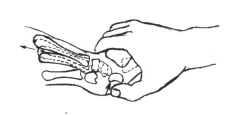

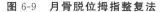

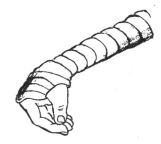

图 6-9　月骨脱位拇指整复法　　　　　图 6-10　固定于 30°屈腕位

3.手术治疗的适应证　若手法复位失败,可切开复位。从掌侧或背侧切口,复位视情况而定,复位要完善。如果桡月前后韧带均已断裂,日后月骨可能发生缺血坏死,或合并创伤性关节炎者,可考虑月骨切除。

4.药物治疗　内服中药按骨折三期辨证用药,若无其他兼证,可在肿消后,尽早补益肝肾,内服壮筋养血汤、补肾壮筋汤等。拆除外固定后,加强中药熏洗,促进腕关节功能恢复。

5.练功活动　固定期间鼓励患者作掌指关节及指间关节伸屈活动,解除固定后,开始作腕关节主动伸屈活动。月骨切除后,固定 1 周即可开始腕关节功能锻炼,一般日后对腕关节功能影响不大。

五、掌指关节及指间关节脱位

掌指关节脱位是指近节指骨基底部脱离掌指关节向背侧或掌侧移位。掌指关节的两侧、背侧及掌侧均有韧带附着,加强关节稳定性。掌指关节脱位以拇指掌指关节脱位最多见,其次为食指掌指关节脱位,第 3～5 掌指关节脱位少见。

指间关节由近节指骨滑车与远节指骨基底部构成。该关节为屈戌关节,仅能作屈、伸运动,关节囊的两侧有副韧带加强。脱位的方向多为远节指骨向背侧移位,或内、外侧移位,前方脱位极为罕见。

【病因病机】

掌指关节脱位多由于关节过伸时遭受外来暴力所致,掌指关节在极度背伸、扭转或侧方挤压外力作用下,掌骨头穿破掌侧关节囊而脱出,有时伴有侧副韧带损伤断裂,或伴有撕脱骨折。掌指关节脱位后,掌骨头向掌侧移位,近节指骨基底部向背侧移位,屈指肌腱被推向掌骨头尺侧,蚓状肌脱向桡侧,掌侧关节囊纤维板移至掌骨头背面,掌骨头掌侧被掌浅横韧带卡住。

指间关节脱位多因外力使关节极度过伸、扭转或侧方挤压,造成关节囊破裂、侧副韧带撕裂而引起,甚至伴有指骨基底小骨片撕脱。脱位的方向大多是远节指骨向背侧移位,同时向侧方偏移。

【诊断要点】

掌指关节脱位时掌指关节疼痛、肿胀、功能丧失,指间关节屈曲、掌指关节过伸畸形,并弹性固定,掌面隆起。X线片可清楚地显示向掌侧移位的掌骨头及近节指骨基底部。

指间关节脱位为伤后指间关节呈过伸畸形、疼痛、局部压痛,弹性固定,被动活动时疼痛加剧。若侧副韧带已断,则出现明显侧方活动。X线片显示指间关节过伸,并可确定是否并发指骨基底撕脱性骨折。

【治疗】

1.手法复位

(1)掌指关节脱位整复法:麻醉下,术者拇指与食指握住患者脱位手指,呈过伸位,顺势作拔伸牵引,同时用另一手握住患侧腕关节,以拇指抵于患指基底部推向远端,使脱位的指骨基底与掌骨头相对,然后向掌侧屈曲患指,即可复位(图 6-11)。

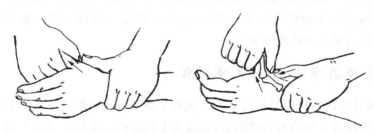

图 6-11　拇指掌指关节脱位整复法

(2)指间关节脱位整复法:术者一手固定脱位关节近端手指,另一手握脱位关节远端手指顺势拔伸牵引,同时用拇指将脱出的指骨基底部推向掌侧,然后屈曲手指,即可复位。

2.固定方法　复位后,保持掌指关节屈曲位固定,固定患指于轻度屈曲对掌位1~2周,用塑形夹板压弯塑形或用绷带卷垫于掌指关节与指间关节的掌侧。近侧指间关节脱位合并侧副韧带损伤或撕脱性骨折者,应将关节固定于伸直位3周,以防韧带挛缩。

3.手术治疗的适应证　若合并骨折,骨折片明显分离移位,旋转或嵌入关节间隙,导致手法复位失败,或复位后不能维持对位者,需要切开复位、细钢针内固定。若合并侧副韧带断裂者,则需手术修补侧副韧带。陈旧性指间关节脱位可行关节融合术。术后用背侧石膏托或支具控制掌指关节,防止过伸即可,不需绝对制动,患指关节固定于功能位。

4.药物治疗　早期可应用活血祛瘀,消肿止痛续损中药口服,舒筋活血汤加减。去除固定后,应重用舒筋活络类中药熏洗患手,如上肢损伤洗方。并可配合轻手法按摩,以理顺筋络。

5.练功活动　早期除患指外可作其余关节的练功活动;去除固定后,可作受伤掌指关节或指间关节的主动屈伸练功活动,活动范围从小到大。但切忌触摸、揉捏、扭晃该关节,以免发生增生及粘连,致肿胀长期不消并遗留功能障碍。指间关节脱位复位容易,往往伤后患者自行拉复,未能给予及时的固定,或按筋伤处理给予手法按摩,过早活动可使脱位的关节产生增粗、僵硬、屈伸活动受限等后遗症,故应早期明确诊断,及时处理,防止关节不稳、粘连或并发创伤性关节炎。

第四节　下肢脱位

一、髋关节脱位

构成髋关节的骨端关节面脱离了正常位置,而致髋关节功能障碍者,称为髋关节脱位。髋关节古称"髀枢",属于典型的球窝关节,是由髋臼和股骨头组成。髋臼大而深呈倒杯形,位于髋骨下方外侧中部,杯口朝向前外下方。髋臼中央底部有一髋臼窝,表面没有关节软骨覆盖,较粗糙,骨质也较薄,在外力作用下极易被穿破。正常人髋臼窝内被移动性脂肪占据,随着关节内压力增大或减少的改变,此脂肪被吸入或挤出,以维持关节腔内压力的平衡。髋臼窝周围部分为月状面关节,外观呈马蹄形,其骨质较厚,表面覆以关节软骨。在髋臼边缘呈堤状,下缘有一缺口,由横过的横韧带弥补,使整个髋臼成为完整的球凹。此外,股骨头圆韧带动脉通过髋臼切迹与横韧带之间的小孔进入股骨头,为股骨头提供营养;当此动脉受压或断裂后,则会引起股骨头缺血性坏死。髋臼及横韧带的四周镶以一圈纤维软骨,称为髋臼盂,从而增加了髋臼的深度,可容纳 2/3 的股骨头。股骨头全体呈球状,顶部中央稍下略平,且有一小而浅的凹陷,称股骨头凹,由股骨头韧带附着;除了头凹外,股骨头均被关节软骨所覆盖,但厚薄不一致。股骨头的关节面较髋臼窝的大,这样,可以增加髋关节的活动范围。股骨头朝向前内上方,人体直立时,其前面一部分关节面位于髋臼之外,仅在极度屈髋时,头部之软骨才全部与髋臼软骨相接触。

髋关节除骨性结构加以稳定外,关节囊及周围韧带、肌肉对髋关节的稳定也起着重要的作用。坚韧的关节囊呈圆桶状,主要由浅层的纵行纤维及深层的横行纤维构成。前者在近端附着于髋臼边缘,及髋横韧带上,远端前面止于粗隆间,后面附于股骨颈中外 1/3 处。后者还一并构成一个围绕股骨颈部的坚韧的轮匝带。其中部分纤维由于人体直立的结果,呈螺旋、斜行或扭转状。关节囊的纤维层厚度不一致,在髂股韧带后部比较坚强,而在髂腰肌腱下部则比较薄弱,甚至部分缺如。关节囊的前后也有韧带加强,这些韧带与关节囊的纤维层紧密的交错,以至于不能互相分离。位于髋关节囊之前的为最坚强的髂股韧带,呈倒"Y"型,位于股直肌深面,其起于髂前下棘,向下分成两束,分别抵止于股骨转子间线的上部及下部,此关节可防止髋关节过伸。髋关节在伸髋及髋外旋时,该韧带最为紧张。人体在直立时,身体重心在髋关节的后方,而髂股韧带则起到限制髋关节过度后伸的作用;同时在臀大肌的协同作用下,能使身体保持直立姿势。在髋关节的所有功能活动中,除屈曲外,髂股韧带均保持一定的紧张状态。在髋关节发生脱位时,就是以此韧带为支点,使患肢保持在特有的姿势;在整复髋关节脱位时,也是利用此韧带为支点复位的(图 6-12)。

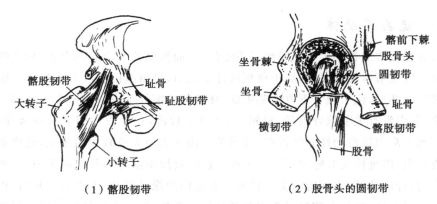

（1）髂股韧带　　　　　　（2）股骨头的圆韧带

图 6-12　髂股韧带及股骨头的圆韧带

关节周围的韧带除髂股韧带之外,还有位于关节前方的耻股韧带,位于关节后方的坐股韧带和股骨头圆韧带。股骨头圆韧带起于髋臼切迹及横韧带处,止于股骨头凹部,关节在半屈、内收位时其呈紧张状态。髋关节的血供是由闭孔动脉后支发出的内骺动脉提供的,其经髋臼进入股骨头圆韧带以供血给股骨头的内下部分。此韧带受损时,也可导致股骨头缺血性坏死。

髋关节的主要作用是负重和维持下肢相当大范围的运动,如前屈、后伸、内收、外展、旋转等。因此,髋关节具有稳定、有力而灵活的特点。当发生脱位后,以上功能均会丧失,因此治疗目的就是要恢复这两个功能。相比之下,应着重恢复负重的稳定性,其次是运动的灵活性。

　　髋关节脱位排在全身四大关节脱位的第 3 位,仅次于肩关节脱位和肘关节脱位。而且其非强大暴力不能造成脱位,因此,髋关节脱位多发于活动力强的青壮年男子。

　　临床上根据脱位后,股骨头所处在髂前上棘与坐骨结节连线的前、后位置不同,可分为前脱位、后脱位及中心脱位三大类;根据脱位后到整复之间的时间长短,可分为新鲜性脱位及陈旧性脱位。其中前脱位又可分为耻骨部脱位和闭孔脱位两种;后脱位又可分为髂骨部脱位和坐骨部脱位两种。临床上以后脱位多见(图 6-13),约占髋关节脱位的 2/3。

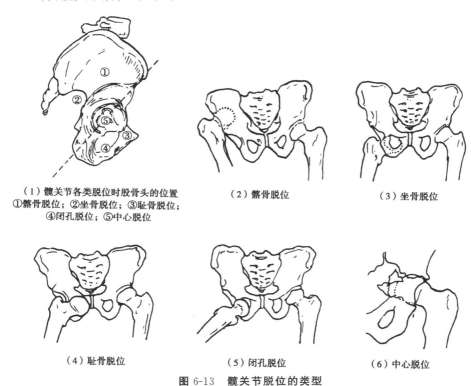

　　(1)髋关节各类脱位时股骨头的位置
①髂骨脱位;②坐骨脱位;③耻骨脱位;
④闭孔脱位;⑤中心脱位
　　(2)髂骨脱位
　　(3)坐骨脱位
　　(4)耻骨脱位
　　(5)闭孔脱位
　　(6)中心脱位

图 6-13　髋关节脱位的类型

【病因病机】

　　直接暴力和间接暴力均可引起髋关节脱位,以间接暴力为多见。常见有车祸、塌方、堕坠等引起。

　　1.后脱位　后脱位即股骨头向后下方脱出于髋臼,多由间接暴力所引起。如乘坐汽车时,一侧大腿搁于另一侧大腿之上,突然刹车或汽车追尾事故,乘客膝部顶到前面挡板上,造成的杠杆力;或矿井塌顶,压于下蹲矿工的腰背部,造成的传达暴力。当髋关节呈内收、屈曲90°时,使股骨头的上外侧旋出髋臼后缘至较薄弱的关节囊后下方,此时股骨颈前缘与髋臼前缘紧密接触而成为支点;来自膝前方或后方的强大暴力作用于股骨头,使股骨头冲破关节囊而脱出于髋臼,形成后脱位。当屈髋而内收较小时,暴力传递到股骨头,使其与髋臼在后缘相撞,造成髋臼后缘或股骨头骨折后发生脱位。此脱位又可分为两型。若脱位后的股骨头停留在坐骨切迹前的髂骨翼上,此为髂骨部脱位,较多见;股骨头停留在坐骨部位,则为坐骨脱位。髋关节脱位时,关节囊后下部撕裂,而前侧的髂股韧带多保持完整。另外,当暴力特别强大时,还可同时造成股骨干骨折。多是先造成脱位,然后再造成骨折。此种类型较少见。

2.前脱位　前脱位即股骨头向前下方脱出于髋臼,此型临床较少见。一般以间接暴力作用为主,如高速公路上猛烈撞车或煤矿倒塌等严重挤压腿部形成的杠杆力。当髋关节强度外展、外旋时,股骨头转向关节囊前下方的薄弱处,大转子顶部与髋臼上缘撞击,若大腿突然受到外展暴力或由后向前的撞击暴力,股骨头因受杠杆力作用而突破关节囊的前下方,被顶出髋臼,造成前脱位。髂股韧带一般保持完整。此脱位也可分为两型。脱位后,若股骨头停留在髋臼前方耻骨梳水平,称为耻骨部脱位,可引起股动、静脉受压迫而出现下肢血循环障碍;若股骨头停留在髋臼前上方闭孔处,称为闭孔部脱位,常可压迫闭孔神经而出现麻痹症状。

3.中心脱位　中心脱位即股骨头突破髋臼底,临床此种类型极少见。多由传递暴力所致,如行走时被汽车从侧方撞倒;或车祸时,膝部及大腿外侧遭撞击或挤压。暴力作用于大转子外侧时,可传递至股骨头而冲击髋臼底部,引起髋臼底骨折。暴力继续作用,股骨头则连同髋臼的骨折块一并向盆腔内移位,形成中心脱位。此外,髋关节在轻度外展位时,顺股骨纵轴的冲击外力,也可引起中心脱位。中心脱位必然伴有髋臼骨折,骨折可成块状或粉碎状,治疗时应有所不同。中心脱位,关节软骨损伤较严重,而关节囊及韧带损伤则较轻。严重脱位时,整个股骨头自髋臼骨折的断端间突入盆腔,而头、颈部被骨折片夹住,将会使复位困难(图6-14)。还有部分患者可并发骨盆骨折及盆腔内广泛出血。

4.陈旧性脱位　当脱位时间超过3周时,则属陈旧性脱位。此时,主要出现周围肌腱、肌肉挛缩,纤维瘢痕组织充填于髋臼内,撕破的关节囊裂口大多已愈合,血肿机化或纤维化后包绕于股骨头;而且由于肢体长时间活动受限,多可发生骨质疏松及脱钙。以上的变化均给手法复位增加了困难。

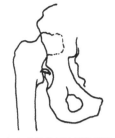
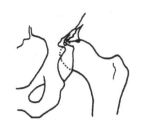
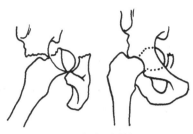

（1）合并股骨头部分骨折　　（2）合并髋臼缘骨折　　　　（3）合并臼底骨折

图 6-14　髋关节脱位合并骨折

【诊断】

（一）外伤史

患者有明显的外伤史。诊断时,应分清受伤时的体位及暴力的作用方向。

（二）临床表现

各种类型的髋关节脱位,在伤后都有髋部疼痛、肿胀、关节功能障碍,髋关节及整个下肢畸形,并呈弹性固定。

（三）专科检查

不同类型的脱位,有各自不同的表现。

1.后脱位　　除上述症状以外,患侧肢体出现屈髋、屈膝、内收、内旋、缩短畸形。患侧臀部向后上方隆起,大转子移向后上方,在髂前上棘至坐骨结节连线的后方扪及股骨头。伤侧膝关节屈曲并靠在健侧大腿中下 1/3 处,即“粘膝征”阳性。当髂股韧带同时断裂(少见)时,患肢短缩、外旋。

2.前脱位　　除上述症状外,患肢呈外旋、外展和轻度屈髋畸形,较健肢稍长。可在闭孔附近或腹股沟韧带附近扪及股骨头。股骨头若停留在耻骨上支水平,则容易压迫股动、静脉而出现下肢血循环障碍症状,出现患肢大腿以下皮肤苍白、青紫、发凉,足背动脉及胫后动脉的搏动减弱或消失。停留在闭孔内,则压迫闭孔神经而出现麻痹症状,如大腿内侧下半部皮肤感觉障碍及内收肌群麻痹。

3.中心脱位　　此型从体征上诊断比较困难。其髋部肿胀多不明显,疼痛显著,患肢功能障碍。严重者患肢可出现短缩,下肢内旋内收,大转子多不易扪及,可有阔筋膜张肌及髂胫束松弛。

4.陈旧性脱位　　本型脱位的症状、体征如上述,但病史已超过 3 周。髋关节畸形的弹性固定更为明显。

（四）X 线检查

1.后脱位　X 线片检查显示股骨头呈内旋内收位，且脱出髋臼，小转子变小，股骨颈变短。若股骨头位于髋臼的后上方，为髂骨部脱位。若位于髋臼后下方，为坐骨部脱位。正位片显示，股骨颈内侧缘与闭孔上缘所连的弧线中断。

2.前脱位　X 线片检查显示股骨头脱出髋臼外，在闭孔内或耻骨上支附近，股骨头呈外展、外旋位，而小转子则完全显露。

3.中心脱位　X 线片检查显示髋臼底明显骨折，股骨头随髋臼骨折或骨盆骨折块部分或完全突入骨盆腔内。

4.陈旧性脱位　X 线片检查显示局部血肿已机化，或出现股骨头、股骨颈部明显脱钙，而出现骨质疏松，或关节面有不规则改变。陈旧性脱位多见于后脱位者。

CT 有助于确定有无髋臼骨折。

（五）并发症

髋关节脱位常可合并髋臼缘骨折或股骨干骨折。

1.髋臼缘骨折　一般依据 X 线片或 CT 检查以确诊，因为临床诊断时不易扪及。若骨折块大，可压迫或直接刺伤坐骨神经而出现麻痹症状。

2.股骨干骨折　多由强大暴力造成，除髋关节脱位症状外，还有患侧大腿局部肿胀、疼痛、异常活动和骨擦音，并有大腿部成角、缩短畸形。患处压痛及下肢纵轴叩击痛明显。X 线片显示：后脱位合并股骨干上 1/3 骨折者，近骨折端呈现内收，或骨折断端向内成角；前脱位合并骨折者，近端则呈极度屈曲、外展畸形（图 6-15）。

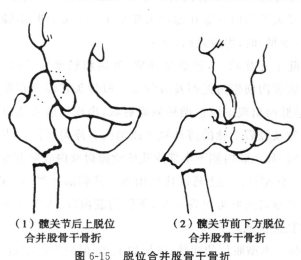

（1）髋关节后上脱位
合并股骨干骨折

（2）髋关节前下方脱位
合并股骨干骨折

图 6-15　脱位合并股骨干骨折

【辨证治疗】

新鲜的脱位,一般以手法复位为主;陈旧性脱位,则力争手法复位;脱位合并髋臼缘骨折者,一般随着脱位的整复,骨折亦随之而复位;合并股骨干骨折者,应先整复脱位,后整复骨折。复位多需在麻醉下进行,一般采用腰麻或硬膜外麻醉,陈旧性脱位粘连严重者可用全麻。整复后予以适当固定和功能锻炼,并按辨证分期内外治相结合用药物进行治疗。

(一)手法复位

1.后脱位 有多种方法,分别介绍如下:

(1)屈髋拔伸法:患者仰卧在木板床或铺于地面的木板上。一助手两手按压住髂前上棘以固定骨盆。术者面向患者站立,骑跨于患肢小腿上,用双侧前臂、肘窝提托患肢腘窝部,屈曲髋关节、膝关节各呈90°。慢慢用力顺势提拉,若患肢内旋、内收较紧,可先顺势拔伸,然后再外旋外展而垂直向上拔伸牵引,促使股骨头滑入髋臼内,另一助手可同时将股骨头向髋臼推挤,以助复位。当感到或听到入臼声后,将患肢伸直,畸形消失,且可做内收、外展、旋转等被动活动,即表明复位成功。

(2)回旋法:患者体位同上法,助手用双手按压双侧髂前上棘固定骨盆,术者站立于患侧,一手握患肢踝部,另一手用肘窝提托其腘窝部,并向上提拉牵引,随即将大腿内收、内旋,极度屈曲髋关节,以使膝部贴近对侧髂前上棘腹壁,继续牵引,然后将患肢外展、外旋、伸直。在此过程中,若听到或感到弹响,且患肢在伸直后能被动内收、外展,则复位到此成功。因为此法的屈曲、外展、外旋、伸直的连续动作,此法恰似用膝关节划一个问号"?"(左侧)或反问号"?"(右侧),故又称为画问号复位法(图6-16)。回旋法是采用与脱位过程相反的顺序进行复位的,即利用髂股韧带为支点,靠杠杆力的作用,使股骨头移到髋臼下缘,再向上滑入髋臼。

(3)拔伸足蹬法:此法患者体位同前,术者两手握住患肢踝部,一足内翻用外缘蹬于患侧坐骨结节及腹股沟内侧,术者身体后仰,手拉足蹬,协同用力,牵引后外展外旋(左髋脱位用左足,右髋脱位用右足)(图6-17)。

(4)俯卧下垂法:此法适用于肌肉软弱或松弛的患者。患者上身俯卧于床缘,下肢完全置于床外。助手扶持健肢,并保持在伸直水平位;患肢下垂,另一助手双手固定骨盆,术者立于患侧,用一手握住其踝关节上方,屈膝90°,利用患肢自身的重量向下牵引,同时可轻旋患侧大腿,并用另一手加压于腘窝,以增加牵引力,使其复位。或取同样体位,固定骨盆的助手改为挟持患踝及按压小腿,术者则用力按压股骨头向下向内而使其复位。亦可用膝部跪压于患者腘窝处,用力向下使其复位,此法力量较大,使用时要注意。

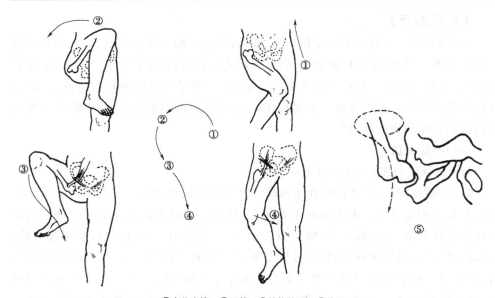

①内收内旋　②屈髋　③外旋外展　④伸髋
⑤复位时股骨干部所经历之道路
图 6-16　髋关节后脱位回旋复位法

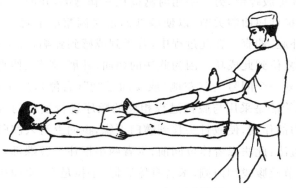

图 6-17　髋关节后脱位拔伸足蹬复位法

2.前脱位　常用方法有三种。

（1）屈髋拔伸法：患者仰卧于木板床或铺于地面的木板上，一助手固定住骨盆，另一助手将髋关节在外展、外旋位渐渐向上拔伸至 90°；此时术者环抱其大腿根部，向后外方按压大腿根部，便可使股骨头回纳入髋臼内。或者按上述的体位，术者两手分别握患侧膝、踝部，尽量屈髋、屈膝，同时使患肢内收、内旋、再伸直。此时脱出的股骨头被迫绕过髋臼下缘，而滑向后下方使脱位转变为后脱位，然后按后脱位用拔伸法处理。

(2)侧牵复位法:患者体位同上。一助手用两手按压两髂前上棘固定骨盆;另一助手用一宽布带套住大腿根部,并向外上方牵拉;术者两手扶持患侧膝及踝部,连续伸屈髋关节,在此过程中,可慢慢内收内旋下肢,当感到腿部突然弹动,或同时听到弹响声,畸形随着响声消失时,表明复位成功(图 6-18)。

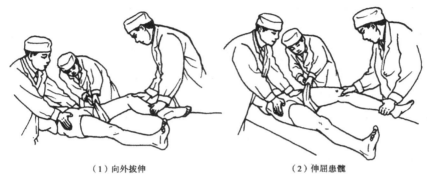

（1）向外拔伸　　　　　　　　　　（2）伸屈患髋

图 6-18　髋关节前脱位侧牵复位法

(3)反回旋法:患者体位、复位原理与后脱位相同,但操作步骤与其相反,即先将髋关节外展、外旋,然后屈髋、屈膝,再内收、内旋,最后伸直下肢。左髋脱位,画反向问号"?";右髋脱位,画正向问号"?"。

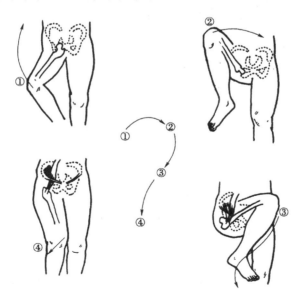

①外展、外旋　②屈髋屈膝　③内收、内旋　④伸髋

图 6-19　髋关节前脱位反回旋复位法

3.中心脱位

(1)拔伸扳拉法:此法用于轻微移位。患者仰卧位,一助手握住患肢踝部,并使其足呈中立位,髋外展30°,拔伸旋转;另一助手把住患者腋窝反向牵引。术者站立于患侧,用宽布带套在患侧大腿根部,一手向健侧推骨盆,另一手抓住布带向外拉,可将股骨头拉出。触摸患侧大转子,与健侧相比,左右对称时,即复位成功。

(2)牵引复位法:患者取仰卧位,对患肢牵引,轻者用皮肤牵引或胫骨结节牵引,牵引重量为3～4kg;严重者做股骨髁上牵引,牵引重量为8～12kg。牵引的过程中可逐步复位。若复位不能成功,则可同时在大转子处自前向后穿入骨圆针贯穿,做侧方牵引,牵引重量5～7kg。在向下、向外两个分力的同时作用下,股骨头被牵出。经床边拍X线照片,确定已将股骨头拉出且已复位后,则可先将髁上及侧方牵引重量减至维持量,再继续牵引8～10周。用此法复位,移位的骨折片与脱位的股骨头可被一齐拉出(图6-20)。

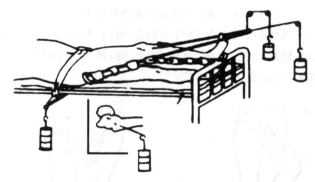

图 6-20　髋关节中心性脱位双向牵引复位法

4.陈旧性脱位　陈旧性脱位的手法整复与新鲜脱位基本相同,但要注意其适应证,并做好复位前的准备工作。

(1)适应证

1)身体条件好,能耐受麻醉及整复的刺激者;

2)外伤性脱位后,时间在2～3个月以内,且未经手法整复者;

3)肌肉、韧带挛缩较轻,关节轮廓尚清晰者;

4)被动活动髋关节时,股骨头尚有活动度者;

5)X线片检查,显示骨质疏松及脱钙不明显,不合并骨折,关节周围钙化或增生不严重者。

（2）复位前准备

1）骨骼牵引：由于股骨头长期处于异常位置，其周围肌肉及韧带挛缩；软组织出现瘢痕粘连及血肿机化；关节囊破口已自行修复，都给复位带来了一定的困难。因此，需先行骨骼牵引，将股骨头牵至髋臼平面。常选用股骨髁上牵引，牵引重量为 7～12kg。后脱位者，下肢呈内旋内收位牵引；前脱位者，下肢稍呈外展位牵引。床尾需略抬高，加大对抗牵引力。待股骨头下降至髋臼平面，或接近髋臼平面附近时，可考虑手法复位。

2）松解粘连：一助手固定住骨盆，术者两手分别持患肢膝及踝部，顺下肢畸形姿势，使髋及膝关节做屈、伸、收、展及内、外旋运动，以松解髋关节周围组织的粘连。操作时动作要柔和，范围逐渐由小到大，力量由轻到重。充分松解粘连后，再按新鲜脱位的整复方法进行复位。

3）复位及术后：复位手法及术后处理与新鲜脱位大致相同。如果复位后，股骨头再次脱出，可能是因为髋臼内被瘢痕组织填塞所致，复位后进行反复研磨，即反复屈伸、收展、内外旋髋关节，另一助手用手同时按压大转子，以促进股骨头回纳。若出现内收肌群或髂胫束挛缩，可用弹拨手法使内收肌群或髂胫束松弛。

5.合并同侧股骨干骨折　此种情况，应先整复脱位，后整复骨折。

（1）后脱位

一法：麻醉后，患者侧卧，健肢在下，一助手把持患肢足踝部顺势牵引，另一助手用宽布带绕过患侧大腿根部，向后上方牵引。术者立于患者身后，用手掌向前、向远侧推股骨大转子部，直至股骨头被移至髋臼水平，在保持牵引状态下，让第三助手双手用力向前提拉膝关节，使髋关节屈曲 90°，随即术者以手掌向前推股骨头，即可复位。

二法：先在大转子稍下方前后贯穿一枚骨圆针，助手用手、布带或用牵引弓，向远端用力牵拉，术者同时用手掌向前下方用力推股骨头，即可复位。

（2）前脱位：麻醉后，患者仰卧，一助手用两手按患者两侧髂前上棘部，固定住骨盆；另一助手把持膝部，先顺畸形姿势进行牵拉，以解脱股骨头与闭孔之间的交锁；同时，第三助手用宽布带绕过大腿根部向外上方牵拉；术者立于健侧，手掌在大腿根部内侧向外上方推股骨头，另一手于股骨接近骨折端的外侧向前内扳拉大腿，同时在膝部牵拉的助手内收患肢，即可复位。

6.复位后检查　手法复位后检查，符合以下标准者，则表明复位满意。

（1）复位后，仰卧时双下肢等长，屈膝时双膝等高。

（2）臀部的隆起畸形消失。

（3）股骨头大转子顶端位于髂前上棘与坐骨结节连线上。

（4）疼痛减轻，髋关节不再有活动障碍，脱位时的各种畸形消失。

（5）X线片检查，髋部正位片显示股骨头回纳到髋臼中，股骨颈内缘到闭孔上缘连线的弧度恢复正常。

（二）固定方法

复位后，可行皮肤牵引或骨骼牵引固定，在患肢大腿及小腿两侧置砂袋防止其内、外旋，而呈中立位。牵引重量为5～7kg。

1.后脱位　一般维持在髋外展30°～40°中立位固定牵引，3～4周。如合并髋臼缘骨折，牵引时间可适当延长至6周左右，待关节囊及骨折块愈合后方可解除牵引。

2.前脱位　应维持在下肢内旋、内收伸直位牵引4周左右，注意避免髋外展。

3.中心脱位　中立位牵引约6～8周，一定要待髋臼骨折愈合后才可考虑解除牵引。

4.陈旧性脱位　用皮肤牵引4周，牵引重量为3～5kg。

5.合并同侧股骨干骨折　一般用股骨髁上牵引，要考虑股骨干骨折的部位及移位方向。时间及注意事项与股骨干骨折相同。

（三）功能锻炼

整复后，即可在牵引下，行股四头肌及踝关节的功能锻炼。解除固定后，可先在床上进行屈髋、屈膝及内收、外展及内、外旋锻炼。以后可逐步扶拐不负重锻炼。3个月以后，经X线片检查，若见股骨头供血良好，方能下地做下蹲、行走等负重锻炼。中心型脱位，因有关节面破坏，床上练习可适当提早，而负重锻炼则应相对推迟，以减少创伤性关节炎的发生及股骨头缺血性坏死的发生。

（四）药物治疗

损伤早期，宜活血化瘀为主。患处肿胀、疼痛较甚，方选活血舒肝汤或接骨七厘片、筋骨痛消丸；腹胀、大便秘结、口干舌燥苔黄者，宜配合加通腑泄热药如厚朴、枳实、芒硝等。中期宜理气活血、调理脾胃，兼补肝肾，可用四物汤加川断、五加皮、牛膝、陈皮、茯苓等；晚期应补气血、养肝肾、壮筋骨、利关节，方选健步虎潜丸或六味地黄丸。外用药，早期可敷消肿散，晚期用海桐皮汤熏洗。

（五）其他疗法

出现以下情况者，可考虑切开复位内固定术：

1.后脱位合并大块臼缘骨折，或软组织嵌入，而妨碍手法复位者，可行切开复位，用螺丝钉固定骨折块，并修补关节囊。

2.中心脱位,骨折块夹住股骨头难以脱出者,亦可考虑切开复位。但如臼底骨折为粉碎者,则不宜切开复位。

3.考虑有坐骨神经、闭孔神经、股动、静脉受压,手法复位不能解除压迫者,应尽快切开复位,以便及时解除压迫。

4.复位后,持续的足背或胫后动脉搏动消失,是手术探查动脉的指征。坐骨神经损伤,一般是压迫所致。如考虑为臼缘骨折块脱落压迫,要及时去除压迫,使神经早日恢复。

5.陈旧性脱位超过 2～3 个月,估计手法复位有困难,或无手法复位适应证,可考虑切开复位。

【注意事项】

1.髋关节脱位应及时诊治,因为有少数脱位合并髋臼骨折,必须有 X 线摄片确诊。

2.复位时应注意复位技巧,防上粗暴手法。

3.脱位合并骨折者,固定时的牵引重量,应视愈合情况逐渐减轻。

4.应早期进行适当的功能锻炼,但严格控制下地负重行走的时间,最少在 3 个月以上,同时定期行骨密度、CT、MRI 等检查,以防止并及早发现有无股骨头坏死。

二、膝关节脱位

构成膝关节的骨端关节面脱离了正常位置,而致膝关节功能障碍者,称为膝关节脱位。膝关节是人体关节中最大、结构最复杂的关节,其负重量大且运动量较多。由股骨远端、胫骨近端和髌骨三部分构成,属于屈戌关节。其骨性结构的稳定性较差,但实际上,膝关节却是相当坚固稳定的。其主要是借助关节囊、内外侧副韧带、前后十字韧带、半月板等组织的连结和加固,以及周围坚强的韧带和肌肉的保护而保持稳定的。膝关节的血供主要来自于腘动脉,腘动脉的主干位于腘窝深部,紧贴于股骨下段、胫骨上段,走行于关节囊与腘肌筋膜之后。腓总神经在腘窝上外侧边界沿股二头肌腱内侧缘下行,后越过腓肠肌外侧头的后面,走行于股二头肌肌腱和腓肠肌肌腱之间,在此处贴近膝关节囊,并向下沿腓骨小头后面走行并绕过其下之颈部,向前内穿过腓骨长肌的起点,在此分为深浅两支。

膝关节在伸直时,没有侧方及旋转活动,当在屈曲 90°或半屈曲位时,可有轻度的侧方及旋转活动。因为膝关节周围的肌腱、韧带都较坚强,故膝关节脱位比较少见,只有在遭受强大暴力,关节囊及周围的软组织大部分被破坏,关节的稳定性丧失时,才会导致脱位。脱位常可合并骨折如胫骨结节、胫骨棘、胫骨髁和股骨髁等的撕脱或挤压性骨折及侧副韧带、十字韧带、关节囊等组织的广泛撕裂和股动、静脉和腓总神经等损伤。同时也常累及半月板。血管神经的损伤,如果不能及时得到妥善处理,将导致严重后果。因此,膝关节脱位的严重性,不仅是因关节囊、韧带及周围组织损伤的广泛和严重,而且在于合并血管、神经的损伤。

膝关节脱位多见于青壮年,根据脱位以后,胫骨上端所在的位置及暴力作用的方向,分为前脱位、后脱位、内侧脱位、外侧脱位和旋转脱位五种;根据股骨髁及胫骨髁之间发生完全分离还是部分分离,分为完全脱位和部分脱位两种。临床上以前脱位最为常见,内侧及外旋转脱位则较为少见(图 6-21)。

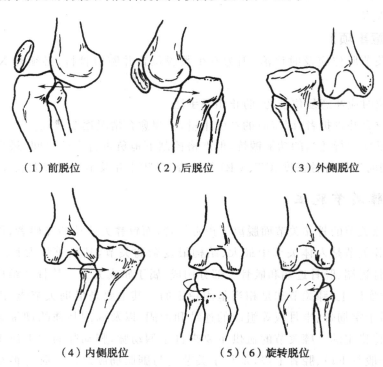

（1）前脱位　　　　（2）后脱位　　　　（3）外侧脱位

（4）内侧脱位　　　　　（5）（6）旋转脱位

图 6-21　膝关节脱位

【病因病机】

膝关节脱位大多是由强大的直接暴力或间接暴力引起的,以直接暴力损伤居多。如自高处跌下、车祸、塌方等,外力直接撞击股骨下端或胫骨上端。间接暴力则以作用于胫骨的强大的旋转暴力多见。

1.前脱位　多因外力使膝关节强烈过伸所导致。膝关节过伸位超过 30°时,或屈曲位时,外力从前方向后方直接作用于股骨下端,或外力自后方向前作用于胫骨上端,致使胫骨向前移位。这种脱位最为常见,多并发后关节囊撕裂、后十字韧带断裂,或伴有腘动、静脉的损伤。

2.后脱位　此种脱位的发病率居膝关节脱位的第二位。膝关节屈曲位时,暴力从前方向后作用于胫骨上端,致使其向后移位。多合并有前十字韧带、内侧副韧带和内侧关节囊的断裂,腘动、静脉损伤在此种脱位中也较常见,占此种脱位病例的50%左右。也常并发腓总神经损伤。

3.外侧脱位　多是由强大的外翻力或外力直接在外侧作用于股骨下端,而使胫骨向外侧移位。

4.内侧脱位　多是由强大的外翻压力或外力直接在外侧作用于胫腓骨上端,而使胫骨向内侧移位,严重者还会引起腓总神经牵拉性损伤或撕裂伤。

5.旋转脱位　多为强大的旋转外力,如膝关节在微屈位受到强大的外翻或内翻暴力作用,使胫骨向两侧旋转而脱位,以向后外侧脱位者较多。一般胫骨移位的幅度较小,且较少并发血管和神经的损伤。

以上五种脱位,前、后脱位占整个脱位的半数以上,后两种脱位较少见。

膝关节发生完全脱位时,大多会造成关节周围软组织的严重撕裂伤和牵拉伤,如前、后十字韧带完全撕裂,侧副韧带断裂和关节囊后部撕裂;以及关节周围的肌腱,如腘绳肌、腓肠肌、股四头肌及腘肌等,也可能造成一定程度的损伤;并且还可使肌腱及韧带附着的骨骼如胫骨结节、胫骨棘及胫、股骨髁发生撕脱或者遭受挤压发生骨折。

膝关节位置表浅,外伤常可造成开放性脱位。

前、后脱位且常伴有腘动、静脉的损伤,可导致腘动脉断裂或分支损伤。腘动脉断裂后,使膝以下的供血量下降,同时,因为大量出血而在腘窝部形成的巨大血肿,压迫了腘部血管的分支;且出血后流出血液向下进入小腿筋膜间隔,又加重了膝以下的缺血。此时,若不及时处理,将会导致肢体远端坏死而截肢。或因暴力使血管内膜撕脱而形成栓塞,引起肢体远端缺血坏死。严重的内侧脱位引起的腓总神经损伤,多是被广泛撕裂而造成永久性病变。脱位后若被撕裂的软组织嵌顿在关节间隙内,或者股骨髁被套住在关节囊的裂口或嵌入股内侧肌形成的扣孔或裂口内,均会影响闭合复位。由于局部软组织被嵌顿,皮肤常被向内牵拉而在局部出现陷窝。

【诊断】

(一)外伤史

患者下肢有严重的外伤史。

(二)临床表现

伤后膝关节剧烈疼痛、肿胀,压痛明显,关节活动受限。

(三)专科检查

膝关节完全脱位关节畸形明显,不完全脱位畸形不一定明显,畸形呈弹性固定。关节处有明显的异常活动。

1.前、后脱位者,膝关节的前后径增大。前脱位,髌骨处下陷,腘窝部饱满,可触及向后突起的股骨髁后缘;于髌腱前两侧可触及向前移位的胫骨平台前缘。后脱位,胫骨上端部位下陷,髌骨下缘处空虚;在腘窝部可触及向后突出的胫骨平台后缘。前后抽屉试验可为阳性。

2.内、外侧脱位者,膝关节的横径增大,侧向活动明显。内侧脱位,可在膝关节的外侧扪及股骨髁下缘,在内侧扪及胫骨平台上缘。外侧脱位,可在外侧扪及胫骨平台外上缘,在内侧扪及股骨髁下缘。前后抽屉试验可为阳性。

3.旋转脱位者,大多数属不完全脱位,多会因膝部明显肿胀掩盖了骨性畸形,而误诊,但认真检查时,可发现胫骨上端与股骨下端的关系出现异常。侧向抽屉试验可为阳性。

(四)并发症

脱位确诊后,应进一步认真检查,密切注意有无并发血管、神经的损伤。

1.血管损伤 受伤后若患肢出现小腿与足趾皮肤苍白、发凉或膝部严重肿胀、发绀,腘窝出现明显的瘀血斑或血肿,以及足背动脉和胫后动脉的搏动消失,则表示可能有腘动脉的损伤。或者膝以下虽然皮肤尚温暖但动脉搏动出现持续消失,则亦会有动脉损伤的可能,应立即复位和处理。

2.神经损伤 如果受伤以后即刻出现胫前肌麻痹、小腿与足背前外侧皮肤感觉减弱或消失,则表示有腓总神经的损伤。

(五)X线检查

膝关节正侧位X线片检查可确诊,及辨明移位的类型,并可观察是否合并骨折。

有时,患者在转送的过程中,膝关节脱位有时会自行复位,但膝部严重的肿胀、异常活动及受伤史,都应警惕本病的发生。可以在应力下拍X线照片,以了解并协助诊断和指导治疗。但拍片时要防止加重原本的损伤。

【辨证治疗】

膝关节脱位属于急症,一旦明确诊断,即应在充分麻醉下,进行手法复位。若有血管损伤表现,复位后也未见恢复者,应及时手术探查,以免贻误时机。若出现神经损伤,如果属于牵拉性损伤,则大多可以自行恢复;如果属于广泛撕裂性损伤,则多难于修补,故可不予以处理。若出现韧带、肌腱或关节囊嵌顿而妨碍手法复位,则应早期手术进行复位。如情况允许,亦应早期进行韧带修补。经手法复位和手术治疗后,可按损伤三期辨证用药配合功能锻炼进行治疗。

(一)手法复位

膝关节脱位大多可手法复位。一般要在腰麻或硬膜外麻下进行。

1.前脱位 患者取仰卧位。一助手抱住患肢大腿部,另一助手双手握住患肢踝部或小腿远端对抗牵引。术者立于患侧,在牵引状态下,一手把持大腿的下端后侧向前提,另一手掌置于小腿的上端前方向后按压,两手同时用力;或两手拇指在前并排按压胫骨近端向后,其余手指置于腘窝自后向前托股骨下端,前后同时用力即可复位。复位成功后,膝部畸形消失,术者一手托于膝部,另一手握踝部,将膝关节轻柔地屈伸数次,以检查关节间是否完全吻合;同时可理顺被卷入关节间的关节囊及韧带和移位的半月板。手法复位一般都不主张在膝关节过伸位直接向后按压胫骨上端,以免加重腘动、静脉的损伤(图 6-22)。

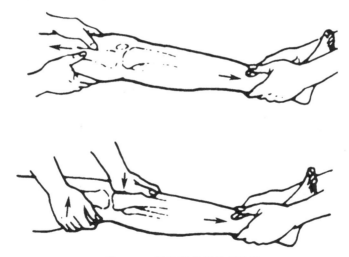

图 6-22 膝关节前脱位复位法

2.后脱位 患者体位及牵引方法同前脱位,术者一手托小腿上端后侧向前提,另一手在大腿下端前面向后压;或双手拇指按压股骨远端向后,其余手指托提胫骨近端向前,前后同时用力作用于关节即可复位(图 6-23)。

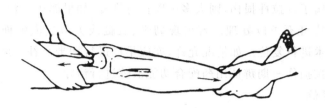

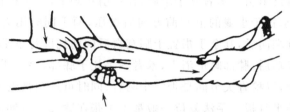

图 6-23　膝关节后脱位复位法

　　3.侧方移位　患者体位及牵引方法同上。若为内侧脱位,术者一手掌置于大腿下端的外侧,另一手掌置于小腿上端的内侧;外侧脱位则相反,一手置于大腿下端的内侧,另一手置于小腿上端的外侧,两手同时用力,即可复位(图 6-24)。

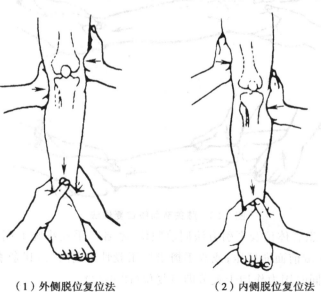

（1）外侧脱位复位法　　　　　　　（2）内侧脱位复位法

图 6-24　膝关节侧方脱位复位法

4.旋转脱位　患者体位及牵引方法同上,术者一手握持住大腿的下端,另一手握持住小腿的上端,向形成脱位力量方向的反方向用力;或一助手在近端固定大腿,术者两手同时握持住小腿上端,在对抗牵引的同时,向脱位的反方向旋转而使其复位。但此方法,一定要保证充分拔伸牵引,以有足够的间隙使骨端活动。

复位后应进行目测检查是否成功,见足尖-髌骨-髂前上棘三者在一直线上,则表明已复位成功。X线片检查,以确定复位的情况。若已确定复位成功,可将膝关节进行轻柔屈伸数次,并用手轻按膝关节周围,以理顺破裂的关节囊和断裂的韧带。复位后,还应再次检查患肢远端的血运情况,尤其是足背动脉及胫后动脉的搏动,如仍未见搏动者,则宜及时进行手术探查。

（二）固定方法

确定复位已成功及无合并血管损伤后,在严格的无菌操作下,用针头将关节腔内的积血抽出,然后进行加压包扎。可选用长腿夹板或石膏托加以固定。在夹板固定前,应加压力垫及用软棉垫保护腓骨小头及其他骨突处。内侧脱位者,应在大腿下端外侧、小腿上端内侧分别放一压力垫;外侧脱位者,则应放在大腿下端内侧及小腿上端外侧。膝关节呈屈曲 20°～30°位固定 6～8 周。禁止伸直位固定,以免加重血管、神经的损伤。患肢应稍抬高,以利于消肿。如果肿胀严重,尤其是怀疑有小腿筋膜间隔综合征时,可先将患肢置于牵引架上,进行跟骨牵引 1～2 周,注意观察肢体血运。固定 2～3 周后,肢体的肿胀会消退,但关节可能会重新移位,故应再拍 X 线照片检查,如有移位,应及时加以纠正。

（三）功能锻炼

在固定期间,即可做股四头肌收缩及髋、踝、趾关节的屈伸活动;4～6 周后,在夹板固定下,扶双拐,患膝不负重步行锻炼;8 周后可解除固定,可先在床上逐渐练习膝关节的屈伸。待股四头肌肌力恢复及膝关节屈伸活动稳定以后,方可逐步负重行走。如果出现膝关节明显不稳,则应继续延长固定时间。关节不稳而过早负重行走,是出现创伤性关节炎的主要原因之一,应加注意。

（四）药物治疗

1.内服药物　早期肿痛明显,宜活血化瘀、通经消肿,方用活血疏肝汤加木瓜、牛膝等;肿消痛减,宜通经活络舒筋,用丹栀逍遥散加独活、牛膝、川断、木瓜等;如有神经牵拉伤症状,加全蝎、白芍。后期可补肝肾、壮筋骨,宜选用补肾壮筋汤加川断、五加皮等。神经损伤后期,宜益气通络、祛风壮筋,方选黄芪桂枝五物汤加川断、牛膝、全蝎、僵蚕。

2.外用药物　脱位整复后,早期可外敷活血止痛膏以消肿止痛;中期可用消肿活血汤外洗以活血舒筋;后期可用苏木煎水熏洗以利关节。

（五）其他疗法

1.膝关节后外脱位,有时股骨髁被卡在关节囊或股内侧肌的扣孔或裂口而难于复位。或局部皮肤因内侧副韧带,关节囊或股四头肌扩张部被夹在关节间隙而出现表面凹陷。X线片检查见内侧关节间隙始终较宽。可行切开复位术。此种脱位,一旦整复不成功,应立即手术,以免皮肤坏死而失去手术时机,并可及时松解嵌顿的软组织。

2.当肯定有腘动静脉撕裂或栓塞时,应立即切开探查、修补。动脉探查、修补应在伤后6小时内完成,否则,肢体易发生缺血性坏死。

3.韧带修补,若做切开复位,则一并修补。若闭合复位,则待解除外固定后,视肢体功能恢复情况而定。

【注意事项】

1.膝关节脱位时,其并发症常见且严重,是骨科急症之一。尤其动脉受损如果不及时修复,后果严重,截肢率可达72.5%。

2.复位后,在固定期间可能再次出现脱位,所以应定期做X线照片检查,如有再脱位,则及时处理。

3.应在早期进行适当的练功活动,以防止膝关节出现退行性病变。

4.应注意待膝关节稳定后,可逐渐进行负重行走活动。避免引起创伤性关节炎。

三、髌骨脱位

多数是由于膝关节骨性组织结构及软组织发育缺陷,或暴力致股内侧肌及扩张部撕裂,促使髌骨向外侧脱出;髌骨向内侧脱位者少见。

髌骨是人体最大的籽骨,是膝关节的组成部分。生理功能主要是传递并加强股四头肌的力量,维持膝关节的稳定,保护股骨关节面。

【病因病机】

1.外伤性脱位　外伤性脱位可以因为关节囊松弛,股骨外髁发育不良而髌骨沟变浅平,或伴有股内侧肌肌力弱,或在损伤时大腿肌肉松弛,股骨被强力外旋、外展,或髌骨内侧突然遭受暴力打击,可完全向外脱出。当用力踢东西时,突然猛力伸膝,股四头肌的内侧扩张部撕裂也可引起髌骨向外侧脱位。外侧撕裂而向内侧脱位极少见。当暴力作用下,股四头肌断裂或髌韧带断裂,髌骨移位于下方或上方,有时可夹在关节间隙。

2.习惯性脱位　　由于股四头肌特别是内侧肌松弛,髌骨发育较小,股骨外髁扁平,并有膝外翻畸形,髌腱的抵止部随着胫骨外翻而向外移位,使股四头肌与髌腱的作用力线不在一条直线上而向内成角。胫骨有外旋畸形时,亦可引起髌骨脱位。轻度外力,有时甚至屈伸膝关节即可诱发脱位。外伤性脱位治疗不当,如股内侧肌未修补或修补不当,亦常为习惯性脱位的主要原因。

【诊断要点】

1.外伤性脱位　　受伤史。伤后部肿胀、疼痛,膝关节呈半屈曲位,不能伸直。膝前平坦,髌骨可向外、内方脱出。或有部分患者就诊时,髌骨已复位,仅留下创伤性滑膜炎及关节内积血或积液,在髌骨内上缘之股内侧肌抵止部有明显压痛。可通过详细询问病史以帮助诊断。膝部 X 线侧、轴位片可见髌骨移出于股骨髁间窝之外。

2.习惯性脱位　　青少年女性居多,多为单侧,亦有双侧患病。有新鲜创伤性脱位病史,或先天发育不良者,可无明显创伤或急性脱位病史。每当屈膝时,髌骨即在股骨外髁上变位向外侧脱出。脱出时伴响声,膝关节畸形,正常髌骨部位塌陷或低平,股骨外髁前外侧有明显异常骨性隆起。局部压痛,轻度肿胀,当患者忍痛自动或被动伸膝时,髌骨可自行复位,且伴有响声。平时行走时觉腿软无力,跑步时常跌倒。膝关节 X 线轴位片可显示股骨外髁低平。

【治疗】

1.整复方法　　患者取仰卧位。外侧脱位时,术者站于患侧,一手握患肢踝部,一手拇指按于髌骨外方,使患膝在微屈状态下逐渐伸直的同时,用拇指将髌骨向内推挤,使其越过股骨外髁而复位。复位后,可轻柔屈伸膝关节数次,检查是否仍会脱出。

2.固定方法　　长腿石膏托或夹板屈膝 20°～30°固定 2～3 周。若合并股四头肌扩张部撕裂,则应固定 4～6 周,固定时应在髌骨外侧加一压力垫。

3.手术治疗的适应证　　外伤性脱位,有严重的股四头肌扩张部或股内侧肌撕裂及股四头肌腱、髌韧带断裂等,应立即作手术修补。习惯性脱位,则以调整髌骨力线为主,如股内侧肌髌前移植术,胫骨结节髌腱附着部内移及内侧关节囊紧缩术,膝外翻畸形截骨矫正术或股骨外髁垫高术。在胫骨上端骨骺未闭合前,尽量不作截骨术或垫高外髁手术。

4.药物治疗　　早期活血消肿止痛,方选活血舒肝汤加木瓜、牛膝;中期养血通经活络,内服活血止痛丸;后期补肝肾,强筋骨,可服健步虎潜丸。

外治:早期可用活血止痛膏以消肿止痛,后期以苏木煎熏洗患肢以舒利关节。

5.练功活动　抬高患肢,并积极作股四头肌舒缩活动。解除外固定后,有计划地指导加强股内侧肌锻炼,逐步锻炼膝关节屈伸。

四、跖跗关节脱位

跖跗关节是由 5 个跖骨和相应跗骨组成的关节。其关节腔独立,活动性较大。除第 1、2 跖骨外,跖骨之间均有横韧带(骨间韧带)相连,在第 1 楔骨、第 2 跖骨之间的楔跖内侧韧带是跖跗关节最主要的韧带之一。

跖跗关节是足横弓的重要组织部分。其位置相当于足内、外侧缘中点画一连线,即足背的中部横断面。损伤后若恢复不完全,必然影响足的功能。

【病因病机】

跖跗关节脱位多因急剧暴力引起,如高处坠下或直接外力作用于前足,跖跗关节突然强屈,跖骨垂直位着地所致。5 个跖骨可以向外、上脱位;也可第 1 跖骨向内侧脱位,其余 4 个跖骨向外侧脱位。由于足背动脉终支,自第 1、2 跖骨间穿至足底形成足底动脉弓,脱位时易受损伤;若因牵拉又引起胫后血管痉挛和主要跖血管的血栓形成,这时前足血运受阻,如不及时复位,将引起前足坏死。因此,整复前后,均应注意足部循环情况。开放性骨折多由重物直接砸压于足前部或车轮碾压前足时发生。在造成脱位的同时,可伴有严重的足背软组织损伤及其他跗骨与跖骨骨折,关节多为半脱位(图 6-25)。

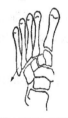

① 第2～5跖骨向外侧脱位

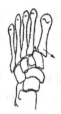

② 第1跖骨向内侧脱位
伴第1跖骨基底骨折

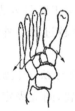

③ 第1跖骨向内侧脱位伴第2～5跖骨向外
侧脱位,同时存在第1跖骨基底骨折

图 6-25　跖跗关节脱位的类型

【诊断要点】

损伤后前足或足背部肿胀、疼痛、功能丧失,足部畸形呈弹性固定。分离性脱位者,足呈外旋、外展畸形,足宽度增大,足弓塌陷。开放性骨折脱位者软组织损伤严重,可有骨端外露或骨擦音。有血管损伤时前足变冷、苍白。足部正、侧位 X 线检查,可明确脱位类型、跖骨移位方向及是否伴有骨折。

【治疗】

跖跗关节脱位早期容易手法复位,应尽早实施。

1.**整复方法**　手法复位应在麻醉下进行。患者仰卧,膝屈曲90°,一助手握踝部,另一助手握前足作对抗牵引,术者站于患侧,按脱位类型以相反方向,用手直接推压跖骨基底部使之回复。如第1跖骨向内,第2～5跖骨向外,则用两手掌对向夹挤,将脱出分离的跖骨推向原位。

2.**固定方法**　跖跗关节脱位整复后容易再脱位,因此,必须作有效的外固定。采用一直角足底后腿托板,连脚固定踝关节背伸90°中立位。足弓处加厚棉垫托顶,以维持足弓;在足背处或足两侧脱出跖骨头处加压力垫,然后上面加一大小与足背相等的弧形纸板,用绷带加压将纸板连足底托板一齐包扎固定3～4周。复位后如不稳定则在松手后即刻又脱位,可经皮穿钢针交叉内固定,6～8周后拔出固定钢针。

3.**手术治疗适应证**　手法整复多次未成功者或开放性脱位可行切开复位,复位后用细钢针经第1、5跖骨穿入第1楔骨及骰骨固定。如合并跖骨骨折,亦可行钢针内固定。陈旧性跖跗关节损伤多遗留有明显的外翻平足畸形,足内侧有明显的骨性突起,前足关节僵硬并伴有疼痛症状,可考虑跖跗关节融合术、足内侧骨性突起切除术等。

4.**药物治疗**　可参照骨折脱位三期用药方法。开放脱位骨折,早期应配合使用清热解毒药物,如金银花、连翘、蒲公英等。

5.**练功活动**　去除固定后,加强熏洗及踝部背伸、跖屈锻炼,并可用有足弓垫的皮鞋练习行走。

五、跖趾关节及趾间关节脱位

跖趾关节脱位,是指跖骨头与近节趾骨构成的关节发生分离。由于关节囊较坚韧并有肌腱保护,因此较少见,临床上主要是第1跖趾关节向背侧脱位。近节趾骨与远节趾骨间关节发生分离者,称趾间关节脱位,见于踇趾与小趾。

【病因病机】

跖趾关节与趾间关节脱位,多因奔走急迫,足趾踢碰硬物或重物砸压而引起;剧烈的扭转暴力,其他使足趾过伸的暴力,如由高坠下、跳高、跳远时足趾先着地,也可发生。由于第1跖骨较长,前足踢碰时常先着力,外力直接砸压亦易损及,故第1跖趾关节脱位较常见。脱位的机理多因外力迫使跖趾关节过伸,近节趾骨基底脱向跖骨头的背侧所致。趾间关节脱位的方向亦多见远节趾骨向背侧移位,若侧副韧带撕断,则可向侧方移位。

【诊断要点】

有明显的外伤史,局部肿胀,疼痛较剧,患足不敢触地,趾背伸过度、短缩,关节屈曲,第 1 跖骨头在足底突出,踇趾近节趾骨基底部在背侧突出,关节呈弹性固定。趾间关节脱位的足趾缩短,前后径增大,局部肿胀、疼痛,活动时痛剧,呈弹性固定。足部 X 线正、侧位片可明确诊断及了解是否合并骨折。

【治疗】

复位一般以手法为主。开放性脱位可在复位后对创口清创缝合。单纯脱位一般不需要麻醉或仅用局麻。

1.整复方法

(1)跖趾关节脱位:一助手固定踝部,术者一手持踇趾,或用绷带提拉踇趾用力牵引,一手握前足,先用力向背牵引,加大畸形,然后握足背的指用力将脱出的趾骨基底部向远端推出,当滑到跖骨头处,在维持牵引下,将趾迅速跖屈,即可复位。

(2)趾间关节脱位:术者一手握踝部或前足,一手捏紧足趾远端,水平牵引拔伸即可复位图。

2.固定方法　跖趾关节脱位整复后,用绷带包扎患处数圈,再以夹板或压舌板固定跖趾关节伸直位 2～3 周。

3.手术治疗适应证　陈旧损伤未复位者可导致爪状趾畸形及创伤性关节炎,这种情况有必要手术纠正畸形以利于负重及解除症状。跖趾关节脱位偶有闭合复位不成功者,可能是籽骨嵌入关节,应及时手术治疗。

4.药物治疗　可参照骨折脱位三期用药方法。

5.练功活动　早期即可作踝关节屈伸活动。1 周后肿胀消退,可扶拐以足跟负重行走。4 周后可去除外固定逐步练习负重行走。

第七章 筋 伤

第一节 概述

筋伤是中医骨伤科学的重要组成部分,凡因各种外来暴力或慢性劳损等原因所造成筋的损伤,统称为筋伤,俗称伤筋,现代医学称为软组织损伤。祖国医学对于"筋"的解剖、生理、病理及"筋伤疾病"的发生、治疗很早就有所认识,纵观历代文献记载颇丰,结合现代医学解剖知识,筋的范围是比较广泛的,主要是指筋膜、肌腱、韧带、关节囊、腱鞘、椎间盘、关节软骨盘、神经等软组织。因人体的筋都附着于骨上,故筋的主要功能为联系诸骨,组成关节,络缀形体及主司关节运动。所以筋伤之后,即可出现疼痛、瘀肿、功能活动受限、畸形等不同症状表现。筋伤作为骨伤科最常见的疾病,无论外来暴力的损伤或风寒外邪的侵袭,筋常首当其冲而遭受损害,因筋骨二者关系密切,疾病的发生又比较复杂,所以须特别指出,筋伤未必骨伤,而伤骨必定伤筋。总之,加强研究筋损伤的病因病理、辨证诊断、治疗和预防,意义重大。

一、筋伤的病因病机

(一)病因

1.外因

(1)外力伤害:是指急骤的外来暴力所致的损伤,如跌扑闪挫、强力扭转、挤压牵拉、坠落撞击等。依外力致伤的性质又分为两类。

直接暴力:是指暴力直接作用于人体部位而引起筋的损伤,多为钝性挫伤。

间接暴力:是指筋伤发生于远离暴力作用的部位而因暴力的传导所致,多为撕裂伤。

(2)劳损伤害:是指人体多动关节周围筋肉及负重部位因长时间的反复多次累积性损伤。故与职业有关,为慢性筋伤。

(3)风寒湿邪侵袭:此点虽不是致伤的重要因素,却是发病的直接诱因;临床所见多是因为外力、劳损后又复感风寒湿邪侵袭而引起的筋伤。

2.内因

(1)年龄：不同的年龄，其筋伤的好发部位和发生率不一样。如小儿髋关节一过性滑膜炎，中老年人的颈椎病、肩周炎。

(2)体质：体质强弱与损伤的发生及其愈后有密切的关系，多成正比例关系。

(3)解剖结构：须正确理解解剖结构的正常与否对筋伤的影响、人体解剖结构本身的强弱对筋伤的影响，用以判断各部位损伤机会及其发病率。

(4)职业工种：从某种意义上讲，它虽然不属于人体本身的内在因素，但它对内因的影响及与筋伤的关系较密切。

总之，筋伤的病因是以外力伤害和劳损伤害为主要的致病因素，但不能忽视内因的存在与影响，辨证的看筋伤往往是内外因素综合的结果，外因起决定和主导作用。

（二）病机

1.筋伤引起的全身病机变化　人体是由脏腑、经络、皮肉、筋骨、气血等共同组成的一个有机整体，局部的损伤必然会引起机体全身的病理变化，明代薛己著《正体类要·序》中就提出："肢体损于外，则气血伤于内，营卫有所不贯，脏腑由之不和"的论点，阐明并强调了筋伤的局部与整体，外伤与内损的辨证关系。因此在诊治过程中，既要重视局部的病理变化，又要重视全身可能出现的病理反应。

首先表现在气血方面的病理现象主要是气滞血瘀和气血两虚两类。前者之气血损伤多同时并见，但也常有所偏胜，气滞的特点为外无肿形，胀闷疼痛，范围较广，痛无定处，体表无明显压痛点；血瘀的特点为外有肿形，痛如针刺，痛有定处，伤部多青紫瘀斑。后者在临床症候上表现为面色不华或萎黄，疲倦乏力，头晕目眩，语声低微，心悸气短，失眠多汗，脉细无力以及手足麻木，筋挛僵硬，关节活动不利，伤处难愈等。其因有二，或素体气血不足，又复损伤加重；或血瘀形成，瘀血不去，新血不生。

其次，筋伤引起骨与关节的病理改变为凡跌打损伤，筋伤首当其冲，筋伤后若未治、失治或延治，常出现筋的挛缩和粘连，继而关节活动不利，行走困难等，故在诊疗中要坚持筋骨并重这个原则。

再者筋伤引起脏腑经络的病理改变主要累及肝肾二脏与其所关联的经络，因肝主筋司运动，主藏血；肾主骨，主生髓。故肝肾亏虚临床上可见手足拘挛，肢体麻木，屈伸不利，腰背酸痛，活动不便，腿足痿软，行走受限等症。治疗时多用调养肝肾，续筋壮骨之法。

2.筋伤引起的局部病机变化　　不论是急性筋伤还是慢性筋伤,其引起肢体局部的病理变化均为疼痛、肿胀和功能障碍,且贯穿于筋伤的全过程。疼痛多由于创伤血肿或炎症反应造成气血瘀滞、脉络不通所致。肿胀形成的原因在早期是局部脉络受损,血溢脉外而出现血肿;在后期是局部气血运化失常,水湿淤聚而出现水肿。功能障碍的出现,在急性筋伤时因软组织损伤引起痉挛性疼痛反应而为,或因神经损伤时在其所支配的区域出现感觉和运动障碍,或肌肉、肌腱、韧带的不全断裂、完全断裂,或关节软骨面损伤破裂致伸屈活动受限;在慢性筋伤时多因受伤组织修复不良,出现粘连、纤维化而致。

3.骨错缝的病机变化　　骨错缝这一名称在祖国医学典籍中多有论述,已为现代医学所公认。系指人体可动关节和微动关节在外力的作用下引起微细的离位,而产生临床症状,影响生理功能。其与关节脱位的发生机理是相同的,只是外力大小不同而引起的关节错位的程度不同而已,故在 X 线摄片上阳性率不高。骨错缝与筋伤两者之间互为影响、密切关连,骨错缝必然导致筋伤,而筋伤如发生在关节部位也可以引起骨错缝,这在治疗时也往往如此。如腰椎小关节紊乱症、环枢关节半脱位等,所以必须在临床上加以重视。

二、筋伤的分类

(一)按受伤的性质分类

1.扭伤　　系指由于扭转、牵拉或肌肉猛烈而不协调的收缩等间接暴力,使关节周围的软组织超越其正常的生理活动范围,引起撕裂、断裂、错位及关节错缝。其特点是外力远离损伤部,伤位多在关节周围。

2.挫伤　　系指直接暴力打击或挤压撞击肢体局部而引起该处的闭合性损伤。其特点是以外力直接作用的局部皮下或深部组织损伤为主,且因伤力、伤位的不同而损伤程度有异。

3.碾挫伤　　系指由于钝性物体推移挤压与旋转挤压之外力直接作用于肢体,造成以皮下及深部组织为主的碾挫伤或脱套损伤。其特点是肌肉组织与神经、血管俱伤,易造成局部感染与坏死。

(二)按受伤的程度分类

1.撕裂伤　　系指由于间接外力作用造成筋络损伤或筋部分撕裂损伤,多不引起严重的功能障碍。

2.断裂伤　　其机理与撕裂伤相同,只因外力大小有别,而造成筋的完全断裂损伤,常有不同程度的功能障碍,甚则畸形。

3.骨错缝 系指可动关节和微动关节在外力的作用下发生微细错动而言,多因扭伤、挫伤而并发。

(三)按受伤的病程分类

1.急性筋伤 又称新伤,系指因人体筋络卒然遭受外来暴力致伤,伤后不超过2周的新鲜损伤。

2.慢性筋伤 又称陈伤,一般是指急性损伤后失治或治疗不彻底,而转成的慢性损伤,伤后已超过2周以上未愈者。

(四)按受伤后皮肤黏膜有无破裂分类

1.开放性损伤 系指外力作用于肢体,造成筋伤,皮下及深部组织与外界相通者。此类损伤易发生感染。

2.闭合性损伤 系指外力作用于肢体,造成筋伤,但皮肤保持其完整性者。

三、筋伤的诊断

筋伤的诊断常依据损伤病史、临床表现而定。必要时患部可作 X 线照片或透视排除骨折、脱位。一般急性筋伤发病突然,有明确的外伤史,症状明显,比较容易诊断;而慢性筋伤的外伤史不明显,起病缓慢,症状逐渐出现,往往容易漏诊或与其他疾病混淆。

(一)疼痛

疼痛为筋伤的主要症状。一般来说急性损伤疼痛较剧烈,慢性损伤疼痛多为胀痛、酸痛,或与活动牵扯、天气骤变有关。皮肤及皮下组织损伤疼痛较轻,肌肉及关节韧带的扭挫伤疼痛明显,神经挫伤有麻木感或电灼样放射性剧痛。肌肉、神经、血管损伤一般在伤后即现持续性疼痛,而肌腱、筋膜、软肋等损伤常在突然疼痛过后缓解一段时间,然后疼痛才渐渐加重。

(二)肿胀

所有筋伤均有程度不同的肿胀。肿胀有血管破裂及未破裂和伤气伤血之分,也就有局限性血肿形成、皮下弥漫性肿胀及慢性肿胀之别。

(三)出血及瘀血斑

出血分为外出血及内出血。瘀血斑是由于内出血积于体表的皮下瘀血所致。在瘀血的机化分解、吸收消散过程中,瘀血斑的颜色变化规律是由青紫至青黄到消失。

（四）畸形

筋伤后出现的畸形多由肌肉、韧带、关节囊断裂、挛缩、关节错位及瘀血造成。

（五）功能障碍

筋伤后的功能障碍多由于疼痛性肌肉痉挛引起，或由于肌肉、肌腱、神经断裂所致。后期发生的功能障碍是由于创伤性炎症造成机化、粘连、变性、萎缩所引起，可使关节主动活动和被动活动均受限。

筋伤的临床表现除以上五种外，关于医学影像学检查、实验室检查等异常表现也是筋伤诊断的重要依据，须予以高度重视。

X线检查：一般来说对筋伤的诊断意义不大，主要是用来与骨折、脱位及骨病等做鉴别诊断。有时可对肌腱、韧带及软骨损伤有一定的参考价值。

肌电图检查：目前临床上开展较为普遍，它是记录骨骼肌生物电的一种方法，依据病理肌电图形状、分布和范围，加以确定神经损伤的部位，判断神经肌肉损伤的程度和预后的情况。

电子计算机横断扫描（CT）：是目前诊断疾病比较先进的一种方法，临床应用也越来越广泛。主要用来确诊椎间盘突出、椎管狭窄、半月板损伤等疾病。

核磁共振（MRI）：临床检查诊断更趋先进，它的使用范围与 CT 相似，但费用昂贵。可用以检查膝关节交叉韧带病变、滑膜肥厚、软组织肿瘤、原发性肌肉疾患等。

关节镜检查：在临床上被公认为是一种有价值的辅助诊疗方法，主要用于明确临床诊断、确定病变部位和损伤程度，以及直视下取活检等，具有准确率高，并发症少等优点。

实验室检查：主要用于严重筋伤的危重患者，以了解病情的变化和指导治疗；也常用于需要与筋伤病相鉴别的一些其他疾病的检查。

四、筋伤的并发症

受暴力伤害后，除发生筋伤外，在早期或晚期伤部往往有各种并发症的存在。故检查时须详尽，治疗时一并处理；否则，影响关节的功能康复。

（一）撕脱骨折

多数由间接暴力造成，使附着于关节骨突的肌腱骤然强烈收缩，而发生骨质撕脱骨折。

（二）神经损伤

根据肢体运动、感觉功能丧失范围，肌肉有无明显萎缩等，可大约判定神经损伤部位和程度。

（三）骨化性肌炎

多因关节部扭挫伤严重，加之手法整复粗暴，固定不良等，致使血肿吸收差，渗入

损伤周围的软组织中，经过机化、钙化、骨化的病理过程，导致伤部疼痛关节功能障碍，

X线摄片显示不均匀的骨化阴影。临床多见于肘关节。

（四）关节内游离体

临床亦称"关节鼠"。筋伤时兼有关节部的软骨损伤，在后期演变为小骨块，脱落而

成游离体，常随关节的伸屈活动而发生位置改变。多发生于膝关节。

（五）骨性关节炎

关节部位的筋伤，早期处理不当，后期关节软骨面发生退行性改变，承重失衡，出

现关节疼痛，功能障碍者。

五、筋伤的治疗

筋伤的治疗，同其他疾病一样，应根据患者的具体情况，而选择应用不同的治疗方法。因为筋伤后的病情、病程及预后的差异很大，所以临床上多采用综合的治疗方法，达到提高疗效、缩短疗程的目的。因此在治疗时要严格贯彻首重气血，筋骨并重，标本兼治，内外结合的治疗原则。目前临床上筋伤的治疗方法甚多，最常用的有手法、固定、药物和练功疗法，其次尚有针灸、封闭、理疗、牵引、手术等疗法。

（一）手法治疗

手法是治疗筋伤的最主要的方法，它是医者运用手指、掌、腕、臂的劲力，直接作用于患者的损伤部位，通过各种手法的技巧及其力量以调节机体的生理、病理变化，达到治病疗伤，正复愈伤，强壮身体的治疗目的。手法治疗的原理和作用归纳起来有：舒筋活络、消肿止痛、活血化瘀、温经散寒、整复错位、调正骨缝、松解粘连、消除狭窄、滑利关节、调和气血等。选用手法要以筋伤的主症为主，同时顾及兼症；骨折、脱位、筋伤者，应先治疗骨折、脱位，而后治疗筋伤，若因扭伤造成关节错缝，

应同时并治错缝和筋伤；对急性筋伤要求一次成功，避免增加损伤，减少患者痛苦，施治时，手法要先轻后重，范围由小到大，速度先慢后快。每次治疗顺序分准备手法（点穴、按压、捋顺等）、治疗手法（展筋、拿筋、利节）、结束手法（舒筋、镇痛、调理）三个阶段。手法要求均匀、柔和、持久、深透有力，即在临床运用时要充分把握手法的连续性、节律性、自然性及时间与力度，还须将各点有机地紧密联系，不可断然分开。手法要自始至终贯彻稳、准、巧的原则，同时要注意手法感觉及异常反应，摆正医患者体位，随症辨症施治。另外，要明确手法的适应证和禁忌证，手法适用于急性筋伤及慢性劳损性筋伤，微动关节错缝，关节半脱位及滑膜嵌顿，创伤后关节僵硬、粘连及组织挛缩痿软者，骨关节炎引起肢体疼痛、活动不利者。手法的禁忌证包括：诊断尚不明确的急性脊柱损伤伴有脊髓症状的病人，急性软组织损伤局部肿胀严重的患者，可疑或已明确诊断有骨关节、软组织肿瘤的患者，有严重心、脑、肺疾患的患者，有出血倾向的血液病患者，妊娠 3 个月左右的孕妇，有精神病患，不能和医者合作的患者。

中医治疗筋伤的手法种类多，内容丰富，目前全国各地在手法运用上各具特色，形成许多确有特长的门派或流派。为方便学习掌握，适应临床实际，整理归纳规范，分为舒筋通络法和活络关节法两大类。前者有按、摩、推、拿、揉、滚、擦、弹筋、分筋、拍、打、劈、叩、踩、捏、点、抖、搓诸法；后者有伸屈法、旋转摇晃法、拔伸牵引法、腰部背伸法、按压踩跷法等。具体手法之操作要领、应用范围、作用特点可参阅总论及筋伤各章节疾病，在此不作赘述。

（二）固定治疗

在临床上，大多数筋伤通过手法及药物的治疗和适当的休息不用固定就可治愈，只是一些比较严重的筋伤，如肌腱、韧带的断裂伤、骨错缝等，以及筋伤后不能马上休息需要继续活动的患者，如正在比赛中的运动员等，应给予必要的固定，以巩固手法治疗的效果，让损伤的组织有一个静止舒适的休息位置，以防止损伤的加重，解除痉挛，减轻疼痛，为筋伤的修复创造有利条件。常用的固定方法有绷带固定法、弹力绷带固定法、胶布固定法、纸板固定法和石膏固定法。

（三）药物治疗

中药在筋伤的治疗中，比骨折、脱位部分应用更为广泛，用药同样分为内治和外用两大类，它是在辨证施治的基础上具体贯彻内外兼治，即局部与整体兼顾的主要手段，临床可根据病情有针对性地选用。

筋伤初期：气血瘀滞较甚，肿痛明显，治宜活血化瘀，行气止痛。内服多用桃红四物汤，复元活血汤、血府逐瘀汤、柴胡疏肝散等；外用多选消肿止痛膏、三色敷药、定痛散等。

筋伤中期:患部肿痛初步消退,但筋脉拘急并未完全消除,治宜舒筋活血,和营止痛。内服多选舒筋活血汤、和营止痛汤、定痛和血汤等;外用多选海桐皮汤、丁桂散、伤湿止痛膏等。

筋伤后期及慢性劳损患者,因损伤日久,而耗损气血,肝肾亏虚,又常兼风寒湿邪侵袭,局部疼痛乏力,活动功能障碍,阴雨天则症状加重,或有肌肉萎缩,麻木不仁,治宜养血和络,强壮筋骨,祛风宣痹为主。内服多选大活络丹、独活寄生汤、补肾壮筋汤等;外用多选骨科上肢及下肢洗方、八仙逍遥汤等。

(四)练功疗法

练功疗法又称功能锻炼,是筋伤治疗不可缺少的组成部分,也是患者肢体损伤经过治疗后,在康复过程中进行的自我功能锻炼的一种方法。是加速损伤愈合过程,防止肌肉萎缩、关节粘连和骨质疏松,帮助肢体恢复正常功能活动的一项重要步骤。患者应在医生的指导下进行积极的自我功能活动锻炼。

(五)针灸治疗

损伤初期一般都"以痛为腧"取穴与循经取穴相结合,在痛点处进针,用泻法,可收到止痛、消肿、舒筋等功效。损伤中后期与慢性劳损者主要是循经取穴配合局部取穴,对症施治,用平补平泻法,可收到消肿止痛,舒筋活络等功效,促使血脉通畅,肌肉、关节的功能恢复正常。对于损伤后期而有风寒湿邪者,可在针刺后加用艾灸、拔火罐等,其疗效更佳。

(六)封闭疗法

封闭疗法是通过对损伤或有病变的部位,注射局部麻醉药物或加适当的其他药物进行治疗,以达到抑制炎症的渗出,改善局部营养状况,消肿止痛等作用的一种方法,只要诊断明确,适应证选择恰当,注射部位准确,合理用药,便可取得明显疗效。

1.封闭方法 临床根据不同疾患而决定,常用的有:

痛点封闭:在体表压痛最明显处注射药物。

腱鞘内封闭:直接将药物注射到鞘管内,用于桡骨茎突狭窄性腱鞘炎、屈指肌腱炎等。

神经根封闭:将药物注射到椎管内硬膜外腔中,常用于腰椎间盘突出症、椎管狭窄症等。

2.封闭常用药物 醋酸强的松龙 12.5~25mg,2%~0.5%盐酸普鲁卡因 2~10ml,每周 1 次,3 次为 1 个疗程。醋酸氢化可的松 12.5~25mg,2%~0.5%盐酸普鲁卡因 2～10ml,每周 1 次,3 次为 1 个疗程。复方丹参注射液 2～6ml、2％～0.5％盐酸普鲁卡因 2～10ml,隔日 1 次,10 次为 1 个疗程。

此外药物配用上,局麻药物可用 0.5％～1％利多卡因 3～5ml;类固醇类药物尚有醋酸确炎舒松-A 5～10mg,地塞米松 5～10mg 等。

3.封闭的注意事项 严格无菌操作,防止感染发生,注射部位要准确,尤其是胸背部要防止损伤内脏;有高血压、溃疡病、活动性肺结核的患者禁用类固醇激素类药物,以防加重病情。

(七)物理疗法

应用各种物理因素作用于人体,以防治疾病的方法,称为物理疗法,简称理疗。骨伤科常用的理疗方法有:电疗法、磁疗法、光疗法、超声疗法、传导热疗法等五大类,其临床概括地讲具有消炎作用,镇痛作用,兴奋作用,缓解痉挛作用,松解粘连软化瘢痕作用等。临床应用时需依患者的病情、病位、病程等具体情况有针对性的选择有效的理疗方法。

(八)牵引疗法

系利用厚布或皮革按局部体形制成各种布兜,托缚住患部,通过机械的力量牵拉肢体关节,以舒筋活络,通利关节的一种治疗方法。筋伤疾病常用的牵引疗法有:

颈椎牵引:又称颌枕吊带牵引,适用于颈椎间盘脱出症,颈椎病及颈部扭挫伤的病人。有坐位和仰卧位两种,牵引重量 2～5kg,牵引时间为 15～30 分钟,每日或隔日 1 次,10 次为 1 个疗程,以无不适为度。

腰椎牵引:适用于腰椎间盘突出症或腰腿痛病人,病人仰卧床上,先用胸带固定胸部,再用骨盆带固定骨盆,通过床两端的四个滑轮,做相反方向的纵向牵引。牵引时宜垫高床尾,以利用自身重量进行牵引,牵引重量一般为每侧 10～20kg,牵引时间 30～60 分钟,隔日 1 次,10 次为 1 个疗程。

(九)手术治疗

临床上,绝大多数筋伤经过保守治疗都可获得治愈,只有极少数筋伤病症需要手术治疗,所以应严格掌握筋伤的手术适应证的范围。

肌肉、肌腱韧带的完全断裂伤。

经非手术治疗无效,反复发作的腱鞘疾病。

某些滑囊病经非手术治疗无效,可行手术切除滑囊。

合并神经、血管损伤,需手术治疗者。

颈、腰椎间盘突出症,经非手术治疗无效,影响工作和学习者可手术摘除椎间盘。

关节内游离体影响肢体活动者应手术摘取游离体。

膝关节半月板损伤者可考虑手术切除。

第二节 髋部筋伤

一、髋部扭挫伤

髋部扭挫伤是指髋关节在过度外展、外旋、屈曲、过伸姿势下,发生扭挫,致使髋部周围肌肉、韧带和关节囊撕裂、水肿等而出现一系列症状。临床上依据损伤的时间而分为新伤与陈伤,以儿童和青壮年为多见,早期的明确诊断和针对性强的治疗措施对疾病的转归有良好的作用。

(一)病因病理

青壮年多因摔跤或高处坠下时,髋关节姿势不良受到扭挫损伤,其肌肉、韧带和关节囊或有撕裂、断裂伤,或有嵌顿现象。

小儿髋臼及股骨头尚未发育成熟,外展外旋扭伤后,股骨头受到顶撞或松弛之关节囊短暂嵌入关节腔,可引起关节内滑膜炎、关节囊水肿或关节内侧软组织肿胀。多见于跳跃、奔跑、跳皮筋、劈叉、体操等运动损伤。

(二)诊断要点

多有外伤史或过度运动史。损伤后患侧髋痛、肿胀、功能障碍。患肢不敢着地负重行走,呈保护性姿态,如跛行、拖拉步态、骨盆倾斜等。体查时髋关节内侧之内收肌处于腹股沟处有明显的压痛和肿胀,髋膝微屈,病肢取外展外旋半屈曲位,骨盆向病侧倾斜,病肢呈假性变长,患髋各方向运动受限并现疼痛加剧,托马斯征阳性。X线检查多无异常表现。若经久不愈,髋关节功能进行性障碍,或伴有低热,则应注意与股骨头骨骺炎、髋关节结核相鉴别。

(三)治疗方法

1.手法治疗 患者取仰卧位,术者在髋部痛处做按摩揉拿等理筋活络法,然后一手固定骨盆,一手握膝在屈膝屈髋下边摇转边下压,并外展外旋伸直下肢数次,可使嵌顿的圆韧带或关节囊松解,消除肌肉痉挛,恢复髋活动度。

2.固定治疗 不须严格的固定,但患者应卧床休息,减少负重及行走。对于小儿不愿卧床,可令坐凳上,屈膝屈髋,脚上踩一粗圆柱,来回滚动,以活动下肢,有助于症状与功能恢复。

3.药物治疗　治宜活血祛瘀、消肿止痛,内服桃红四物汤,外贴消肿止痛膏。也可服用芬必得、氯唑沙宗片。后期患者可选用海桐皮汤外洗、热敷,以促进血液流通,解除肌肉挛缩。

4.封闭治疗　用醋酸强的松龙 0.5ml 加 1% 普鲁卡因 5~10ml 做局部封闭,有助于病情之恢复。

二、髋关节暂时性滑膜炎

本病是一种非特异性炎症所引起的短暂的以急性疼痛、肿胀、跛行为主的病症。目前对其发病机理尚无统一认识,故临床病名称谓很多,如暂时性滑膜炎、单纯性滑膜炎、小儿髋关节半脱位等。多见于 3~10 岁儿童,女略多于男;本病发生后,有些患儿可以自行恢复,多数患儿需针对性治疗方可痊愈,否则有继发股骨头无菌性坏死,所以早期诊断,及时治疗是本病的关键。

(一)病因病理

可能与外伤或细菌、毒素及过敏反应有关。当跳跃、滑倒、跳皮筋等使下肢过度外展或内收时,由于股骨头与髋臼的间隙增宽,关节腔内的负压力将关节滑膜或韧带嵌夹所致。再者患儿发病前有上呼吸道感染、痢疾史。祖国医学认为是正气受损,卫外不固,风寒湿毒乘虚而入,致使关节脉络不通,气血运行受阻而致。

(二)诊断要点

患儿多有蹦、跳、滑、跌等伤史及有上呼吸道感染、痢疾史。多数人发病急,表现为髋关节疼痛、肿胀、跛行,可伴有同侧大腿内侧及膝关节疼痛,个别病例发热,持续数天。检查可见髋关节处于屈曲、内收、内旋位,运动受限并有肌痉挛,拒绝移动患肢;身体摆正可见骨盆倾斜,两腿长短不齐。X 线表现为髋关节囊肿胀,关节间隙稍增宽,无骨质破坏。髋关节穿刺检查为穿刺液透明,细菌培养阴性。关节囊滑膜组织检查为非特异性炎症变化。化验检查白细胞总数可增高,血沉略快。

本病应与以下疾病鉴别。

1.髋关节滑膜结核　有明显的结核中毒症状,初起症状为髋痛,儿童多诉膝内侧痛,患髋活动受限,行走跛行,托马斯征阳性。X 线片可见关节囊肿胀,关节间隙稍宽或窄,晚期可发展为骨关节结核,骨质破坏明显,甚者可形成死骨及窦道,或有脱位征象。

2.化脓性髋关节炎　起病急,高热,寒战,白细胞总数及中性粒细胞升高,血沉加快,有败血症表现。髋痛、活动受限,患肢短缩屈曲畸形,关节穿刺可抽出脓液,培养可得化脓菌。

3.股骨头缺血性坏死　髋关节活动轻、中度受限，X片股骨头骨骺有密度增高或碎裂，股骨颈变短而宽。

（三）治疗方法

治疗在于避免负重和限制活动，髋关节伸展和内旋可增加关节囊内压力而危及股骨头血供。中医认为本病做手法治疗，配合内服及外用中药，能获得满意的效果。

1.手法治疗　患者仰卧床上，术者立于患侧，一手握踝部，一手握膝部，先轻轻做屈髋屈膝，无痛下加以摇髋，腿长者作屈髋内收内旋患肢，腿短者做屈髋外展外旋，随即伸直患腿，手法即完毕。卧床休息。

2.药物治疗　一般初期可内服活血祛瘀中药肢伤一方，病久者可服用舒筋汤；也可口服少量水杨酸制剂，以止痛。患髋周围可外敷消肿止痛药膏。

3.牵引治疗　多采用皮肤牵引，重量为体重的1/7，维持牵引时间2～3周。

第三节　膝部筋伤

一、膝关节侧副韧带损伤

膝部外伤后，引起侧方韧带损伤，关节不稳定及疼痛者称为膝关节侧副韧带损伤，膝关节的内侧及外侧备有坚强的副韧带所附着，是维持膝关节稳定的主要支柱。内侧副韧带起于股骨内髁结节，止于胫骨内髁的侧面，分深浅两层，扁宽，其深部纤维与关节囊及内侧半月板相联系，于膝伸直位限制膝关节外翻和胫骨外旋，是膝关节内侧的主要稳定结构。外侧副韧带起于股骨外髁结节，止于腓骨头，为束状纤维束，于膝伸直位限制关节内翻和防止膝过度伸直。膝关节侧副韧带损伤依其病理变化分为韧带损伤、部分撕裂及完全断裂。内侧损伤较外侧常见，若与十字韧带损伤或半月板损伤同时发生时，则称为膝关节损伤三联症。因此，早期诊断治疗非常重要。

（一）病因病理

膝关节处于半屈曲位时，韧带松弛，关节不稳，易受损伤。当强大外力造成膝关节过度内翻或外翻，使得被牵拉的韧带超出生理负荷，必然发生拉伤、撕裂、断裂等损伤；由于膝关节生理性外翻0～10°范围，且膝外侧易受到外力的打击或重物压迫，迫使膝过度外翻，故临床上内侧副韧带损伤多见，根据伤力大小、性质、程度，临床可见内侧韧带不全断裂、完全断裂以及损伤三联症等形式。在少见的情况下，外力迫使膝关节过度内翻,可发生外侧副韧带的损伤或断裂;若暴力强大,损伤严重,可伴有关节囊的撕裂、腓骨头撕脱骨折、腘绳肌及腓总神经的损伤。

(二)诊断要点

多有明显的外伤史,局部肿胀、疼痛,皮下瘀斑,压痛明显,膝关节屈伸功能障碍。内侧副韧带损伤时,膝关节呈半屈曲位135°左右,主动、被动活动都不能伸直或屈曲,压痛点在股骨内上髁,膝关节被动伸直位并外展小腿做膝内侧分离试验时,可诱发疼痛。如有半月板或十字韧带损伤者,关节内可有瘀血,或在无菌抽吸积血中混有脂肪小滴。若属完全撕裂,可在局麻下伸膝,以木棒顶住膝外侧,或双踝夹枕绑紧双膝上方拍照正位片,可见膝关节内侧间隙增宽。

外侧副韧带损伤时,压痛点在腓骨头或股骨外上髁,膝关节外侧分离试验阳性,完全断裂者,可有异常之内翻活动。如合并腓总神经损伤,可出现足下垂及小腿外侧下部、足背皮肤外侧感觉障碍。拍照正位X线片时,可用木棒顶住膝内侧或双膝夹枕,绑紧双踝拍照,可见膝关节间隙之外侧增宽。

(三)治疗方法

膝关节侧副韧带损伤的治疗原则是确切诊断,早期处理,全面修复。损伤较轻或不完全断裂者以手法、药物、固定等治疗即可获愈;对损伤较重、积血、积液明显者,可用超膝夹板或石膏固定,以伸膝 10～15° 为宜,3 周后解除固定;完全断裂者要手术修复,术后屈膝 45° 位置石膏固定,3 周后解除固定。

1.手法治疗　侧副韧带部分撕裂者,初诊时应予伸屈一次膝关节,以恢复轻微之错位,舒顺筋膜,但手法不可多做,以免加重损伤。急性症状消退后,运用手法可以解除粘连,恢复关节功能。具体操作是:先在膝关节侧方痛点部位及其上下施以指揉法、摩法、擦法,再沿侧副韧带走行方向施以理筋、顺筋手法,最后医者扶膝握踝,一面以扶膝之手指,按揉伤处,握踝之手摇转小腿,同时加以拔伸,屈髋屈膝活动。

2.固定治疗　侧副韧带有部分断裂者,可用弹力绷带包扎休息,或给予石膏托、超膝关节夹板固定于功能位 3～4 周,在保护局部之前提下,主动练习肌力。

3.药物治疗　早期宜消肿祛瘀止痛为主,可内服三七粉,每次 1.5g,1 日 2 次;或用桃红四物汤加减。局部外敷消瘀止痛膏或三色敷药。后期治以温经活血、壮筋活络为主,内服小活络丹,每次 5g,1 日 2 次。局部用四肢损伤洗方或海桐皮汤熏洗患处,洗后贴宝珍膏。

4.封闭治疗　选用醋酸泼尼松龙 25mg 加 1% 普鲁卡因 4～6ml 做痛点封闭,可减轻疼痛与水肿。

5.手术治疗　外侧副韧带完全断裂者,亦不致引起严重障碍,因髂胫束与股二头肌能部分代替侧副韧带之作用,故对手术可酌情取舍。若内侧副韧带完全断裂,应尽早作修补术。

二、膝关节半月板损伤

半月板为位于股骨髁与胫骨平台之间的纤维软骨,附着于胫骨内外髁的边缘,因边缘较厚而中央部较薄,故能加深胫骨髁的凹度,以适应股骨髁的凸度,使膝关节稳定。半月板可分为内侧半月板与外侧半月板两部分,内侧较大,前后角间距较远,呈"C"字形,其后半部分与内侧副韧带相连,故后半部固定;外侧者较小,前后角间距较近,呈"O"字形,其活动度比内侧大。外侧半月板常有先天性盘状畸形,称先天性盘状半月板。伸膝时半月板被股骨髁向前推挤,屈膝时半月板则向后移动。半月板具有缓冲震荡和稳定关节的功能。由于半月板属纤维软骨组织,无血液循环,仅靠关节滑液获得营养,故损伤后修复力极差。

(一)病因病理

当膝关节处于半屈曲位并作内外翻或向内外扭转时,半月板虽紧贴股骨髁部随之活动,而下面与胫骨平台之间形成旋转摩擦剪力最大,当旋转碾挫力超过了半月板所承受的拉力,就会发生半月板的撕裂损伤,亦即在膝半屈曲外展位,股骨髁骤然内旋牵拉,可致内侧半月板破裂;若膝为半屈曲内收位,股骨髁骤然外旋伸直,可致外侧半月板破裂。如篮球运动员的转身跳跃,铁饼运动员的旋转动作等。此外,长期蹲、跪工作的人,由于积累性挤压损伤,加快半月板的退变,容易发生外侧半月板慢性撕裂性损伤。故引起半月板破裂的外力因素有撕裂性外力和研磨性外力两种。

半月板损伤有边缘性撕裂、中心型纵形撕裂(有如桶柄式撕裂,此型易套住股骨髁发生"交锁")、横形撕裂(多在中偏前,不易发生交锁),水平撕裂及前、后角撕裂。

(二)诊断要点

多数患者有膝部外伤史,特别是膝关节突然旋转的损伤;长期蹲位、跪位的职业亦是半月板损伤的原因;膝关节韧带损伤,关节不稳定,可继发引起半月板损伤。伤后膝关节即发生剧烈的疼痛,关节肿胀、屈伸功能障碍,打软腿。慢性期,主要症状是膝关节活动痛,行走中及膝关节伸屈活动时常常发生弹响和交锁、解锁现象,即在伸膝时,损伤卷曲之部位被弹开可闻有弹响声;而当走路或作某个动作时,伤膝突然被卡住交锁,坐地不能屈伸,有酸痛感,若轻揉膝关节并略加小范围的屈伸晃动,则出现一响声,遂告解锁,恢复行走。

检查可见到股四头肌萎缩,膝关节间隙前方、侧方或后方有压痛点,膝关节过伸或过屈可引起疼痛。对半月板损伤,还可结合其他检查。如患者仰卧,充分屈髋屈膝,医者一手握于足部,一手置于膝部,先使小腿内旋内收,然后外展伸直,或使小腿外旋外展,然后内收伸直,如有疼痛或弹响者为回旋挤压试验阳性,半月板可能有损伤。患者俯卧位,患膝屈曲90°,医者在足踝部用力下压并作旋转研磨,如半月板破裂者可引起疼痛,则为研磨试验阳性。气-碘造影有比较高的阳性率,当半月板撕裂后,气体和造影剂进入裂隙内,显出各种不同形态的浓度减低或增高阴影;可能见到半月板上缘、下缘或中段显线状裂隙,或形成锐利的阶梯错位,或者半月板尖端变钝。有条件者亦可行膝关节镜检查。普通 X 线片对鉴别诊断有意义,可以排除骨折、骨关节炎、关节内游离体等其他病变。

(三)治疗方法

1.手法治疗 急性损伤者,可作一次被动的伸屈活动,嘱患者仰卧、放松患肢,术者右拇指按揉痛点,右手握踝部,徐徐屈曲膝关节并内外旋转小腿,然后伸直患膝,可使局部疼痛减轻,促进血肿消散。

进入慢性期并有交锁者,患者取仰卧位,屈膝屈髋90°,一助手握持股骨下端,术者握持踝部,二人相对牵引,同时加以内外旋转小腿几次,然后使小腿尽量屈曲,再伸直下肢,即可解除交锁。

2.固定治疗 急性损伤期可用夹板或石膏托固定于屈膝10°位,即限制膝部活动,并禁止下床负重。3～5天后,肿痛稍减,应鼓励患者进行股四头肌的舒缩锻炼、防止肌肉萎缩。3～4周后解除固定,可指导进行膝关节的伸屈活动和步行锻炼。

3.药物治疗 早期宜消肿止痛,内服桃红四物汤或舒筋活血汤,外敷三色敷药;局部红肿较甚者,可敷清营退肿膏。后期治宜温经通络止痛,内服健步丸或补肾壮筋汤,并可用四肢损伤洗方或海桐皮汤熏洗患膝。

4.手术治疗 经保守治疗无效的半月板损伤或已诊查为半月板碎裂严重者,应尽量早期手术切除,以防止远期膝关节退行变,继发创伤性关节炎。因此,术后也应重视伤肢的功能锻炼,以求强有力的肌肉来稳定关节。

三、膝关节交叉韧带损伤

膝交叉韧带位于膝关节之中,有前后两条,交叉如十字,常称十字韧带,相当于中医骨骺的"内连筋"。前交叉韧带起于股骨髁间窝的外后部,向前内止于胫骨髁间峰的前部,不但能限制胫骨前移,还能限制膝关节过伸、胫骨内外旋转和膝关节内、外翻活动。后交叉韧带起于股骨髁间窝的内前部,向后外止于胫骨髁间峰的后部,不但能限制胫骨后移,还能限制膝过伸、膝内旋和膝内、外翻活动。因此交叉韧带对膝关节的稳定和制导有重要作用。

(一)病因病理

交叉韧带位置深在,在膝关节伸直或屈曲时,二韧带均紧张,非强大的暴力不易引起交叉韧带的损伤或断裂。一般单纯的膝交叉韧带损伤少见,且多与内外侧副韧带损伤及膝关节脱位等同时发生。

当暴力撞击小腿上端的后方时,可使胫骨向、前方移位,造成前交叉韧带损伤,有时伴有胫骨隆突撕脱骨折、内侧副韧带或内侧半月板损伤;当暴力撞击小腿上端的前方时,使胫骨向后移位,造成后交叉韧带损伤,可伴有膝后关节囊破裂、胫骨隆突撕脱骨折和外侧半月板损伤。临床以前交叉韧带损伤为多见,主要发生于体力劳动、舞蹈、体育运动等旋转之暴力外伤。

(二)诊断要点

交叉韧带的损伤,常是复合损伤的一部分,有明显的外伤史。受伤时似觉有撕裂感,剧痛并迅速肿胀,关节内有积血,功能障碍、关节松弛、失去原有的稳定性,一般膝关节呈半屈曲状态。

抽屉试验(推拉试验),是诊断交叉韧带损伤的重要方法。检查前先抽出关节内积血或积液,并在局麻下进行,患者仰卧,屈膝90°,足平放床上,检查者以一肘压住患者足背做固定,两手环握小腿上段作向前拉及向后推的动作。当前交叉韧带断裂或松弛时,胫骨向前移动度明显增大,当后交叉韧带断裂或松弛时,胫骨向后移动度明显增大。

X线照片检查,有时可见胫骨隆突撕脱骨片或膝关节脱位;膝关节造影及关节镜检查可协助诊断。

(三)治疗方法

1.固定治疗 没有完全断裂的交叉韧带损伤,可将患膝用夹板或石膏托固定于屈膝20～30。位6周,使韧带处于松弛状态,以便修复重建。并指导病员早期进行股四头肌舒缩锻炼,防止肌肉萎缩。解除固定后,可练习膝关节屈曲,并逐步练习扶拐行走;后期也可适当进行膝部及股四头肌部的按摩推拿手法治疗,以帮助改善膝关节伸屈功能活动度。

2.药物治疗 早期治疗宜活血祛瘀、消肿止痛,内服桃红四物汤、舒筋活血汤,外敷消瘀止痛膏或清营退肿膏。后期治宜补养肝肾、舒筋活络,内服补筋丸、活血酒,肌力不足者可服用健步丸、补肾壮筋汤,外贴宝珍膏。

3.手术治疗　对于交叉韧带完全断裂或伴有半月板、侧副韧带损伤者,须手术治疗,全面处理。

四、膝关节创伤性滑膜炎

膝关节创伤性滑膜炎,是指膝关节受到急性的创伤或慢性的劳损,引起滑膜损伤或破裂,导致膝关节腔内积血或积液的一种非感染性炎症反应疾患。急性创伤性滑膜炎,多发生于爱运动的青年人;慢性损伤性滑膜炎多发于中老年人,身体肥胖者或过用膝关节负重的人。

膝关节滑膜为构成关节的主要结构,膝关节的关节腔除股骨下端、胫骨平台和髌骨的软骨面外,其余的大部分为关节滑膜所遮盖,衬于关节囊纤维层内面。滑膜血管丰富,滑膜细胞分泌滑液,润滑关节,并能吸收营养,排除代谢产物。一旦滑膜受损,如不予以有效的处理,则滑膜必发生功能障碍,影响关节活动成为慢性滑膜炎,逐渐变成增生性关节炎。

(一)病因病理

急性滑膜炎多因外来暴力的打击、扭转、关节附近骨折或运动过度以及外科手术等,损伤或刺激滑膜,使之充血水肿,渗出滑液增加。瘀血或渗出液充满关节腔可增高关节内压,阻碍淋巴回流,形成恶性循环。同时,积液日久,纤维素沉着,则易发生纤维性机化,关节滑膜在长期慢性刺激下逐渐增厚,引起粘连,影响关节活动,由于股四头肌萎缩,使关节不稳定。

慢性滑膜炎一般由急性创伤性滑膜炎失治转化而成,或由其他的慢性劳损导致滑膜的炎症渗出,产生关节积液造成。临床上属于中医的痹证范畴,多由风寒湿三气杂合而成,一般挟湿者为多。或肥胖之人,湿气下注于关节而发病。

(二)诊断要点

急性滑膜炎有膝关节受到打击、碰撞、扭伤等明显的外伤史。膝关节在伤后1～2小时内发生肿胀、疼痛、活动困难,走路跛行。检查时,膝关节局部皮肤温度略高,皮肤因肿胀而紧张,浮髌试验为阳性,关节穿刺可抽出血性液体。本病常是膝关节其他损伤的合并症,检查时要仔细,须与骨折、脱位、韧带及半月板损伤相鉴别。

慢性滑膜炎临床上多见于中老年人,有劳损或关节疼痛的病史。患者感觉两腿沉重,关节肿胀、下蹲困难,或上下楼梯疼痛,劳累后及遇寒后加重,休息后及得暖时减轻。检查时,膝关节肿胀,两侧膝眼处饱满,局部轻度压痛,皮温不高。病程日久者,股四头肌萎缩,关节不稳,活动受限,浮髌试验阳性,关节穿刺可抽出淡黄色、清亮的积液。X线片示膝关节骨与关节结构无明显异常,可见关节肿胀,有的病人可见骨质增生。

(三)治疗方法

对本病的治疗,首先应正确处理活动与固定的关系,活动可增加关节积液和继续出血,但活动可防止肌肉萎缩和关节粘连。所以在治疗过程中须掌握恰当,分清急、慢性期,合理选择治疗方法。才能达到预期的效果。

1.手法治疗 外伤当天,应将膝关节伸屈活动一次。先伸直膝关节,然后充分屈曲,再自然伸直,可使局限的血肿消散,疼痛减轻。慢性期可在肿胀处及其周围作按压、揉摩、拿捏等手法,以疏通气血,消肿止痛,预防粘连。

2.药物治疗 急性期滑膜损伤,瘀血积滞,治宜散瘀生新消肿为主,内服桃红四物汤加三七粉3g、车前子12g、茯苓皮20g,外敷消瘀止痛膏。慢性水湿稽留,肌筋弛弱,治宜祛风燥湿、强壮肌筋,内服羌活胜湿汤加减,外贴万应膏;若寒邪较盛,亦可散寒祛风除湿,方用乌头汤。

3.抽液与封闭治疗 关节积液显著者,可在无菌条件下穿刺抽液,之后注入强的松龙25mg加1%普鲁卡因2ml。然后用弹性绷带加压包扎,这有利于积液的消除和关节功能的恢复。

4.固定与练功疗法 早期应卧床休息,抬高患肢,并禁止负重。治疗期间可作股四头肌舒缩活动锻炼,后期应加强膝关节的屈伸锻炼,这对消除关节积液,防止股四头肌萎缩,预防滑膜炎反复发作,恢复膝关节伸屈功能,起着积极作用。

五、髌骨劳损

髌骨劳损又称髌骨软骨软化症、髌骨软骨病,是髌股关节软骨的一种退行性病变,好发于膝部活动较多的运动员、肥胖女性及老年人。反复扭伤、积累劳损或长期感受风寒湿邪等因素均可引起本病。

(一)病因病理

髌骨关节面由软骨覆盖,髌骨表面光滑,呈"V"形,与股骨髁间切迹关节面相对应形成髌股关节。伸膝时,由于股四头肌松弛,髌骨下部与股骨髁面轻轻接触;屈膝90°时,髌骨上部与股骨髁面接触;当髌关节完全屈曲时,整个髌面紧贴股骨髁面。因此,膝关节在长期伸屈活动中,由于负重、久行、扭转等活动因素使髌股关节面在较强的压力下反复摩擦或相互撞击,致使软骨面被磨损并营养欠佳,产生退行性变。此时软骨表面无光泽,弹性减弱,甚至形成龟裂、缺损而致本病。与此同时,关节滑膜和脂肪垫也累及损伤而出现充血、渗出和肥厚等变化。

（二）诊断要点

本病多见于有膝部劳损史或扭伤史的中老年人。起病缓慢,初感膝部隐痛或酸痛,继则疼痛加重,上下楼梯时或劳累后疲惫不堪,休息后减轻或消失,行走时偶有"卡住"感和清脆的弹响声。检查时髌骨压痛、髌周挤压痛,有时可有积液,活动髌骨时有粗糙的磨擦音,挺髌试验阳性,股四头肌有轻度的萎缩。X线检查早期髌骨无改变,后期侧位或切线位可见到髌骨边缘骨质增生,髌骨关节面粗糙不平,软骨下骨硬化,髌股关节间隙变窄等改变。

（三）治疗方法

本病治疗方法甚多,重点在于改善膝部血运,促进营养供给和修复创面,防止肌肉萎缩,增强膝关节稳定性。

1.手法治疗　患者取仰卧位,患肢伸直。术者先在血海、梁丘、阴陵泉、阳陵泉、内外膝眼等穴位处进行点按,以镇静止痛;再用滚、揉、拿、捏等法广泛放松膝周组织,以舒筋活络;最后揉捏髌骨,被动屈伸、旋转膝关节以松解粘连,滑利关节。本手法隔日1次,每次大约15～20分钟。

2.药物治疗　治宜活血止痛,温经散寒,强筋壮骨为主。内服药物可选用独活寄生丸,舒筋活血汤等,外用腾洗药或骨伤科搽剂。

3.物理疗法　选用电疗、磁疗、超短波等局部透热,有一定效果。

4.固定及练功疗法　适当减轻劳动强度,减少活动量,尤其避免半蹲位,膝屈伸动作宜缓慢。注意膝部保暖,加强股四头肌的伸缩锻炼,以及膝周自我按揉活动。

第四节　腰部筋伤

腰部筋伤又称损伤性腰痛,发病率较高,是伤科的常见病之一。腰椎是脊柱负重量较大,活动又较灵活的部位,支持人体上半身的重量,能做前屈、背伸、侧屈、旋转等各个方向的活动,它在身体各部运动时起到枢纽作用。因此,腰部的肌肉、韧带、筋膜、小关节突、椎间盘等易于受损,产生一系列腰部筋伤的症状。

祖国医学对腰部筋伤早有认识,论述详实,如提出"腰为肾之府"、"肾主腰脚"、"凡腰痛病有五"等论点;阐明腰部筋伤有多种病因,除可因不同程度外伤劳损而引起外,还与肾虚、外感风寒湿热有密切关系。在辨证施治时应重视气血损伤、风寒湿邪和肾气内虚等三方面。

一、急性腰部扭挫伤

本病系指腰部肌肉、筋膜、韧带、椎间小关节、腰骶关节的急性损伤,多由突然遭受间接外力所致。俗称闪腰、岔气。若处理不当,或治疗不及时,也可使症状长期延续,变成慢性。多发于青壮年和体力劳动者。为骨伤科的常见病。

(一)病因病理

腰部扭挫伤可分为扭伤与挫伤两大类,以扭伤者多见。腰部范围广,包括的组织多,损伤后可单独发病,也常合并存在。其发病机制与临床表现大致相同,多因体位不正,弯腰提取重物用力过猛,或弯腰转身突然闪扭,致使腰部肌肉强烈收缩,而引起腰部肌肉、韧带、筋膜或脊柱小关节过度牵拉、扭转,甚至撕裂及腰骶或骶髂关节错缝。当脊柱屈曲时,两旁的骶棘肌收缩,以抵抗体重和维持躯干的位置,这时如负重过大,易使骶棘肌和腰背筋膜的附着部发生撕裂伤;当脊柱完全屈曲时,主要靠韧带来维持躯干的位置,这时如负重过大,易造成棘上、棘间和髂腰韧带的损伤;腰部活动范围过大、过猛时,椎间小关节受到过度牵拉或扭转,可使滑膜嵌插于关节内,致脊柱活动功能受限。

腰部挫伤多为直接暴力所致,如车辆撞击、高处坠跌、重物挫压等,致使肌肉挫伤,血脉破裂,筋膜损伤,造成瘀血肿痛,活动受限,甚则合并肾脏损伤。

(二)诊断要点

有明确的外伤史。伤后腰部即现剧烈疼痛,不能伸直,仰俯转侧均感困难,常以双手撑住腰部,防止因活动而发生剧痛。严重者不能坐立和步行,有时伴下肢牵涉痛,深呼吸、咳嗽、喷嚏、用力大便时均感震痛,脊柱多呈强直位。

检查时,可见病人腰肌紧张,腰生理前凸改变,拒按。腰肌及筋膜损伤时,腰部各方向活动均受限制,动则痛剧,在棘突旁骶棘肌处,腰椎横突或髂嵴后部有压痛。棘上或棘间韧带损伤时,压痛多在棘突上或棘突间,在脊柱弯曲受牵拉时才疼痛加剧;髂腰韧带损伤时,其压痛点在髂嵴后部与第5腰椎间三角区,屈曲旋转脊柱时疼痛加剧。椎间小关节损伤时,腰部被动旋转活动受限,尤后件活动明显受限并使疼痛加剧,脊柱可有侧弯,有的棘突可偏歪,棘突两侧较深处有压痛。若腰部挫伤合并肾脏损伤时,可出现血尿等症状。X线片主要显示腰椎生理前凸消失和肌性侧弯,不伴有其他改变。

腰部扭挫伤一般无下肢痛,但有时伴下肢牵涉痛,多为屈髋时臀大肌痉挛,骨盆有后仰活动,牵动腰部的肌肉、韧带所致;所以,直腿抬高试验阳性,而加强试验为阴性,可与腰椎间盘突出症相鉴别。

（三）治疗方法

腰部扭伤者采用手法治疗疗效显著，还常配合运用药物治疗和针灸治疗。腰部挫伤患者则以药物治疗为主。

1.手法治疗　　患者取俯卧位，术者用两手从胸背部至腰骶部的两侧，自上而下轻轻揉按，做 3～5 分钟，以松解腰肌的紧张痉挛。接着按压揉摩阿是穴、腰阳关、命门、肾俞、大肠俞、次髎等穴，以镇静止痛。最后术者用左手压住腰部痛点用右手托住患侧大腿，同时用力做反向扳动，并加以摇晃拔伸数次（图 7-1）。如腰两侧俱痛者，可将两腿同时向背侧扳动。在整个推拿过程中，痛点应作为手法重点区，急性期症状严重者可每日推拿 1 次，轻者隔日一次。

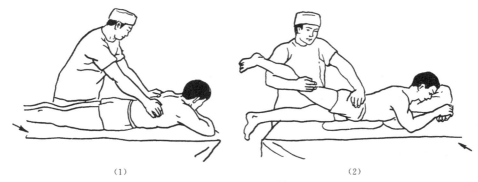

（1）　　　　　　　　　　　　　　　　（2）

图 7-1　腰部扭伤理筋手法

对椎间小关节骨节错缝或滑膜嵌顿者，适于用坐位脊柱旋转复位法。患者端坐方凳上，两足分开与肩等宽，以右侧痛为例，助手面对患者，用两腿夹住患者左大腿，双手压住左大腿根部以维持固定患者的正坐姿势。术者坐或立于患者之后右侧，右手自患者右腋下伸向前，绕过颈后，手指挟在对侧肩颈部，左手拇指推按在偏右棘突的后下角。当右手臂使患者身体前屈 60～90°，再向右旋转 45°，并加以后仰时，左拇指用力推按棘突向左，此时可感到指下椎体轻微错动，或闻及有"喀啦"小声响（图 7-2）。最后使患者恢复正坐，术者用拇食指自上而下理顺棘上韧带及腰肌。

2.药物治疗　　治宜活血化瘀，行气止痛，挫伤者侧重于活血化瘀，可用桃红四物汤加土鳖虫、血竭等；扭伤者侧重于行气止痛，可用舒筋活血汤加枳壳、香附、木香等。外贴消瘀止痛膏、宝珍膏或双柏散。后期宜舒筋活络，补益肝肾，内服疏风养血汤、腰伤二方或补肾壮筋汤，外贴跌打风湿类膏药，或中药熏洗、热熨。亦可选用中成药跌打丸、风湿液、三七伤药片等。

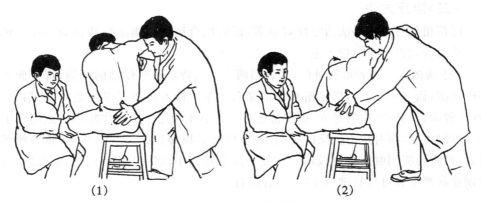

图 7-2   坐位脊柱旋转法

3.针灸治疗   常取阿是穴、肾俞、命门、志室、大肠俞、腰阳关、委中、承山等，强刺激，留针 3～5 分钟。并可在腰部、骶部等痛点加拔火罐。

4.固定和练功疗法   伤后宜卧硬板床休息 2～3 周，以减轻疼痛，缓解肌肉痉挛，防止继续损伤，期间配合各种治疗。后期宜加强腰部的各种功能锻炼，以促进气血循行，防止粘连，增强肌力。

二、腰部劳损

腰部劳损系指腰部积累性的肌肉、筋膜、韧带、骨与关节等组织的慢性损伤，是引起慢性腰痛的常见疾患。从症状上观察，它与腰纤维织炎等病相似，但在发生机制方面有所区别。因对生产劳动和生活影响较大，故应积极进行防治。

（一）病因病理

引起腰部劳损的原因较多，常见的原因有以下几方面。一是长期从事腰部持力或弯腰活动工作，以及长期的腰部姿势不良，引起腰背肌肉筋膜韧带劳损或有慢性的撕裂伤或有瘀血凝滞，以致腰痛难愈。二是腰部急性扭挫伤之后，未能获得及时而有效的治疗，迁延而成慢性腰痛。三是平素体虚，肾气虚弱，复遇风、寒、湿邪侵袭，痹阻筋脉，致使气血运行障碍，肌筋拘挛不展而现慢性腰痛。四是腰骶部骨骼有先天性畸形和解剖缺陷者，常为腰部慢性劳损的内在因素，如腰椎骶化、骶椎腰化、骶椎隐裂、游离棘突等，都可引起肌肉的起止点随之发生异常或该部活动不平衡而造成劳损。

（二）诊断要点

有腰部急性损伤病史或某些能使腰肌长期处于高张力状态的职业特点。主诉腰痛,疼痛多为隐痛,时轻时重,经常反复发作,休息后减轻,劳累后加重。适当活动或变动体位时减轻,弯腰工作困难,若勉强弯腰则腰痛加剧,常喜双手捶腰,以减轻疼痛,少数患者有臀部和大腿后上部胀痛。兼有风寒湿邪者,疼痛多与气候变化有关,重着乏力,喜温畏冷,腰痛如折,转侧活动不利。

　　检查时脊柱外观一般正常,俯仰活动多无障碍、压痛点常在骶棘肌处、髂骨嵴后部或骶骨后面腰背肌止点处,亦有压痛点在棘突上或棘突间(图7-3)。病情严重时疼痛加重,活动稍有受限。神经系统检查多无异常,直腿抬高试验阴性。X线检查有时可见腰骶椎先天性畸形改变,如曲度变直,左右侧弯或腰椎骶化、骶椎腰化、隐性脊柱裂及见有骨质增生。

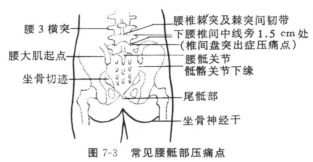

腰3横突
腰大肌起点
坐骨切迹

腰椎棘突及棘突间韧带
下腰椎间中线旁1.5 cm处
(椎间盘突出症压痛点)
腰骶关节
骶髂关节下缘
尾骶部
坐骨神经干

图 7-3　常见腰骶部压痛点

(三)治疗方法

　　对多种因素引起的腰部慢性劳损,治疗时要分清主次,方法包括对症治疗及病因治疗两个方面,力争清除病因,获得最佳疗效。

　　1.手法治疗　大致与治疗腰部扭挫伤的揉按、拿捏、扳腿压腰等手法相同。对于寒湿为主或老年腰痛,手法宜轻,施术区宜大;对腰肌无力者,重点用滚法、揉法;对腰肌痉挛者,重点用拿捏、推法理筋,从而达到舒筋活血,解痉止痛的目的。手法2日1次,10次为1个疗程,治疗期间不宜劳累,并避免受凉。

　　2.药物治疗　内服中药根据证型分治,肾阳虚者宜温补肾阳,方用补肾活血汤;肾阴虚者宜滋补肾阴,方用知柏地黄丸或大补阴丸加减;瘀滞型者宜活血化瘀、行气止痛,方用地龙散加杜仲、续断、桑寄生、狗脊之类;寒湿型者宜宣痹温经通络,方用独活寄生汤或羌活胜湿汤;兼有骨质增生者,可配合服骨质增生丸。外用药多选中药海桐皮汤托洗腰部。

　　3.针灸治疗　取阿是穴、肾俞、腰阳关、命门、志室、气海俞等,针刺后可加艾灸、火罐等,以散瘀温经止痛,隔日1次,10次为1个疗程。耳针刺腰骶区为主,也可取神门、肾区等,可稍作捻转,两耳同刺,留针10分钟,隔日1次,可连作2～3次。

4.休息与练功疗法　平时卧硬板床,注意加强腰背肌锻炼,如仰卧位的五点拱桥式锻炼,俯卧位的飞燕式锻炼。劳动中注意经常更换腰的体位,做工间操、广播操,避免风寒湿刺激。

三、腰椎间盘突出症

腰椎间盘突出症,又称腰椎间盘纤维环破裂髓核突出症。它是在腰椎间盘发生退行性变之后,在外力的作用下,使纤维环破裂髓核突出刺激或压迫神经根而引起腰痛,并伴有坐骨神经放射性疼痛等症状为特征的一种病变。多见于青壮年,男女之比为6:1,好发部位以腰$_{4\sim5}$为多见,其次为腰$_5\sim$骶$_1$。本病为临床最常见的疾患之一。

(一)病因病理

相邻两个椎体之间有椎间盘连接,构成脊椎骨的负重关节,为脊柱活动的枢纽。每个椎间盘由纤维环、髓核、软骨板三个部分组成,有稳定脊柱、缓冲震荡等作用。随着年龄的增长,以及不断遭受挤压、牵拉和扭转等外力作用,使椎间盘不断发生退化,髓核含水量逐渐减少,而失去弹性,继之使椎间隙变窄,周围韧带松弛,或产生裂隙,形成腰椎间盘突出症的内在原因。在外力的作用下,如弯腰提取重物时,椎间盘后部压力增加,容易发生纤维环破裂和髓核向后外侧突出(图7-4)。此处也正是脊神经穿出椎间孔的所在,故突出物可压迫脊神经引起明显的神经痛症状。少数患者腰部着凉后,引起腰肌痉挛,促使已有退行性变的椎间盘突出,神经根受压而变扁,发生充血、水肿、变性,表现出神经根激惹征象;久之可有周围组织的增生肥厚,甚至与突出的椎间盘发生粘连。

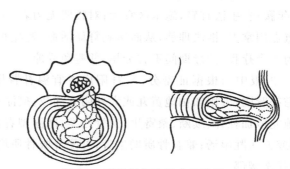

图7-4　腰椎间盘突出症示意图

椎间盘突出症之所以易于发生在下腰部,尤以腰$_{4\sim5}$及腰$_5\sim$骶$_1$之间,是因为此段为全身应力的中点,负重及其活动度更大,损伤几率更高。坐骨神经由腰$_{4,5}$和骶_{1,2,3}五条神经根的前支组成,发生突出后以刺激腰₅或骶₁神经根为主,因而表现为坐骨神经痛。边缘型者多为单侧发病,也有双侧同病;有一部分腰椎间盘突出为中央型,髓核突出于椎管前方中部,压迫马尾甚至同时压迫两侧神经根,出现鞍区麻木、疼痛及双下肢症状。纤维环破裂髓核突出后,椎骨间关节的位置多有改变,有时椎间隙变窄、椎间韧带松弛,椎间小关节错缝,椎体间的活动度增加,久之则加重椎骨的退变,可使腰腿痛加剧,时好时坏,反复不定。

祖国医学认为本病的发生除与外伤导致气血瘀滞经脉有关外,还与肝肾功能的失调,风寒湿邪乘虚而入有着密切的联系。

(二)诊断要点

多有不同程度的腰部外伤史。主要症状是腰痛和下肢放射痛,腰痛常局限于腰骶部附近,在腰椎下段棘突旁和棘突间有深压痛,并沿患侧的大腿后侧向下放射至小腿外侧、足跟部或足背外侧,多为单侧下肢痛,仅少数中央型或椎间盘突出较大者表现为双下肢症状。腰痛的特点是咳嗽、打喷嚏、用力排便时使之加重,卧床后减轻;病程较长者,下肢可有麻木、冷感、肌力减弱症状;中央型突出造成马尾神经压迫症状为会阴部麻木、刺痛、排便及排尿障碍或失控,男子阳痿或双下肢不全瘫痪。

临床检查主要的体征有:

腰部畸形:表现为正常腰椎生理前凸消失,个别病例出现后凸畸形。约80%～90%的患者有脊柱侧弯,这种畸形主要取决于突出物的位置与神经根的关系,如突出物位于神经根前外侧,则腰椎凸向患侧,如突出物位于神经根内侧或前内侧,则腰椎突向健侧(图7-5)。

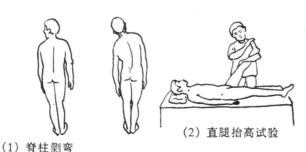

(1) 脊柱侧弯　　　　(2) 直腿抬高试验

图 7-5　腰椎间盘突出症的检查

腰椎活动受限:急性发作期腰部活动可完全受限,一般病例主要是腰椎前屈、旋转及侧向活动受限,合并腰椎管狭窄者,后伸亦受影响。

腰部压痛及叩痛:约85%以上的腰椎间盘突出症患者可在突出的椎间隙棘突

旁找到明显的压痛点,按压压痛点可引起下肢放射痛。压痛点的位置在临床上有帮助定位的意义。叩击痛以棘突处为明显,系叩击振动病变部位引出。患侧环跳、委中、承山等穴亦可有敏感的压痛点。

感觉障碍:早期多为皮肤过敏,渐而出现麻木,刺痛及感觉减退。腰$_{3\sim4}$间盘突出表现为小腿前内侧皮肤感觉异常,腰$_{4\sim5}$表现为小腿前外侧、足背前内侧和足底皮肤感觉异常,腰$_5\sim$骶$_1$表现为小腿后外侧和足背外侧皮肤感觉异常,中央型者表现为马鞍区麻木,有时可扩大到臀部、大腿后侧及腘窝。

肌力减退和肌萎缩:视受损之神经根部位不同,其所支配的肌肉可出现肌力减弱或肌萎缩。腰$_5$神经根受压可使踇伸肌肌力减弱,腰$_4$或腰$_3$神经根受压使股四头肌减退,病程较长者有肌萎缩。

腱反射减弱或消失:腰 4 神经根受压,则膝反射减弱或消失;如腰$_1$神经根受压,则跟腱反射减弱或消失。

直腿抬高试验为阳性,直腿抬高加强试验阳性,屈颈试验及仰卧挺腹试验阳性,表示系椎管内病变。

X 线片检查:正位片多显示腰椎侧弯,或椎间隙变窄;侧位片上多数病例腰椎生理前凸消失,椎体可见休默结节;更为常见的是椎体缘有唇样骨质增生,提示椎间盘退行变;但必须与临床体检定位相符合才有意义。

经过以上检查,绝大多数腰椎间盘突出症可以明确诊断。但对于个别诊断困难者或须明确定位诊断者,还可结合应用医学影像学检查,如脊髓造影检查、肌电图检查、CT 扫描、MRI 检查等,值得一提的是 CT 扫描其横断面上图像可以形象地显示出椎管形态、髓核突出的解剖位置和硬膜囊神经根受压情况,对临床诊疗意义重大。

(三)治疗方法

腰椎间盘突出症的治疗方法较多,症状轻者可作理筋、药物、针灸等治疗,症状重者可作麻醉推拿、骨盆牵引等治疗。

1.手法治疗　适用于轻型腰椎间盘突出,患者先取俯卧位,术者在腰腿痛处依次做揉摩、拿捏、滚按、提腿后扳压腰等手法。再取侧卧位,在上的下肢屈曲、在下的下肢伸直,术者一手按其髂骨后外缘,一手推其肩前,两手同时向相反方向用力斜扳,使腰部扭转,有时可听到或感觉到"咔嗒"响声(图 7-6)。然后在此体位上做推腰扳腿法 3～5 次,术毕换另一侧。隔天 1 次,1 个月为 1 个疗程,症状明显者每日 1 次。临床也可配合运用下述手法。

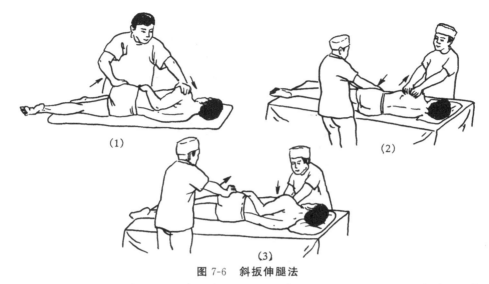

图 7-6　斜扳伸腿法

2.硬膜外麻醉推拿法　此法有肌肉松弛充分,推拿力量易于达到病位,施术 1 次即可见效的优点,唯中央型椎间盘突出症为禁忌症。

(1)硬膜外麻醉。

(2)患者仰卧,术者及助手 2～3 人分别握患者两足跟部及两侧腋窝部,做对抗拔伸 10 分钟(图 7-7)。然后将患肢屈髋屈膝,做顺时针旋转髋关节 3～4 圈后,再将患肢做直腿抬高,并在最高位置时用力将踝关节背伸,共作 3 次,健侧也作 3 次(图 7-8)。

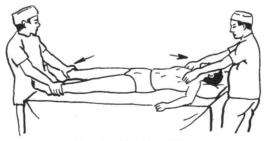

图 7-7　仰卧对抗拔伸法

(3)患者侧卧,患侧在上,术者站于患者背后,以一侧手臂托起患侧之大腿,另一手掌推顶住患侧腰部,先转动髋关节 2～3 圈后顺势将髋关节在外展 30°位置下向后过伸活动 3 次,即"推腰扳腿"(图 7-9)。换体位作另一侧。

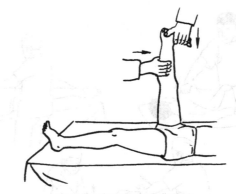

图 7-8　直腿抬高足背伸法

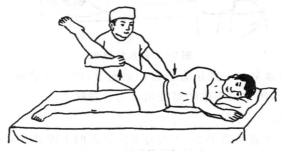

图 7-9　侧卧推腰扳腿法

（4）斜扳法。本法也可两人操作。

（5）患者俯卧,术者一手臂将双下肢抱起摇动 2～3 圈(此时腰部随之摇动),然后作腰过伸活动 3 次,即"抱腿运腰法"(图 7-10)。

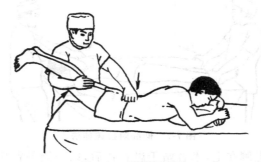

图 7-10　抱腿运腰法

（6）患者俯卧,助手 2～3 人分别抱肩背及两踝部再作一次腰部拔伸,同时术者用掌根按压第 4、5 腰椎棘突部,共作 3 次,每次约 1 分钟(图 7-11)。

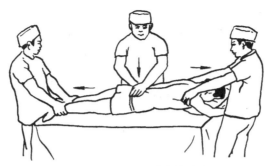

图 7-11　俯卧位对抗拔伸按压法

术后卧床 1～3 周,腰垫薄枕;当天可有腰痛、腹胀等症状;床上进行背伸肌锻炼,带腰围下地行走。

3.药物治疗　急性期宜舒筋活血,可用舒筋活血汤、腰痛宁等;病情久者,体质多虚,宜补养肝肾,宜痹活络,内服补肾壮筋汤;兼有风寒湿者,宜温经通络,方用大、小活络丸。

4.针灸治疗　取大肠俞、秩边、次髎、环跳、承扶、委中、阳陵泉、承山、悬钟、足三里、三阴交、昆仑、阿是穴等。每次按痛处选 5～7 穴,均取患侧,用泻法,有舒筋、活血、镇痛之效。隔日 1 次,10 次为 1 个疗程。亦可用药物作穴位注射。

5.骨盆牵引　适用于初次发作或反复发作的急性期患者以及重症病人。骨盆牵引带固定后,每侧备用 10～15kg 作牵引,每次 30 分钟,每天 1～2 次,7～10 天为 1 个疗程。目前有各种机械牵引床代替传统的骨盆带牵引。

6.固定和练功疗法　急性期应严格卧硬板床 3 周。按摩推拿前后亦应卧床休息,使损伤组织修复。症状基本消失后,可在腰围保护下起床活动。疼痛减轻后,应开始锻炼腰背肌,以巩固疗效。

7.手术治疗　一般适应于病程长,反复发作,非手术疗法无效者;或有马尾神经受压并影响生活和工作者。手术方式的选择,根据患者的病情、术者的经验及设备而定。

四、腰椎管狭窄症

腰椎管狭窄症为多种原因引起的腰椎椎管、神经根管及椎间孔变形或狭窄,从而引起马尾及神经根受压所出现的临床综合征。根据其发生原因,可以把腰椎管狭窄症分为先天性(发育性)和继发性两类。本病多发于 40 岁以上的中老年人,好发部位为腰$_{4～5}$,其次为腰$_5$骶$_1$。

（一）病因病理

由于先天性椎管发育不良，中年以后腰椎退行性变，如骨质增生、黄韧带及椎板肥厚、小关节突肥大、椎间盘退变等使椎管容积进一步狭小。陈旧性腰椎间盘突出、脊椎滑脱、腰椎骨折脱位复位不良、脊柱融合术后或椎板切除术后等也可引起腰椎管狭窄。由于椎管容积狭小，因而压迫马尾与神经根而发病。如有外伤炎症、静脉瘀血等因素，可使症状加重。

（二）诊断要点

特征性症状为间歇性跛行，即行走时有小腿痛，无力和麻木，休息后缓解。腰腿痛为慢性反复过程，腰痛在下腰部及骶部，腿痛常累及两侧，可左右交替出现，咳嗽时不加重症状，骑自行车无妨碍。病情严重者，可引起尿急或排尿困难。临床检查常可发现感觉变化以腰$_5$骶$_1$神经支配区为主，足趾背伸无力，深肌腱反射障碍。直腿抬高试验阳性。但在先天性腰椎管狭窄症的病人，体检常为阴性，使主诉和体检不一致，易误为"夸大主诉"。腰部后伸受限并引起小腿疼痛，是本病的一个重要体征。

X线摄片检查，正位片显示小关节突肥大，椎间隙狭窄；侧位片显示椎体后缘有骨刺形成，椎间关节肥大，椎弓根短，椎间孔前后径变小；或见椎体滑脱、腰骶角增大等改变。CT扫描有助于明确诊断及量化标准。脊髓造影可显示出典型的"蜂腰状"缺损，根袖受压及节段性狭窄等影像。

（三）治疗方法

1.手法治疗　一般可采用按揉法、点压法、滚法、提捏法，配合斜扳法、屈膝屈髋法，但手法均应轻柔，绝对禁用强烈的旋转手法，以防病情加重。

2.药物治疗　中医认为本病主要是由于肾气亏虚，劳损久伤，或外邪侵袭，以致风寒湿邪瘀积不散所致。辨证属肾虚型宜用青娥丸或左归丸。外邪侵袭，属寒湿腰痛型者用麻桂温经汤或独活寄生汤之类。

3.封闭治疗　多取硬膜外类固醇注射疗法，有减轻神经根水肿、粘连，缓解症状的作用。一般用1%普鲁卡因10～20ml，加地塞米松10mg注射于患病椎节的硬膜外，每周1次，3次为1个疗程。

4.手术治疗　保守治疗无效者或典型的严重病例可作手术减压。

五、梨状肌综合征

由于梨状肌损伤、炎症，刺激压迫坐骨神经引起臀腿痛，称为梨状肌综合征。梨状肌起于第2、3、4骶椎前面，向下聚集成为腱膜样腱，穿出坐骨大孔后抵止于股骨大粗隆。此肌主要是协同其他肌肉完成大腿的外旋动作,受骶丛神经支配。梨状肌的体表投影,为髂后上棘至尾骨尖作一连线,此线中点再向股骨大粗隆顶点作一连线,此直线刚好为梨状肌下缘。梨状肌把坐骨大孔分成上、下两部分,称为梨状上孔及梨状肌下孔,坐骨神经大多经梨状肌下孔穿出骨盆到臀部,但有时发生解剖变异者则由梨状肌内穿过。梨状肌损伤在临床腰腿痛的患者中占有一定的比例,为常见的损伤之一(图 7-12)。

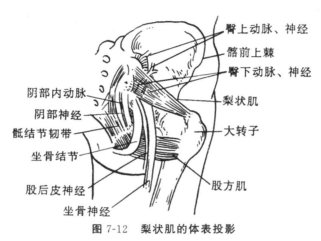

臀上动脉、神经
髂前上棘
臀下动脉、神经
阴部内动脉
阴部神经
梨状肌
骶结节韧带
大转子
坐骨结节
股后皮神经
股方肌
坐骨神经

图 7-12　梨状肌的体表投影

(一)病因病理

髋部遇有跌闪扭伤时,髋关节急剧内外旋或外展,使梨状肌受到牵拉损伤;夜晚着凉,感受风寒侵袭损伤;小骨盆腔内炎症刺激等,均可使梨状肌发生痉挛,肥大和挛缩,引起坐骨神经在锐利和坚硬的肌缘之间受到卡压而引起臀后部及大腿后外侧疼痛麻痹,特别是有变异的肌肉或神经更易发生。

(二)诊断要点

主要症状是臀部疼痛,向大腿放射,偶有会阴不适、阳痿。有跛行或身体前俯,髋膝半屈呈伛偻姿态;肌痉挛严重者,有刀割样跳痛,咳嗽喷嚏可加重疼痛,睡卧不宁。检查时,患者腰部无明显压痛和畸形,活动不受限;梨状肌肌腹有压痛,有时可触及条索状隆起肌束;直腿抬高试验在小于 60°时,梨状肌被拉紧,疼痛明显,而大于 60°时,梨状肌不再被拉长,疼痛反而减轻,病员在蹲位休息后可减轻症状或消失;拉赛格试验阳性,梨状肌试验阳性,梨状肌封闭后,疼痛消失。

(三)治疗

1.手法治疗　患者俯卧,先按摩揉推臀部痛点数分钟,然后用拇指或肘尖来回拨动梨状肌,弹拨方向与梨状肌纤维方向相垂直,共 10～20 次。最后以按压痛点和牵抖患肢而收功。手法每周 2 次,连续 2～3 周。

2.药物治疗　急性期筋膜扭伤,气滞血瘀,疼痛剧烈,动作困难,治宜化瘀生新、活络止痛,可用桃红四物汤加香附、青皮、牛膝、土元、僵蚕等。慢性期病久体亏,经络不通,痛点固定,臀肌萎缩,治宜补养气血、舒筋止痛,可用当归鸡血藤汤加黄芪、白术、牛膝、五加皮等。亦可配合服用芬必得、氯唑沙宗片。

3.封闭治疗　多在急性期运用,用 1% 普鲁卡因 6～10ml 加强的松 25mg,以 6 号长针头,依梨状肌之体表投影要领,深刺封闭,可解除痉挛。5～7 天 1 次。

4.针灸治疗　取阿是穴、环跳、殷门、承扶、阳陵泉、足三里等穴,用泻法,以有酸麻感向远端放散为宜。针感不明显者,可加强捻转。急性期每天针刺 1 次,好转后隔日 1 次。

5.手术治疗　如上述保守治疗无效者,可考虑手术探查,解除坐骨神经的卡压。

第八章　损伤内证

一、概论

由损伤引起的机体气血、经络、脏腑功能紊乱者,称为损伤内证。

各种外界因素导致人体皮肉、筋骨、气血、脏腑出现损害以及出现局部和全身的反应,称为损伤。损伤分为两大类,一是外伤,二是内伤。患者受到外伤时,损伤之力必由外及内,每多兼见内伤的证候。损伤虽由外界因素所致,但必然引起气血、脏腑、经络的病变,使机体功能紊乱。明代薛己《正体类要·序》曰:"肢体损于外,则气血伤于内,营卫有所不贯,脏腑由之不和,岂可纯任手法,而不求之脉理,审其虚实,以施补泻哉。"指出了损伤局部与整体互相作用、互相影响,片面强调手法外治而不重视药物内治的错误观点。损伤内证属于内伤范畴,内伤包括脏腑损伤和损伤内证。脏腑损伤是指由于损伤所致的脏腑组织结构的破坏,脏腑损伤也会出现不同程度的损伤内证。因此,在治疗损伤时必须从整体观念出发,进行辨证论治。首要辨明缓急、轻重、虚实。对于损伤危急重证,需要动态观察,紧急救治,以拯救生命为第一原则。对于损伤内证,则应病证结合,整体分析,以气血为中心,兼顾所伤脏腑、经络进行辨证论治。由于外伤引起的症状错综复杂、相互交叉,因此,就要抓住当时的主证进行辨证论治,只有这样才能取得较好的治疗效果。

二、损伤内证

(一)损伤出血

外力作用于人体,引起经脉破损,导致血液离经妄行,溢出体外或积于体内,称为损伤出血。

损伤出血按出血来源可分为动脉出血、静脉出血、毛细血管出血和内脏(多为肝、脾、肾等实质性脏器)出血。

按出血的部位可分为外出血和内出血。外出血可见血液自伤口向外流出;内出血指血液流入体腔,形成颅、胸、腹腔积血,或停积于筋肉之间形成血肿;五官和二阴出血又称九窍出血,有些内出血可通过九窍溢出体外,如目衄、耳衄、脑衄等。

按出血时间可分为原发性出血和继发性出血。原发性出血是受伤当时出血；继发性出血是伤后一段时间内所发生的出血，多因堵塞血管破口的血凝块被冲开或伤口感染所引起。

按出血的多少可分为小量、中量和大量出血。小量出血不引起明显的全身证候；中量出血将引起明显的全身证候，如治疗及时，大多可得救；大量出血是危重证候，如抢救不及时，可迅速死亡。

【病因病机】

直接暴力或间接暴力作用于人体均可导致出血。

1.钝器损伤　由于钝器打击、重物挤压、车轮压轧、高处堕坠、跌仆等原因，导致出血。出血分为开放性和闭合性两种。有时外观出血较轻，但是内在出血却甚重，这种潜在的危险，应引起警惕。

2.利器损伤　因刀剑、玻璃、弹片等锐利器械割伤肌肤，损伤血管而导致的出血，常在损伤后发生，多为开放性损伤。如伤及主要血管，出血势猛、量多，危害性甚大，需立即止血。

【诊断要点】

1.病史　有外伤史。

2.临床表现及体征

(1)全身症状：全身症状的轻重与出血量和出血速度有关。慢性少量出血可有面色苍白，头晕目眩，心悸气短，舌质淡白，脉微细数。若大量出血，早期头晕眼花，面色苍白，脉细数或芤。随着出血量的增多，患者血压下降，四肢厥冷，唇甲青紫，表情淡漠，尿量减少。继而意识模糊，神志不清，目合口张，手撒遗尿，舌质淡白，脉微欲绝。

(2)局部症状：动脉出血，色鲜红，势凶猛，出血量随心脏的搏动而呈喷射状，多发生于血管断裂的近端。在肢体内大动脉出血形成的血肿可呈搏动性，若大动脉断裂则可使肢体远端急性缺血或坏死。静脉出血，色黯红，势稍缓，持续溢出，多发生于血管断裂的远端。

毛细血管出血，色虽鲜红，但来势较缓，多从伤口组织中缓慢渗出；若出血而表皮未破裂，可形成血肿，局部出现肿胀、疼痛、瘀斑。头皮血肿的中央，扪之可有波动感而周围硬实；头部损伤、颅骨骨折可致眼、耳、鼻等出血；胸部损伤常可见咯血；上腹部损伤常可见吐血；腹内损伤常可见便血；伤及肾、膀胱，常可见尿中带血。

【治疗】

1.局部急救止血　局部急救止血的原则是立即压迫止血，堵住伤口，根据不同的解剖位置和情况选择相应的止血方法。用手压迫伤口近侧的动脉干,或直接压迫伤口出血处,是最方便快捷的止血法,但不能持久,随后应用敷料覆盖伤口,再用绷带加压包扎。四肢大出血的有效止血方法是采用止血带,由于它完全阻断肢体的血循环,有增加感染和坏死的危险,所以需要定时放松,以防肢体坏死。急救止血后,对大血管出血应争取时间尽早结扎或修补断裂的血管,以彻底止血。

2.药物止血　对大出血的危候,须补血与止血并用,除用独参汤、参附汤或当归补血汤外,常需输血输液,以补充血容量,并选用止血药,如大蓟、小蓟、仙鹤草、白及、白茅根、地榆等。对积瘀生热,血热妄行的出血,治宜凉血止血。上部诸窍出血,可用犀角地黄汤,吐血咯血可用四生丸,尿血可用小蓟饮子,便血可用槐花散。伤后血虚,面色苍白,心悸气短,少气懒言,头晕眼花,舌质淡白,脉微细数者,可用四物汤加减,气虚者加黄芪、党参、白术,阴虚者加阿胶、龟板、鳖甲等。使用止血药物不宜过于寒凉或干燥,同时应注意配伍活血药,防止寒凝瘀留,使止血而不留瘀。此外,还可用十灰散、云南白药等外用止血。

（二）损伤瘀血

损伤瘀血,又称蓄血、留血、恶血、败血,是由于损伤而血液离开经脉,滞留于脏腑、肌肤腠理及体腔之间,未能排出所致。

【病因病机】

1.直接暴力　由打击、碰撞、挤压、跌仆等,导致脉络受损,血离经脉。

2.强力负重　如举重、挑担、抬重物用力过度而导致胸胁损伤,血蓄胸胁。

3.血液流注　他处损伤因血液流注而导致瘀血,如脊柱或骨盆骨折可引起腹部瘀血,颅底骨折可引起眼部周围瘀血等。

【诊断要点】

1.病史　有外伤史。

2.临床表现　大量瘀血,可出现头晕目眩,面色苍白,耳鸣健忘,心烦神疲,脉微弱等出血症状;皮下瘀血斑先呈现黯红色,数日后呈青紫色,以后逐渐消退成黄色;因瘀血部位不同出现不同的症状。

（1）颅脑瘀血:头昏头痛,昏迷时短即醒,或清醒后再度昏厥,恶心呕吐,烦躁不安,睡卧不宁,甚则昏不识人,此为危重之象。

（2）胸胁瘀血:气急,气促,不能平卧,胸部刺痛,压痛明显,呼吸加剧,局部饱胀,叩诊浊音或实音,呼吸音减低,语颤减弱,可有发热,纳差,舌紫黯,脉弦或弦涩。

（3）腹部瘀血:腹胀,腹痛,腹硬,压痛、叩击痛及反跳痛,恶心,呕吐,便血,大汗淋漓,面色苍白,舌黯,苔薄腻,脉弦涩或虚数无力。

(4)肌肤瘀血:局部肿痛、刺痛,青紫瘀斑,压痛点明显,范围局限,部位固定,患部功能障碍,舌紫黯,脉沉涩。

【治疗】

1.颅脑瘀血

治法:祛瘀行气,启闭开窍。

方药:苏合香丸灌服,后用通窍活血汤。

颅脑瘀血严重者常需配合手术治疗。

2.胸胁瘀血

治法:活血化瘀,疏肝理气。

方药:血府逐瘀汤、复元活血汤等加减。

3.腹部瘀血

治法:活血祛瘀,行气通利。

方药:膈下逐瘀汤、少腹逐瘀汤、桃仁承气汤、鸡鸣散等加减。

4.肌肤瘀血

治法:行气活血,通络止痛。

方药:活络效灵丹加减。

实证者,治宜行气活血,祛邪通络;虚证者,治宜益气养血,通络止痛;虚实夹杂者,治宜攻补并用。

(三)损伤血虚

损伤血虚是损伤后出血过多或久病气血亏耗、脏腑虚衰引起的血虚。

【病因病机】

1.损伤失血　损伤后大出血或出血时间较长,或内出血未能及时发现而出现血虚。

2.伤久耗血　损伤日久不愈,气血耗损,或积瘀化热,伤津耗血所致。

3.素体虚弱　平素体弱,肝肾不足,损伤之后,多易伤及肝肾,肝气不舒,气血失调,血不归肝,肾火衰弱,气化无权,血气愈加虚弱。

4.生化不足　脾胃为后天之本,气血生化之源。损伤后脾胃功能受扰,运化失常,气血化生不足,导致血虚。

【诊断要点】

1.病史　有外伤史。

2.临床表现及体征

(1)气虚血脱:损伤较重,大出血及持续内出血,心慌,心悸,气短,肢冷汗出,或口张手撒,二便失禁,神志昏迷,脉微细或浮大无根。

(2)气血两虚:头昏目眩,视物模糊,心悸气短,少气懒言,面色苍白,或有微热,喜静少动,倦卧嗜睡,舌淡白无华,脉缓小。

(3)肝肾不足:胁肋隐痛,腰膝酸软,面红目赤,耳鸣,日晡发热,或骨蒸潮热、盗汗,舌红少苔,脉细数。

(4)脾不生血:胃纳不佳,饮食减少,便溏,面色萎黄,四肢疲乏,肌肉消瘦,舌淡,苔薄,脉细缓。

【治疗】

1.气虚血脱

治法:益气固脱。

方药:独参汤合生脉散。

及时局部急救止血非常关键。

2.气血两虚

治法:补气养血。

方药:八珍汤。

3.肝肾不足

治法:补肾益肝。

方药:大补阴丸。

4.脾不生血

治法:补脾生血。

方药:归脾汤或补中益气汤加减。

(四)损伤疼痛

损伤疼痛是指外力伤害的刺激而引起的疼痛,是损伤最常见的症状之一。疼痛一般可分为虚、实两类。实者是损伤后气血瘀滞或感受外邪,郁结不畅所致;虚者为气血不足,筋脉失养而成。

【病因病机】

1.气滞血瘀　伤气则气滞,伤血则血凝,气滞血凝则痹阻不通,两者均可引起疼痛。由于气血关系密切,气滞血凝,血凝气阻,都是损伤波及气血,而引起的疼痛。

2.感受外邪　损伤后正气受损,若久居湿地,或感受风寒之邪,可导致气机失宣,而反复发作疼痛。

3.热毒内蕴　开放性损伤或伤后积瘀,邪毒深蕴于内,气血凝滞,阻塞经络,而引起疼痛。

4.瘀阻挟痰 瘀阻气血失和,痰湿凝聚,痰瘀交阻,闭塞脉络,而致疼痛。

5.气血两亏 开放性损伤,亡血过多,或耗伤阳气,气血运行无力,以致瘀积不散,而致疼痛。

【诊断要点】

1.病史 必须详细询问有无外伤史,仔细辨别疼痛的部位、性质。如气滞痛有闪伤、凝伤、岔气病史。瘀血痛有跌打、碰撞病史。夹风寒湿痛常有伤后居住湿地或受风寒病史。

2.临床表现 瘀肿者疼痛部位固定,咳嗽及转侧时疼痛加剧,损伤早期,气血两伤,多肿痛并见,血瘀滞于肌表为青紫肿痛。至中后期或陈伤,可分为:

(1)气滞痛:主要表现为胀痛,痛多走窜、弥漫,或痛无定处,其则不能俯仰转侧,睡卧时翻身困难,咳嗽、呼吸、大便等屏气时,常引起疼痛加剧。

(2)瘀血痛:主要表现为疼痛固定于患处,刺痛,拒按,局部多有青紫瘀斑或瘀血肿块,舌质紫黯,脉细而涩。

(3)风寒湿痛:常反复发作,局部酸痛重着,固定不移,屈伸不利或肌肤麻木不仁,遇阴雨天发作或加重,喜热畏冷,得热痛减,舌苔白腻。

(4)邪毒痛:起病较急,多在伤后3~5天出现,局部疼痛逐渐加剧,多为跳痛、持续痛,并可见高热、恶寒、倦怠,病变部红肿、皮肤灼热,舌质红,苔黄,脉滑数。

(5)痰瘀痛:损伤不重,疼痛逐渐加重并伴有骨关节漫肿,牵掣痛,或见身热,纳呆,舌质黯,苔滑腻,脉弦滑。

(6)虚痛:出血过多,患者隐痛,面色苍白,头汗眩晕,短气无力,舌淡脉细。

【治疗】

1.气滞痛

治法:理气止痛。

方药:复原通气散加减。

痛在胸胁部者,可用金铃子散加独圣散;痛在胸腹腰部者,可用柴胡疏肝散等。

2.瘀血痛

治法:活血祛瘀止痛。

方药:四物止痛汤、和营止痛汤加减。

若头部血瘀,用柴胡细辛汤;瘀积腹中,用桃仁承气汤;骨断筋伤,肢体伤痛,用新伤续断汤;皮肤无破损者,可外敷双柏散或消瘀止痛膏等。

3.风寒湿痛

治法:祛风散寒除湿,佐以活血化瘀。

方药:羌活胜湿汤、蠲痹汤或独活寄生汤加减,配合针灸按摩。

4.邪毒痛

治法:清热解毒,活血化瘀。

方药:五味消毒饮合桃红四物汤。

5.痰瘀痛

治法:活血通络,化痰止痛。

方药:牛蒡子汤加减。

6.虚痛

治法:益气养血。

方药:八珍汤加减,外敷温经膏。

兼有肝肾不足者,合用六味地黄丸;阴虚及阳者,合用左归丸。

(五)损伤发热

损伤后由于脏腑功能紊乱,积瘀日久化热,或感受邪毒而引起的发热。

【病因病机】

因瘀血内停,郁而发热;或邪毒外侵,热盛肉腐而发热者,属实证;而失血过多、气血内损引起的血虚发热,属虚证。

1.瘀血发热　损伤后脉络破裂,离经之血瘀滞于体腔、经脉、皮下、肌腠之中,壅遏积聚,郁而发热。

2.邪毒发热　创口污染,邪毒外侵,处理不当而致肌肉溃烂而发热,或因伤后气滞血瘀,郁久化热。如创伤感染、开放性骨折感染、血肿感染等引起的发热,以及破伤风、气性坏疽等的发热,均属此范围。

3.血虚发热　损伤后失血过多,气血亏虚,阴不制阳,阳浮于外而发热。

【诊断要点】

1.病史　有外伤史,如瘀血发热多为头、胸、腹损伤或挤压伤等较重损伤引起。血虚发热一般有大出血病史,出血量在500~1000ml即可出现发热。

2.临床表现及体征

(1)瘀血发热:发热多于损伤后24小时出现,体温在38~39℃,无恶寒,痛有定处或肿块,口干舌燥不欲饮,心烦,夜寐不宁,不思饮食,口苦,甚则肌肤甲错,面色黧黑,唇舌青紫或瘀斑,或舌红有瘀斑,苔白厚或黄腻,脉多弦数、浮数或滑数。

发热特点为夜热早凉,发热程度和时间与损伤轻重成正比。损伤轻者热度低,持续时间 1 周左右;损伤重者发热高,一般可持续 2～3 周。此外,脉证不一致,有时可出现自觉发热而体温不高的现象。

(2)邪毒发热:初起发热,恶寒,头痛,全身不适,苔白微黄,脉浮数。病势进一步发展,邪毒壅于肌肤积瘀成脓者,症见局部赤红、肿胀、灼热、疼痛。若脓肿破溃,则流出黄白色稠脓,伴有全身发热、畏寒、头痛、周身不适等症。若热入营血,则出现高热,可超过 39℃,甚至 40℃ 以上,夜间尤甚,烦躁不安,夜寐不宁,神昏谵语,斑疹,舌质红绛或紫黯,脉细数或滑数。

(3)血虚发热:体温或高或低,面色无华,头晕目眩,视物模糊,眼发黑或眼冒金星,食少便溏,气短懒言,肢体麻木,倦怠喜卧,脉虚细等。

【治疗】

1.瘀血发热

治法:活血化瘀。

方药:血府逐瘀汤加减。

头部损伤者,可用通窍活血汤;腹部受损者,可用膈下逐瘀汤;少腹受损者,可用少腹逐瘀汤;四肢损伤者,可用身痛逐瘀汤。若新伤瘀血发热,局部肿胀、疼痛者,加丹皮、栀子;伤后积瘀发热,热邪迫血妄行而咯血、衄血、尿血者,治宜清热凉血,加犀角地黄汤、小蓟饮子等;阳明腑实证,胸腹满痛、大便秘结者,宜攻下逐瘀泻热,加桃仁承气汤;对凉血积于胸胁者,宜祛瘀活血,疏肝清热,用丹栀逍遥散。

2.邪毒发热

治法:卫分证宜疏风清热解毒;气分证宜清热解毒泻火法;营分证宜清营凉血;血分证宜凉血止血,固脱开闭。

方药:卫分证可用银翘散、五味消毒饮或仙方活命饮加减;气分证可用黄连解毒汤或白虎汤加减;营分证可用清营汤加减;血分证可用犀角地黄汤合黄连解毒汤,伴有出血者,用犀角地黄汤加田七、十灰散,兼见高热、气血两燔者,可用犀角地黄汤合白虎汤加减。

3.血虚发热

治法:气虚者宜补中益气;气不摄血宜健脾补血;气血两虚宜益气生血;阴虚阳亢者宜滋阴潜阳。

方药:气虚者用补中益气汤;自汗多,加牡蛎、龙骨;时冷时热,汗出恶风者,加桂枝、芍药;伴有湿邪者,加苍术、茯苓、厚朴。气不摄血、气血两虚用当归补血汤。阴虚阳亢用大补阴丸。若伤后血虚兼有遍身瘙痒者,为血虚不能濡养肌肤,血虚生风所致,可用四物汤加首乌、蝉蜕、防风等。

（六）损伤昏厥

损伤昏厥是指因损伤而引起的意识障碍或丧失，以意识丧失和不省人事为特点，又称昏愦、晕厥、昏迷等。多见于严重损伤的患者，大多伤后立即出现，但一部分初时无昏厥，但由于某些原因继发昏厥，如出血不止、剧烈疼痛等。多见于脑部损伤、损伤出血过多、脂肪栓塞综合征等。本病为损伤的危重证，应及时处理。

【病因病机】

1.气闭　高处坠下或头部受外伤刺激，脑组织受到损伤性刺激，气机逆乱，心窍闭塞，猝然昏倒。

2.瘀滞　外伤后瘀血扰及神明、逆乱气机所致。头部损伤颅内积瘀，元神受损而致昏厥；或伤后瘀血攻心，神明受扰后则昏厥；或伤后瘀血乘肺，气机受阻，清气不入，浊气不出，宗气不能生成而致昏厥。

3.血亏　损伤后亡血过多，心神失养，神魂散失而成昏厥。

【诊断要点】

1.病史　有外伤史。

2.临床表现及体征　昏厥分为闭证和脱证。闭证属实，昏厥时牙关紧闭，两手握固，面赤气粗；脱证属虚，以四肢厥冷、汗出、目闭、口张、二便失禁、舌淡唇干、脉细微等为特征。昏厥程度有深浅之分，浅者仅暂时意识障碍，深者长时间不省人事，知觉丧失。

（1）气闭：伤后立即出现一时性不省人事，呼吸气粗，在半个小时左右苏醒，醒后常有头晕头痛、恶心呕吐诸症。

（2）瘀滞：伤后逐渐发生神昏谵语，重者昏迷不醒，肢体瘫痪，躁动不安，多伴头痛呕吐。有些患者偶可清醒，但片刻后可再昏迷。甚则呼吸浅促，二便失禁，瞳孔散大，舌质红绛，或有瘀点，苔黄腻，脉弦涩。若瘀血乘肺，急者在伤后数小时，慢者在伤后1周，可有呼吸困难、咳嗽、咳痰（经常有血性）、头痛、神志不清，昏迷，发热，尿失禁，抽搐等。

（3）血亏：严重损伤，失血过多又未能及时补充而突然出现意识丧失，目闭口张，二便失禁，冷汗淋漓，四肢厥冷，面色爪甲苍白，呼吸气微，口唇发绀，舌淡暗，脉细数。

【治疗】

1.气闭

治法：开窍通闭。

方药：苏合香丸或苏气汤加减。

可配合醋热气熏,蒸口鼻,针刺水沟、十宣、合谷等。

2.瘀滞

治法:逐瘀开窍。

方药:黎洞丸加减。

3.血亏

治法:补气固脱,回阳。

方药:急用独参汤灌之,并可用参附汤合生脉散加当归、黄芪、牡蛎等回阳救逆。

如能及时输液输血,同时寻找出血部位作出相应处理,则更为有效。

(七)损伤眩晕

损伤后出现目视昏花,头觉旋转为损伤眩晕,常见于颅脑损伤、损伤性贫血、颈椎病等。

【病因病机】

1.瘀阻清窍　头部损伤后瘀血内留,则清气不升,浊阴不降,蒙闭清窍发为眩晕。

2.肝阳上亢　头部损伤的早、中期,瘀血停积,败血归肝,瘀滞化火,使肝阴暗耗,风阳升动,上扰清窍,出现眩晕。

3.络脉阻遏　多见于损伤日久或慢性累积损伤,气血渐亏,平素积劳,气血失和,阴血留滞积瘀,兼挟痰浊,积瘀痰浊交阻,则络脉被阻,清浊升降失司,以致眩晕。

4.气血虚亏　伤后耗伤气血或失血之后,虚而不复,以致气血两虚,气虚清阳不展,血虚则脑失所养,眩晕随之而生。

【诊断要点】

1.病史　有外伤史或外伤出血史。

2.临床表现及体征　头晕、目眩,活动或烦恼时加剧,卧床或闭目养神后可得到缓解,严重者神疲、健忘、失眠、头痛、耳鸣、心悸、纳差或伴有恶心、呕吐、汗出,甚至猝然昏倒。

(1)瘀阻清窍:头晕目眩,耳鸣有声,饮食难进,恶心呕吐,颈项强直,四肢无力,或头痛频发,头面伤处青紫肿胀,舌黯,苔薄,脉弦细或涩。

(2)肝阳上亢:晕痛并见,每因烦劳、恼怒而增尉,面色潮红,急躁易怒,少寐多梦,泛泛欲吐,纳呆口苦,舌红,苔黄,脉弦数。

(3)络脉阻遏:起病缓慢,颈项转动时往往眩晕加重,或有心悸泛恶,或兼肩臂麻痹疼痛,舌淡,苔腻,脉细或涩。

(4)气血虚亏:头晕眼花,动则加剧,面色苍白,唇甲无华,心悸失眠,神疲倦怠,纳差,舌质淡,脉细弱。

【治疗】

1.瘀阻清窍

治法:祛瘀生新,升清降浊。

方药:柴胡细辛汤加减。

吐甚,加玉枢丹;有抽搐痉挛者,用羚角钩藤汤;陈伤积瘀者,用补阳还五汤加天麻、钩藤。

2.肝阳上亢

治法:平肝潜阳,祛痰清火。

方药:天麻钩藤饮加减。

3.络脉阻遏

治法:益气活血,化痰通络。

方药:补阳还五汤合半夏白术天麻汤加减。

4.气血虚亏

治法:补养气血。

方药:芎归汤加桃仁、红花、枸杞、桑椹、阿胶、首乌等。

(八)伤后健忘

伤后记忆力明显减退者称伤后健忘。临床上常见于头部内伤,或其他较重的损伤之后。多由瘀血、血虚、精亏所致。健忘主要与心、脾、肾三脏关系最为密切。

【病因病机】

1.瘀阻清窍　头部内伤,瘀血蔽阻清窍,早期则神明扰乱,神志不清,或昏迷,或谵妄。由于失治,或治未彻底,瘀血祛而未尽,窍隧通而未畅,致伤后出现头晕、头痛、遇事健忘。

2.血虚阴亏　重伤,亡血、失血后,失于治疗,或调摄不当,或素体虚弱,可致血虚阴亏,阳气逆乱,心神不明,发为健忘之证。

3.肾精亏损　肾主骨,藏精生髓。骨折、脱位或颅脑损伤后,伤骨伤髓,致精髓虚亏。或患者素体不足,或伤后房室不禁,或过用温阳燥热之品,均可加重肾精亏耗,造成多梦遗精,虚阳外越,记忆减退。

【诊断要点】

1.病史　头部外伤史,或其他较重损伤病史。

2.临床表现及体征

(1)瘀阻清窍:头晕头痛,烦躁不安,心胸痞闷,胁肋胀痛,心悸健忘。常有近事遗忘,不能记忆受伤前后的情况,对过去的事情则能清楚回忆。

(2)血虚阴亏:记忆力减退伴肢体倦怠,面黄肌瘦,头眩心悸。

(3)肾精亏损:记忆力明显减退伴耳鸣耳聋,头晕头痛,视物模糊,多梦遗精,腰膝酸软。

【治疗】

1.瘀阻清窍

治法:通窍活血。

方药:通窍活血汤加减。

对中后期有气虚患者,可加益气之品。

2.血虚阴亏

治法:补气养血,安神益智。

方药:八珍汤或天王补心丹加减。

3.肾精亏损

治法:滋肾补髓。

方药:肾阴虚用左归丸;肾阳虚用右归丸。

(九)损伤不寐

损伤不寐是指伤后引起的神志不安、夜卧不宁。轻者入睡艰难,或时寐时醒,严重者可彻夜不眠。

【病因病机】

1.瘀扰神明　伤后瘀血内停,阻滞经脉,血运不畅,扰及神明,导致心烦不寐。

2.痰瘀内热　瘀血内留,积瘀酿痰,痰瘀化热,上扰神明,以致不得安卧。

3.心血不足　伤后出血过多或日久体虚,气血不足,致心失血养,心神不安,神不守舍,则夜难成眠,神志迷乱,则入睡多梦。

【诊断要点】

1.病史　有外伤史。

2.临床表现及体征

(1)瘀扰神明:心烦不安,难以入睡,甚则通宵达旦不寐,患处肿胀、刺痛、瘀斑,甚则肌肤甲错,指(趾)青紫,舌质紫黯、瘀斑,脉涩。

(2)痰瘀内热:夜寐不安,胸闷头重,目眩口苦,患处肿痛,舌黯,苔腻而黄,脉滑数。

（3）心血不足：多梦易醒，心悸健忘，头晕目眩，面色无华，倦怠无力，舌淡，苔薄，脉细弱。

【治疗】

1.瘀扰神明

治法：活血祛瘀。

方药：血府逐瘀汤加减。

2.痰瘀内热

治法：祛瘀化痰清热。

方药：温胆汤加黄连、山栀、当归、桃仁。

3.心血不足

治法：补养心血，益气安神。

方药：归脾汤。

若脉结代，气虚血少者，用炙甘草汤；心阴亏损者，可用生脉饮。

（十）损伤痹证

损伤痹证是指气血因损伤而阻闭，引起肢体或关节疼痛等为主要表现的病证。

【病因病机】

1.损伤复感外邪　机体遭受损伤，正气虚弱，风寒湿邪侵袭肌表经络，致使气血运行不畅，形成着痹、痛痹、行痹。

2.损伤积瘀化热　伤后瘀血凝聚，郁而化热；或邪毒从伤口入里，流注经络关节，而表现为热盛的证候，则为热痹。

【诊断要点】

1.病史　有外伤史。

2.临床表现及体征

（1）行痹：肢体关节疼痛，游走不定，关节屈伸不利，可伴有恶寒，发热，苔薄白，脉浮。

（2）痛痹：肢体关节疼痛较剧，痛有定处，遇热痛减，关节屈伸不利，皮肤不红不热苔薄白，脉弦紧。

（3）着痹：关节重着疼痛或肿胀，痛有定处，手足沉重，活动不利，头身困重，肌肤不仁，苔白腻，脉濡缓。

（4）热痹：关节疼痛，局部灼热红肿，屈伸不得，得寒痛减，可伴有发热，恶风，口渴，心烦，小便黄热，舌干，苔黄，脉滑数。

【治疗】

1.行痹

治法：祛风通络，散寒除湿。

方药：防风汤加减。

2.痛痹

治法：散寒止痛，祛风除湿。

方药：乌头汤加减。

3.着痹

治法：除湿通络，祛风散寒。

方药：薏苡仁汤加减。

4.热痹

治法：清热通络，疏风胜湿。

方药：白虎加桂枝汤。

红肿痛甚者，可加黄芩、连翘、黄柏、生地、赤芍、丹皮等；如局部青紫，肿痛日久，舌青紫，脉沉涩，可加桃仁、红花、乳香、没药等，并可配全蝎、土鳖虫、穿山甲等搜风通络之剂。

（十一）损伤喘咳

伤后呼吸急促，甚至张口抬肩，鼻翼煽动为喘；痰涎阻滞气道或肺气不畅引起有声无痰为咳，有痰作咳为嗽。喘、咳是两种证候，均与肺经关系密切，但两者常可并见。

【病因病机】

1.瘀阻气道　胸胁损伤、肋骨骨折或严重挤压伤后，经脉破损，气血瘀阻，气道不通，肺失清肃，气上逆而为咳，气不顺而为喘。若瘀积胁下，致肝失条达，反侮肺金，发为喘咳。

2.痰瘀化火　胸部损伤后，积瘀生热，加之伤后损伤肺气，风、痰、瘀三者壅滞化火，发为咳呛不止。

3.血虚发喘　伤后出血过多，血虚气无所附，则气短气逆，发为喘咳。出血愈多，喘咳则愈重。

【诊断要点】

1.病史　有外伤史。

2.临床表现及体征　患者憋气，呼吸困难，气息短促，患者常因不能平卧而取半坐位，面色苍白，口唇发绀，鼻翼煽动，脉细数。若胸胁伤损有瘀血者，可咳出血痰;陈伤血凝胁下者,咳喘时胸胁疼痛。

(1)瘀阻气道:咳嗽频频,气闭气憋,疼痛固定,咳嗽时痛苦异常,常咳出血痰,不能平卧。

(2)痰瘀化火:发热、恶寒、咳嗽、气促,痰黄稠黏,不易咳出,尿黄,舌红,苔黄,脉数。

(3)血虚发喘:面色㿠白,气息短促,唇口紫绀,呼吸困难,舌淡,脉细弱。

【治疗】

1.瘀阻气道

治法:降气平喘,活血祛瘀。

方药:苏子降气汤合失笑散。

若瘀积胁下,可用三棱和伤汤加减。

2.痰瘀化火

治法:下气止咳,清金化痰。

方药:清气化痰丸加减。

3.血虚发喘

治法:益气补血。

方药:二味参苏饮加当归、白芍、首乌、阿胶。

合并气虚者,加黄芪、白术、怀山药;伴阴虚者,宜养血补气,以四物汤加人参、黄芪、五味子、麦门冬等。

(十二)损伤腹胀

正常人胃肠道内存在 100~150ml 的气体,分布于胃及结肠部位。损伤后,胃肠道内存在过量的气体时,腹部胀大或胀满不适,称为损伤腹胀。

【病因病机】

1.瘀血内蓄　脊柱骨折脱位、骨盆骨折时,瘀血停蓄于腹后壁;腹部挫伤,肝、胃、脾、肠出血,血蓄腹腔之中或肠道之内。不论腹中蓄血还是腹后壁瘀血,遏久生热产气,浊气积聚,腑气不通,则发为腹胀。

2.肝脾气滞　损伤肝脾,致使肝脾两经气滞郁结,脏腑功能紊乱。脏腑气机逆乱,升降失常,清浊不分,致脏不能藏谷纳新,腑不能推陈去腐。久之,气滞则壅,气壅则胀矣。

3.脾虚气弱　损伤日久,气血虚损,阴血亏耗,阴损及阳。加之伤后出血、瘀血;或过用寒凉、滋腻之品,克伐脾胃,导致脾胃虚弱,运化无权,可致腹胀。

【诊断要点】

1.病史　有外伤史。

2.临床表现及体征

(1)瘀血内蓄：腹胀满,多在伤后1～2日逐渐发生,腹部疼痛难忍,大便不通,舌红,苔黄干,脉数。

(2)肝脾气滞：腹部胀满疼痛不适,胸胁疼痛,入夜痛甚,嗳气,舌黯,苔白,脉弦。

(3)脾虚气弱：腹胀喜按,按之则舒,面色萎黄,四肢无力,食少便溏,舌淡,脉虚细。

【治疗】

1.瘀血内蓄

治法：攻下逐瘀。

方药：腰伤瘀停腹后壁者,用桃仁承气汤;瘀停腹中者,用鸡鸣散合失笑散。

对大出血造成的腹胀,应速请专科会诊。

2.肝脾气滞

治法：理气消滞。

方药：柴胡疏肝散。

3.脾虚气弱

治法：健脾和胃,兼益中气。

方药：香砂六君子汤、补中益气汤、归脾汤。

(十三)损伤呕吐

损伤后,胃内容物经食道从口腔吐出,称为损伤呕吐。头、胸、腹损伤均可出现呕吐。

【病因病机】

呕吐为胃失和降,气逆于上而发的病证。胃主受纳和腐熟水谷,其气主降,若伤损扰胃或胃虚失和,气逆于上,则发生呕吐。

1.瘀阻于上　伤后瘀血阻滞,气血壅塞,致升降失司,气逆上冲,发为呕吐。

2.瘀阻中焦　胸胁脘腹损伤,则脾胃气机不顺,胃失和降,水谷随气上逆,引起呕吐。

3.肝气犯胃　跌仆打击,跳跃举重,闪腰岔气,造成肝气郁滞,横逆犯胃,胃气上逆,以致嗳气频繁,出现呕吐。

4.脾胃虚弱　损伤耗劫中气,脾胃不健,运化失司,脾虚不能承受水谷,胃气上逆而发呕吐。

【诊断要点】

1.病史　有外伤史。

2.临床表现及体征

(1)瘀阻于上:食后即吐,呕吐呈喷射性。

(2)瘀阻中焦:呕吐伴上腹部疼痛,痛有定处,拒按,或脘腹胀满,胃纳不佳,舌苔黄腻。严重者伴有吐血等症状。

(3)肝气犯胃:呕吐伴胸胁痛闷,嗳气吞酸,胃失和降,烦躁易怒,脉弦数或弦紧。

(4)脾胃虚弱:损伤日久,饮食稍不慎即呕吐;或劳倦之后,困惫乏力,眩晕作呕,舌质淡,脉濡弱。

【治疗】

1.瘀阻于上

治法:活血祛瘀,调和升降。

方药:柴胡细辛汤合左金丸。

2.瘀阻中焦

治法:逐瘀生新,和胃降逆。

方药:代抵当丸加减。

3.肝气犯胃

治法:疏肝理气,和血泻火。

方药:逍遥散合左金丸。

4.脾胃虚弱

治法:健脾益气。

方药:补中益气汤。

(十四)伤后癃闭

伤后癃闭是指损伤后排尿困难,甚至小便闭塞不通的一种病证。点滴短少,病势较缓者称为癃;小便不通,欲解不得,病势危重者称为闭。临床上一般合称为癃闭。健康成人,每24小时排尿量在1000~2000ml之间。当人体受到较重损伤之后,常常出现尿量异常,少尿或无尿,或排尿困难。

【病因病机】

1.经络瘀滞　严重外伤或脊柱骨折脱位合并截瘫,瘀血遏阻于经脉之间,致经络闭阻,膀胱气化功能障碍,水道不通,而产生癃闭。

2.津液亏损　伤后出血量多或者疼痛剧烈,精神紧张,大汗淋漓,阴液大耗,化水之源枯竭,水道通调不利,不能下输膀胱,亦可致成本证。

3.下焦湿热　损伤之后,湿热之邪蕴结膀胱;或邪毒入里,酿成湿热,湿热阻遏膀胱,致使气化失常,小便滴沥难行。

【诊断要点】

1.病史　有外伤史。

2.临床表现及体征

(1)经络瘀滞:小便不利,腹部胀满,烦躁易怒,渴不思饮,脉细或涩。

(2)津亏液耗:小便点滴而下,或点滴全无,汗出,渴而能饮,口咽干燥,苔薄黄少津,脉细。

(3)下焦湿热:小便不通或滴沥尿少,小腹胀满,或热赤尿血,舌绛,苔少,脉虚大。

【治疗】

1.经络瘀滞

治法:逐瘀利水,活血通闭。

方药:代抵当丸。

对脊柱骨折脱位合并截瘫的癃闭,可结合本病辨证论治。

2.津亏液耗

治法:补气生津。

方药:生脉散。

3.下焦湿热

治法:清利湿热,通利小便。

方药:八正散或小蓟饮子。

(十五)痿软麻木

痿软是指筋肉痿废失用、瘦削无力;"麻"指自觉肌肉内有如虫行感,按之不止;"木"指皮肤无痛痒感觉,按之不知。

【病因病机】

1.经脉瘀阻　损伤积瘀,瘀血滞凝,阻滞经脉,导致经脉功能障碍,产生痿软麻木。如骨折、脱位合并神经、血管的受挫、受压,都可引起肢体局部的痿软麻木。神经根型颈椎病、腰椎间盘突出症而致瘀阻经脉时,可引起肢体痿软麻木。

2.筋脉伤断　严重损伤,筋脉受外力伤害而伤断;或骨折、脱位严重移位,筋脉受过度牵拉撕裂伤断,均可产生肢体痿软麻木。

3.气血虚亏　损伤日久,耗气伤血,气血虚亏,血不养筋,筋骨失养,则可产生肢体痿软麻木。伤后患肢固定时间过长,或卧床过久,筋骨不用,局部筋骨失养,产生肢体痿软麻木。

【诊断要点】

1.病史　有急性损伤或慢性损伤病史。

2.临床表现及体征

(1)经脉瘀阻:伤后患肢麻木不仁,新伤多伴有局部疼痛、肿胀、瘀斑,陈伤多伴疼痛、麻木固定。

(2)筋脉伤断:若筋脉损伤断裂时,其所支配和营养的肢体范围可发生运动、感觉完全障碍,肢体不仁、不用。

(3)气血虚亏:多见肌筋挛缩、萎缩,四肢不知痛痒,关节活动受限,并见少气懒言,乏力自汗,面色苍白或萎黄,舌淡,脉细。

【治疗】

1.经脉瘀阻

治则:祛瘀通络。

方药:苏气汤合蠲痹汤加减。

对颈肩上肢麻木者,用舒筋丸;对腰臀下肢麻木者,用活络效灵丹加减;若神经、血管受压、受挫引起之痿软麻木,宜结合其病因辨证论治。

2.筋脉伤断

治则:活血祛瘀,疏通督脉。

方药:活血祛瘀汤合补肾壮阳汤加减。

3.气血虚亏

治则:补气血,通经脉。

方药:补阳还五汤或人参养荣汤加减。

痿软麻木治疗时,应加强功能锻炼,并配合按摩、针灸、药物熏洗等。

第九章　骨　病

第一节　化脓性关节炎

化脓性关节炎,中医学属"关节流注"、"余毒流注"范畴,是化脓性细菌引起的关节内感染。本病多见于儿童,最常受累部位为髋、膝关节。

【病因病机】

中医学认为本病的病因病机总的是机体正气不足,邪毒壅滞关节。

1.邪毒感染　外感暑湿寒邪,客于营卫,流于经络,壅滞关节,蓄毒温热;疔、疮、疖、肿失治,余毒未尽,机体正气不足以使其内消外散,邪毒走散,流注关节;开放损伤、关节手术、关节腔检查失当,邪毒随之而入,注滞关节,热毒蕴结,腐筋蚀骨而发病。

2.气血不足　正气虚弱,复感外邪,致局部壅阻,日久化热,内外合邪,注滞关节而发病。

3.痰瘀凝结　本病是化脓性细菌感染所致,感染的途径以血源性感染最常见,也可经开放伤口直接进入关节发生感染,亦可由临近关节的化脓性病灶直接蔓延致关节腔内而发病。引起本病的化脓性细菌以金黄色葡萄球菌最为常见,其次为溶血性链球菌、肺炎双球菌、大肠杆菌等。

本病的发展过程大致可分为三个阶段,在发展过程中有时并无明确界限。

1.浆液渗出期　滑膜充血、肿胀、白细胞浸润,关节腔内有浆液性渗出物。此期无关节软骨破坏,如感染被控制,关节功能可恢复正常。

2.浆液纤维蛋白渗出期　炎症继续发展,渗出液增多且黏稠混浊,关节内纤维蛋白沉积,附着于关节软骨表面,妨碍软骨的营养代谢,关节软骨失去润滑的表面进而发生软骨破坏。纤维蛋白还将形成关节内的纤维性粘连,引起关节功能障碍。

3.脓性渗出期　此期关节软骨溶解、滑膜破坏,关节囊和周围软组织蜂窝织炎改变,关节功能严重障碍甚至完全僵直。

【诊断要点】

1.病史　患者身体其他部位可有感染史、外伤史。

2.全身症状　起病急骤,初期全身不适,继而寒战高热,体温达 39℃以上;食欲不振,苔黄厚,脉洪数。

3.局部症状　受累关节红、肿、热、痛和功能障碍。疼痛常为最早出现的局部症状,活动时加剧,病变在髋关节时可引起放射性膝关节疼痛。浅表关节如膝、肘、踝关节,早期即可见局部肿胀明显且伴有红、热;深部关节红、肿、热可不明显。由于炎症刺激及关节内脓液增多,关节常固定在使关节间隙充分扩大及关节囊较松弛的位置以减轻疼痛。随着病情进展关节内积液增多,关节周围肌肉痉挛,可并发病理性脱位或半脱位,此时关节的主动和被动活动均明显障碍。

4.实验室检查　白细胞计数及中性粒细胞计数增多,血沉增快,血培养常为阳性。

5.关节穿刺液检查　关节液可呈浆液性、血性、混浊或脓性。涂片检查发现大量白细胞、脓细胞和细菌即可确诊。

6.X 线表现　早期见关节肿胀,关节间隙增宽,以后病变进展关节附近骨质疏松、破坏,关节软骨破坏致关节间隙进行性狭窄甚至消失。

【鉴别诊断】

1.风湿性关节炎　多有上呼吸道感染病史。常表现为多关节游走性疼痛,关节局部红、肿、热较化脓性关节炎轻。炎症消退后,关节功能恢复,不遗留关节强直、畸形。关节穿刺检查:关节液量少而清,无脓细胞,无细菌。血清抗链球菌溶血素"O"试验常为阳性。

2.骨关节结核　病程长,起病缓慢,多呈慢性病容,无明显急性炎症改变。疼痛多不剧烈,关节局部肿胀较轻且不红;病变发展关节局部可有脓肿或窦道形成。关节穿刺液检查可找到抗酸杆菌,抗结核治疗有效。

3.类风湿关节炎　常为多关节发病,多累及手足小关节。主要表现为反复发作的对称性关节肿痛,逐渐导致关节破坏、强直畸形。本病为全身性疾病,常伴有心包炎、胸膜炎、类风湿结节等关节外表现。类风湿因子试验常为阳性。

【治疗】

本病的治疗原则为早期诊断,及时正确处理,保全生命,尽量保留关节功能。

1.内治法　初期未成脓者以消法为主,治宜清热解毒,利湿化瘀;成脓期治宜清热解毒,凉血利湿;溃脓期治宜托里透脓,若溃后正虚宜补益气血。同时应及时、足量、有效地合理使用抗生素;根据病情需要予以输液、输血。

2.外治法　患肢制动或固定于功能位,有助于减轻疼痛,防止感染扩散、关节挛缩畸形和病理性脱位。早期未成脓的局部红肿明显者,可用具有清热解毒,散瘀消肿功效的中草药制成膏药,敷于局部以使炎症局限。溃脓期局部应用药物清洗,收口期局部以具有活血去腐、解毒镇痛、润肤生肌等功效的膏药于局部外敷,以促进创口愈合。

3.关节穿刺抽液　疑关节有脓,即行关节穿刺,抽出脓液,并于抽脓后注入抗生素,每日或隔日1次;亦可用抗生素＋生理盐水反复冲洗关节腔后注入抗生素。

4.理疗、按摩、功能锻炼　根据病情,感染控制后,为防止关节内粘连,尽可能保留关节功能,可行理疗、按摩、持续性关节被动活动以促进血液循环,增加关节活动,促进功能恢复。

5.手术治疗　切开引流术:经非手术治疗后,症状仍不缓解者,可行切开引流排脓术,以充分排除脓液,清除坏死组织,彻底冲洗关节腔后留置灌注管及引流管用抗生素＋生理盐水作关节腔持续性灌洗,直至炎症消退后予以拔管。病变晚期,关节破坏严重,关节强直固定于非功能位且关节功能严重障碍者,可于感染控制1年以后行手术矫形,以改善关节功能。

第二节　骨质疏松症

骨质疏松症是以全身性骨量减少,慢性腰背疼痛,甚则畸形、骨折为特征的一种骨骼系统疾病。其特征是骨强度下降、骨微结构退变、骨的脆性增高、骨折风险性增加。骨强度下降反映了骨矿物质和骨基质等比例的减少;骨微结构退变是由于骨组织吸收和形成失衡等原因所致,表现为骨小梁结构消失、变细和断裂。骨的脆性增高、骨力学强度下降、骨折危险性增加,对载荷承受能力降低,而易于发生微细骨折或完全骨折。可悄然发生腰椎压迫性骨折,倒地性的桡骨远端、股骨近端和肱骨上端骨折。本病多发生在50岁以上的人群,女性发病率高于男性。以疼痛、身材缩短、驼背,骨折以及呼吸功能障碍为主要表现。

骨质疏松症属于中医学"骨痿"、"骨痹"范畴,病变在骨,其本在肾,《素问·痿论》云:"肾主身之骨髓……肾气热,则腰脊不举,骨枯而髓减,发为骨痿。"

【病因病机】

骨质疏松症是由多种原因引起的骨骼的系统性骨病,其病因尚未完全明确,一般认为与内分泌因素、营养因素、物理因素、遗传因素的异常,以及与某些药物和疾病因素影响有关。这些因素影响高峰骨量以及骨量丢失,并导致骨基质和骨矿物质含量减少,最终发展至骨质疏松。骨质疏松症可分为原发性骨质疏松症、继发性骨质疏松症和特发性骨质疏松症。

1.原发性骨质疏松症　由于年龄增加、器官生理功能退行性改变和性激素分泌减少引起的骨质疏松,如绝经后骨质疏松症、老年性骨质疏松症。

2.继发性骨质疏松症　由于某些疾病或药物等引起的骨质疏松,根据发病原因可分为以下几种。

(1)先天性骨质疏松症:如成骨不全、高胱氨酸尿症。

(2)内分泌性骨质疏松症:非正常绝经、性腺功能减退、垂体功能减退、糖尿病、甲状腺功能减退、甲状腺功能亢进、甲状旁腺功能亢进等。

(3)营养缺乏性骨质疏松症:如维生素D缺乏,维生素K缺乏,长期钙摄入不足,长期蛋白质缺乏或其他微量元素如镁、锰、锶、锌缺乏等。

(4)血液系统性骨质疏松症:骨髓疾病、白血病、淋巴病、戈谢病、贫血、血友病。

(5)药物性骨质疏松症:如长期使用糖皮质激素、抗癫痫药等。

(6)肾性骨质疏松症:如慢性肾病。

(7)失重性或失用性骨质疏松症:如长期卧床、宇宙飞行、失重状态。

(8)其他骨质疏松症:如肝功能不全、类风湿关节炎、强直性脊柱炎、呼吸系统疾病、结缔组织疾病、胃切除、卵巢切除等。

3.特发性骨质疏松症　指儿童、青少年和成人期的不明原因的骨质疏松症,包括青少年骨质疏松症,青壮年骨质疏松症及妊娠、哺乳期骨质疏松症。

中医学认为本病的发生、发展与"肾气"密切相关,可分为:

(1)肾虚精亏:肾阳虚衰,不能充骨生髓,致使骨松不健;肾阴亏损,精失所藏,不能养髓。

(2)正虚邪侵:正虚而卫外不固,外邪乘虚而入,气血痹阻,骨失所养,髓虚骨疏。

(3)先天不足:肾为先天之本,由于先天禀赋不足,致使肾脏素虚,骨失所养,不能充骨生髓。

【诊断要点】

骨质疏松症主要是依据临床表现、骨密度检查、实验室检查和影像学检查综合进行诊断。

1.临床表现及体征

(1)疼痛:是骨质疏松症最常见、最主要的症状,以腰背痛最多见。缓慢起病,初起全身酸楚不适,逐渐发展为隐痛,疼痛加重,喜按,改变体位则疼痛可减轻。疼痛沿脊柱向两侧扩散,仰卧或坐位时疼痛减轻,直立时后伸或久立、久坐时疼痛加剧,日间疼痛轻,夜间和清晨醒来时加重,弯腰、肌肉运动、咳嗽、大便用力时加重。发生骨折时,产生剧烈的持续性疼痛。常见的疼痛部位是腰背部、肋部及骶髂部。

(2)驼背、身长缩短:是继腰背痛后出现的重要临床体征之一。除驼背外,有的患者还出现脊柱后侧凸、鸡胸等胸廓畸形。

(3)骨折:骨质疏松症患者受轻微的外力就易发生骨折。其骨折发生的特点为外伤史不明显,骨折发生的部位相对比较固定。好发部位为胸腰段椎体、桡骨远端、股骨上段、踝关节等。

(4)呼吸功能障碍:胸、腰椎压缩性骨折,脊椎后弯,胸廓畸形,可使肺活量和最大换气量显著减少。患者往往可出现胸闷、气短、呼吸困难等症状。此外,骨质疏松症并发先天脊柱侧弯,可引起肺动脉高压和右心肥大。

2.骨密度检查　骨质疏松症以骨量减少为主要特征,故骨密度的测定成为诊断的主要手段,骨密度的测定由于所使用的仪器及方法的不同,检测的部位也有所区别,如定量计算机体层扫描测量骨密度最为准确,可用于成人和儿童;单光子骨密度仪检测桡骨骨密度;超声骨密度仪一般检测胫骨和跟骨骨密度;双能 X 线骨密度仪可测量全身骨密度,目前常用以检测腰椎、股骨近端、前臂、跟骨等部位。

中国老年学会骨质疏松委员会骨质疏松诊断标准学科组参考了世界卫生组织的标准结合我国国情并依据日本 1996 年的标准于 1999 年 10 月通过的《中国人骨质疏松症建议诊断标准(第二稿)》,主要采用骨矿含量诊断标准和峰值骨密度丢失百分率及分级标准(主要用于女性成人,男性参照执行)为诊断骨质疏松标准。中国人原发性骨质疏松症诊断,其骨密度值应与当地同性别的峰值骨密度相比:减少 1%～12% 为基本正常;减少 13%～24% 为骨量减少;减少 25% 以上为骨质疏松症;减少 37% 以上为严重骨质疏松症。

3.实验室检查　在原发性骨质疏松症中,血清钙、磷以及碱性磷酸酶水平通常是正常的,骨折后数月碱性磷酸酶水平可增高。骨质疏松症伴有骨折的患者,血清钙低于无骨折者,而血清磷高于无骨折者。如伴有软骨病,血钙、磷偏低,碱性磷酸酶增高,尿磷、尿钙检查一般无异常发现,尿羟脯氨酸增高,其排出量与骨吸收率成正相关。

4.影像学检查　X 线平片主要表现为骨密度减低,骨小梁减少、变细、分支消失,脊椎骨小梁以水平方向的吸收较快,进而纵行骨小梁也被吸收,残留的骨小梁稀疏排列呈栅状。

【鉴别诊断】

1.骨质软化症　脊椎、骨盆及下肢长骨可能产生各种压力畸形和不完全骨折，骨骼的自发性疼痛、压痛出现较早并且广泛。全身肌肉多无力，少数患者可发生手足抽搐。X线片可见骨质广泛疏松和压力畸形。实验室检查可见血钙、磷降低，碱性磷酸酶升高。

2.多发性骨体瘤　骨骼疼痛是早期主要症状。骨骼病变多见于脊椎、颅骨、锁骨、肋骨、骨盆、肱骨及股骨近端，骨质破坏处可引起病理性骨折。X线片显示相应部位弥漫性骨质疏松和病理性骨折表现。实验室检查可见骨髓中出现大量骨髓瘤细胞。

3.原发性甲状旁腺功能亢进症　临床症状相似，是由于甲状旁腺腺瘤、增生肥大或腺癌所引起。临床表现为高血钙、低血磷症。X线片显示骨膜下皮质骨吸收及颅骨内外板边缘模糊，有普遍颗粒状脱钙现象。实验室检查多见早期血钙增高，平均在 2.2～2.7mmol/L 以上，血磷多数低于 1.0mmol/L，90%患者的血清免疫活性甲状旁腺激素明显高于正常值，尿钙增多。

【治疗】

1.中医治疗

(1)肾虚精亏:治宜补肾填精，方用左归丸加淫羊藿、鹿衔草，或用中成药骨疏康、骨松宝等。

(2)正虚邪侵:治宜扶正固本，方用鹿角胶丸，方中虎骨改用代用品。治疗需考虑继发疾病的病因，审因而治。

(3)先天不足:治宜填精养血，助阳益气，方用龟鹿二仙胶汤。治疗亦需考虑患者年龄、性别、原发病病因，辨证施治。

2.西医治疗

(1)钙剂:钙是提高骨峰值和防治骨质疏松的营养素。补充钙剂是防止骨质疏松的基本措施，不能单独作为骨质疏松治疗药物，仅作为基本的辅助药物。补充钙剂可使骨代谢由钙的负平衡转为正平衡。中国营养协会推荐每日钙需要量:3 个月以下婴儿 400mg;6 周岁以下幼儿 600mg;10 岁以下儿童 800mg;18 岁以下少年 800～1000mg;成年人 800mg;孕妇及哺乳妇女 1100～1500mg;老年人 1200mg。

(2)维生素 D:维生素 D 及其代谢物与钙剂联合应用是治疗骨质疏松的基础措施。每日摄取维生素 D,成人推荐剂量为 200IU/d,老年人推荐剂量为 400～800IU/d。维生素 D 对钙代谢有调控作用，可促进钙在肠道的吸收，维持正常骨重建。

（3）性激素：女性可使用雌激素治疗绝经后骨质疏松症。雌激素能促进降钙素的分泌，使活性维生素 D_3 的合成增加，与甲状旁腺激素有拮抗作用。使用雌激素类药物治疗时，要认真评价药物的治疗作用和副作用，定期检查防止发生严重合并症。

（4）氟化物：氟为亲骨元素，可以替代羟磷灰石中羟基，形成氟磷灰石，减少骨盐结晶的溶解及反应性，加强骨的稳定。服用含氟制剂时应适当合用钙剂。

（5）二磷酸盐：可直接改变破骨细胞的形态学，从而抑制其功能；与骨基质理化结合，直接干扰骨吸收；直接抑制成骨细胞介导的细胞因子如白细胞介素-6（IL-6）、肿瘤坏死因子（TNF）的产生。双磷酸盐可通过抑制成骨细胞产生的细胞因子而阻止破骨细胞修复，对骨质疏松症起治疗和预防作用。

（6）降钙素：具有直接抑制破骨细胞活性的作用，广泛用于骨吸收增加和以骨量丢失为特点伴有疼痛的骨质疏松症的治疗。

第三节　骨肿瘤

骨肿瘤是指发生在骨骼或其附属组织（骨髓、骨膜、血管、神经等）的肿瘤。属中医的"骨疽"、"石疽"和"石痈"的范畴。

骨肿瘤的发生男性比女性稍多。原发性良性肿瘤比恶性多见。良性肿瘤中以骨软骨瘤、软骨瘤多见。恶性肿瘤以骨肉瘤、软骨肉瘤和纤维肉瘤多见。

【病因病机】

1.邪实正虚　虚邪侵袭，体质强弱与本病的发生、发展、预后有着密切关系。正虚体弱，腠理不密，虚邪侵入，脏腑功能失调，气虚血亏，气血不和，气血壅塞，邪居瘀结，结聚成瘤。

2.气滞血瘀　气血瘀滞，经络阻隔，蕴结日久，骨与气并，日以增大，凝结成块。

3.肾虚精亏　先天禀赋不足，髓不养骨，或禀承遗传，易生骨肿瘤。

现代医学认为骨肿瘤的发病与遗传、体质、营养、免疫功能、外界环境等因素有关。另外有些骨肿瘤的发生与损伤有关；有些与感染有关；人体长期接受大量放射性物质亦可滋生本病。

【诊断要点】

（一）发病情况

1.发病年龄对骨肿瘤诊断有参考价值　如尤文肉瘤发病年龄在 8～12 岁的少年；骨肉瘤发病年龄在 15～25 岁的青年；骨巨细胞瘤主要发生于成人；而老年人则

以骨转移癌和骨髓瘤常见。

2.发病部位 多数骨肿瘤有各自的好发部位,如骨肉瘤好发于长骨干骺端,而且多见于股骨远端及胫骨近端;尤文肉瘤好发于长骨干骺部、骨干部及骨盆;骨巨细胞瘤好发于四肢长骨的骨端;骨转移性肿瘤发生在骨盆最多。

3.病程 一般良性骨肿瘤发病病程长,进展速度慢;恶性骨肿瘤发病病程短,进展速度快。

(二)临床表现

1.全身症状 良性骨肿瘤多无明显变化。恶性骨肿瘤后期出现全身衰弱,食欲不振、形体消瘦、精神萎靡、神疲乏力、面色苍白等。

2.骨肿瘤的局部症状和体征 主要是肿块、肿胀、功能障碍、疼痛与压痛等,以及由于瘤体所产生的压迫与梗阻症状。

(1)疼痛与压痛:疼痛是生长迅速的肿瘤最显著的症状。良性肿瘤多无疼痛,但有些良性肿瘤,如骨样骨瘤,可因反应骨的生长而产生剧痛。恶性肿瘤几乎均有疼痛,开始为间隙性、轻度疼痛,以后发展为持续性剧痛,夜间加重,并可有压痛。良性肿瘤恶变或合并病理性骨折,疼痛可突然加重。

(2)肿块和肿胀:良性骨肿瘤肿块一般边界清楚,周围软组织无肿胀,硬度如骨样,无活动度;恶性骨肿瘤肿块常出现在疼痛之后,生长迅速,边界不清楚,周围软组织肿胀。位于骨膜下或表浅部位的肿块容易被发现,骨髓内或深层部位的肿块,常在晚期才能发现。

(3)功能障碍:骨肿瘤患者常因疼痛和肿块影响,而出现一定的功能障碍。生长迅速,疼痛剧烈的恶性骨肿瘤大多功能障碍明显。一般良性骨肿瘤无功能障碍。良性肿瘤恶变或病理骨折时功能障碍明显。接近关节部位的骨肿瘤,常因关节功能障碍来就诊。不论是良性的或是恶性的脊髓肿瘤都能引起截瘫。

(三)X 线检查

1.发病部位 每一种骨肿瘤,都有一定的好发部位。

2.单发与多发 原发性骨肿瘤多为单发,转移性骨肿瘤多为多发。

3.骨质破坏 良性肿瘤一般无骨质破坏,若有破坏,多是膨胀性、规则的破坏,界限清晰;恶性骨肿瘤为浸润性骨质破坏,边界不清,界线模糊。

4.骨皮质 恶性肿瘤时出现虫蚀样、筛孔样或缺损破坏。

5.恶性骨肿瘤产生瘤骨 特点是密度高、结构紊乱,可呈现均匀毛玻璃样、斑片状硬化或针状瘤骨。

6.骨膜改变 良性骨肿瘤一般无骨膜反应。恶性骨肿瘤常有骨膜反应,常见的骨膜反应有葱皮状、日光样、放射状、毛发样、花边样、波浪样以及科德曼三角(袖口征)等改变。

7.软组织中阴影　在X线检查中,如软组织中出现肿瘤样阴影,说明肿瘤突破骨质、骨皮质已侵入软组织。常见的有棉花样、棉絮团样、斑点状、象牙样。提示肿瘤恶性程度高,或有恶变倾向。

(四)实验室检查

1.良性骨肿瘤患者的血、尿、骨髓检查一般都正常。恶性骨肿瘤可出现血沉加快,晚期大多数出现贫血。骨肉瘤、成骨性转移瘤因形成大量新生骨,所以碱性磷酸酶数值增高。

2.同位素骨扫描:虽然不能确诊良、恶性肿瘤,但它可发现多发病灶,并且比X线摄片早发现病灶,有助于早期诊断。

3.病理检查:病理组织检查在骨肿瘤诊断中居很重要的位置,但病理组织检查结果必须结合病史、症状、体征、实验室检查、X线检查等综合分析加以诊断。

(五)良性骨肿瘤与恶性骨肿瘤的鉴别诊断(表9-1)

表 9-1　良性骨肿瘤与恶性骨肿瘤的鉴别

	良性骨肿瘤	恶性骨肿瘤
病史	成年,生长慢,无症状	青少年,肿块生长快,疼痛严重,发热,消瘦
全身反应	多无全身症状	血沉加块,白细胞增多,恶病质
局部体征	肿块无压痛,皮肤正常,无转移	肿块有压痛,皮肤发热,静脉怒张,晚期有转移
X线表现	边缘清楚,无骨膜反应	边缘不清楚,骨质有破坏,骨膜反应明显
实验室检查	正常	贫血者碱性磷酸酶可增高
细胞状态	近乎正常	异形的多,大小不等,核大深染,有核分裂

【治疗】

对于骨肿瘤的治疗,应做到早期发现,早期诊断,早期治疗。良性骨肿瘤及肿瘤样变,以手术为主,在保存功能的情况下,彻底切除,防止复发及恶变。恶性肿瘤治疗以救命为主,争取保存一定的功能,以手术、中药、化疗、放疗、免疫等综合治疗。

(一)化疗

是利用化学药物抑制或杀死肿瘤细胞,以达到治疗目的的方法。

1.烷化剂　能作用于细胞内的蛋白和核酸中的某些成分,达到破坏细胞分裂,导致肿瘤细胞死亡。

(1)盐酸氮芥:用做体外循环动脉灌注,每 10 分钟注入 10mg,一次总量为40～60mg。

(2)环磷酰胺:静脉滴注,一次剂量为 600～1000mg,总量为 8～10g。

(3)塞替派:局部注射,每次用 10～20mg,总量为 300mg。

2.抗代谢药　以甲氨蝶呤(MTX)为主,且以大剂量为佳,一般用量为 100～150mg/kg 体重,一次可用 3～10g 左右,注射 6 小时后,必须用亚叶酸钙解毒。给药前 1 日及当日都需输液和碱化尿液,每日维持尿量在 3000ml 左右。

3.抗生素　肿瘤在中晚期,或在治疗过程中常合并感染,所以应根据病情,适当应用有效抗生素,以预防和控制感染。肿瘤患者常用的抗生素有博来霉素、丝裂霉素、长春新碱等。

化疗药物常能抑制骨髓造血功能,所以在化疗过程中必须定期检查血常规。凡白细胞总数低于 $3×10^9/L$,血小板计数低于 $50×10^9/L$ 时,应立即停药。

(二)免疫治疗

免疫疗法是骨肿瘤切除后的辅助疗法之一,只有在原发骨肿瘤切除后才更有效。免疫疗法的作用在于使机体产生免疫反应,抑制肿瘤细胞的生长。中药也具有调整、提高机体免疫的能力,所以在骨肿瘤的治疗中可配合中医辨证施治,提高治疗作用。

(三)放射治疗

是利用放射线或放射性同位素对肿瘤细胞的直接杀伤作用,以达到治疗目的的一种方法。

1.适用放疗者

良性:血管瘤、动脉瘤样骨囊肿。

恶性:尤文肉瘤、恶性淋巴瘤、骨髓瘤等。

2.辅助性放疗　手术不彻底,可放疗以减少复发,有些恶性肿瘤,需放疗、化疗同时应用以取得良好效果。

3.姑息放疗　发展快、症状严重的肿瘤,应用放疗可暂时缓解症状。

4.禁用放疗者　良性骨来源肿瘤、软骨来源肿瘤者禁用放疗,因为放疗可促进其恶变。

(四)手术治疗

1.刮除术　适用于良性肿瘤及瘤样病变(图 9-1～图 9-3)。

2.切除术 适用于良性和生长缓慢的低恶性度肿瘤。

3.截除术 适用于低恶性度及早期发现的恶性骨肿瘤(图 9-4、图 9-5)。

4.截肢及关节离断术 对恶性度高或复发恶性肿瘤,防止肿瘤扩散、转移、挽救患者生命,应考虑牺牲肢体,采用此种手术。

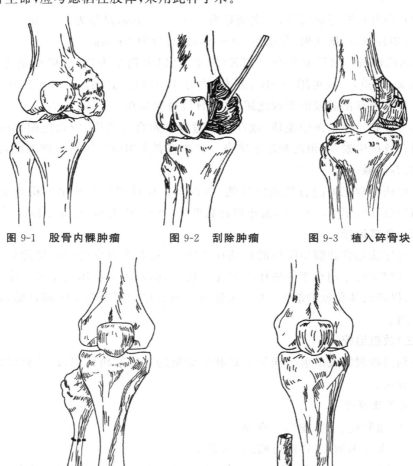

图 9-1 股骨内髁肿瘤　　图 9-2 刮除肿瘤　　图 9-3 植入碎骨块

图 9-4 腓骨近端肿瘤　　图 9-5 腓骨近端肿瘤截除术后

【预防与调护】

1.讲究卫生,增强体质,提高机体的抗病能力。

2.在工作及生活环境中消除或减少化学、物理及生物等致癌因素对身体的影响。

3.预防及治疗癌前期病变。

附录　医家小传

　　杜奇涛教授1964年11月生于山东省潍坊市寒亭区，1983年毕业于昌乐一中，同年考入山东中医药大学中医系，系统学习祖国之瑰宝中医基础理论知识，以《内经》《伤寒》《金匮》《神农本草经》四大经典为基础，背经典、背方歌、认中药、结合临床实践，经过5年的寒窗苦读，他不但系统钻研了中医经典，同时对历代各家学说亦多有涉猎，汲取了各大流派的精髓。对中医药有了初步的见解和认识。1988年毕业后分配到潍坊市中医院骨伤科，一直从事骨伤专业工作至今。工作之初，作为年轻医师，每天提前一小时到病房，熟背每一个病人的情况，在上级医师到来之前，提前给每一个病人换药，重新包扎夹板、石膏、下肢垫，把病历和X光片按照顺序摆放整齐，等待上级医师的提问和考核。也就是从那时起养成了每日早去、复习病历、勤看病人的习惯。

　　1988年的潍坊市中医院仅有三座4层的破旧楼房组成，医院中间有两排平房，平房中间有一口大锅，那是加工膏药用的。骨伤科病房位于门诊楼的二楼，病房床位48张，大夫12名。那时的病人一般是保守治疗，就是在C型臂X光机下手法复位，小夹板外固定，下肢骨折病人打骨牵引，定期抬床在C型臂X光机透视，不时调整夹板、压垫及骨牵引的位置。当时专业没有细化，清创、缝合、换药、闭合整复都亲自动手，接触的病种多，动手机会多，大大的锻炼了其工作能力，为以后极高的医学造诣打下了坚定的基础。

　　1994年晋升为主治医师，被科里委以重任，派出系统学习经皮穿刺治疗腰椎间盘突出症技术，该技术要求在C型臂X光机引导下经皮穿刺切除腰椎间盘，小切口微创治疗，是当时国内先进的新技术。学习归来，当年即开展手术近百例，随后几年每年维持在150例左右。期间，与国家级名老中医王景彦教授共事，跟随学习、交流学习心得，为了进一步提高诊疗水平，1996年和王景彦教授到省立医院学习胶原酶融盘治疗腰椎间盘突出新技术。这两项技术在骨伤科内得到了广泛的应用，也是当时治疗腰椎间盘突出的先进治疗手段。随着医学科学的发展，技术的进步，新的理念的出现，微创和固定又成了治疗腰椎间盘突出症的主要方法。杜奇涛教授紧跟医学前沿，又先后开展了腰椎后路椎板减压、髓核摘除、CD棒固定等新技术,丰富了自己的理论知识和实践经验。

1998 年到大连医科大学第一附属医院学习关节镜技术 3 个月。Arthroscopy (关节镜)一词来源于希腊语,是由"关节"(Arthro)和"检视"(scopy)组成,关节镜不仅是辅助关节检查手段,更是关节外科和运动医学领域主要治疗手段。但当时的潍坊市医院骨伤科对关节镜的认识一片空白,杜奇涛教授敢于挑战新鲜技术,在大连医科大学第一附属医院学习期间,认真跟师学习,积极模拟操作,初步掌握了关节镜的基本理论和操作要点。学成归来后,大胆尝试开展关节镜手术 30 例,次年 50 例,现关节骨科每年开展关节镜手术 600 例左右。关节镜下手术及关节镜辅助的切开手术不仅成功地用于大多数膝关节伤病诊治,也越来越多地应用于肩、肘、腕、髋、踝等关节。近年来先后培养出近 10 名能够独立操作关节镜的主任及主治医师,人才梯队合理。在现代骨科中,关节镜手术已经成为不可或缺的日常手术。

1999 年杜奇涛教授到上海长征医院学习人工膝关节置换术,随后 2001 年 8 月—2001 年 9 月,继续到北京积水潭医院进修,学习的主要方向仍是关节病、脊柱病、骨肿瘤和小儿骨科。学习归来后,首先开展了人工全膝关节置换术,这也是当时潍坊地区开展该项技术最早的医院之一。当年开展了该项手术 20 余例,逐年增加,在以后的工作中摸索,完善,不断学习提高,使该项技术日臻完善,现在每年开展人工全膝关节置换手术 600 余例,成为骨科治疗膝痹病的重要手段之一。

2001 年晋升为副主任医师,2009 年晋升为主任医师,期间带领治疗组独立管理病人,接诊了大量的创伤、关节及脊柱的病人,创伤病人大都手术治疗,使用解剖钢板和带锁髓内钉。这样,可以大大缩短了病人的住院时间,病人可以早期活动,改善了病人的关节功能,对于肱骨骨折,因手术时一般需要解剖桡神经,桡神经的损伤的几率高,如何用一种简便、可靠,不需要解剖桡神经的技术来解决这个问题,摆在了骨科医生的面前。2004 年,由王景彦教授和杜奇涛教授牵头,组成了该项技术攻坚小组,与潍坊市三维骨科医疗器械研究所合作,经尸体解剖、动物模型试验、力学测定等诸方面的实验研究,研发出一种自肱骨近端进钉,无需经皮锁钉的肱骨自锁髓内钉,该自锁髓内钉经反复试验、改进,最终申请国家专利,形成新的器械产品,并得到了规模化生产,广泛应用于临床。于 2006 年荣获山东省科技进步三等奖、2007 年获山东省适宜推广科技项目。2007 年,王景彦、杜奇涛课题组再次与潍坊市三维骨科医疗器械研究所合作,研究出光磁电子导航对髓内钉锁钉的应用,解决了传统带锁髓内钉远端锁孔难及需前侧切口安装压杆的弊端,从而简化了手术方式,远端锁定更加精确,副损伤小,术后病人恢复快,该项目于 2009 年获山东省科技进步二等奖,同时也转化成为产品,大量应用于临床,创造了良好的社会效益和经济效益。

杜奇涛教授分别于 2008 年、2012 年获潍坊市第 9 批、第 11 批专业技术拔尖人才,2010 年被评为潍坊名医,2012 年成为潍坊医学院硕士研究生导师,2016 年被评为山东省五级师承第三批指导老师,2017 年成立潍坊市名老中医药专家传承工作室。

杜奇涛教授在骨伤治疗方面具有很深的造诣,尤其是 2010 年后专心研究骨关节病的治疗,这时的骨伤科已发展成为拥有关节、脊柱、创伤,手足 4 个亚专科,164 张床位,国家中医药管理局临床重点专科,关节骨科在明亮的外科楼 12 楼,床位 54 张,并有先进的 C 型臂 X 光机、关节镜与大型先进设备,院内有 MR、CT、DSA 等先进设备,其技术水平和影响力处省内同行先进行列。

自 2010 年以后,因为骨科专业的分工,杜奇涛从事关节病亚专业的诊断和治疗,膝痹病是多发于中年以后的慢性、变性性关节疾病,是一种因关节软骨退行性变所引起的以骨质增生为主要表现的关节病变。杜奇涛教授一直坚持走中西医结合的发展道路,坚决摒弃单纯中医或西医的发展路线。杜奇涛认为:"膝痹病的治疗从根本上就是解决病人痛苦与改善功能的方法"。经多年临床总结,查阅大量参考文献,总结出一整套治疗膝骨性关节炎的理论体系,对其膝痹病的治疗形成了系列化治疗体系。对于早期膝痹病病人,首先对其进行健康教育,使病人树立正确的认知感,积极面对疾病。在制定辨证施治中药内服的基础上,遵循"急则治其标,缓则治其本"的原则,根据不同的病情,采用综合的方法,迅速缓解病人的疼痛症状。《济生方痹》指出:痹者,皆因体虚,腠理空疏,受风寒湿气而成痹也。病邪既入,正气又无力驱邪外出,以致风寒湿邪逐渐深入,留于经络脏腑,使病情缠绵难愈。根据这一理论,杜奇涛提出了"祛邪除湿法"理论,在治疗膝痹病中医的方型和中药的使用起到了指导作用。杜奇涛主任应用独活寄生汤加减治疗膝痹病,取得良好的治疗效果。本方为治疗久痹而肝肾两虚,气血不足之常用方。其证乃因感受风寒湿邪而患痹证,日久不愈,累及肝肾,耗伤气血所致。风寒湿邪客于肢体关节,气血运行不畅,故见腰膝疼痛,久则肢节屈伸不利,或麻木不仁,正如《素问·痹论》所言:"痹在于骨则重,在于脉则不仁。"肾主骨,肝主筋,邪客筋骨,日久必致损伤肝肾,耗伤气血。又腰为肾之府,膝为筋之府,肝肾不足,则见腰膝痿软;气血耗伤,故心悸气短。《素问·逆调论》云:"营气虚则不仁,卫气虚则不用,营卫俱虚则不仁且不用。"其证属正虚邪实,治宜扶正与祛邪兼顾,既应祛散风寒湿邪,又当补益肝肾气血。方中重用独活为君,辛苦微温,善治伏风,除久痹,且性善下行,以祛下焦与筋骨间的风寒湿邪。臣以细辛、防风、秦艽、桂心,细辛入少阴肾经,长于搜剔阴经之风寒湿邪,又除经络留湿;秦艽祛风湿,舒筋络而利关节;桂心温经散寒,通利血脉;防风祛一身之风而胜湿,君臣相伍,共祛风寒湿邪。本证因痹证日久而见肝肾两虚,气血不足,遂佐入桑寄生、杜仲、牛膝以补益肝肾而强壮筋骨,且桑寄生兼可祛风湿,牛膝尚能活血以通利肢节筋脉;当归、川芎、地黄、白芍养血和血,人参、茯苓、甘草健脾益气,以上诸药合用,具有补肝肾、益气血之功。且白芍与甘草相合,尚能柔肝缓急,以助舒筋。当归、川芎、牛膝、桂心活血,寓"治风先治血,血行风自灭"之意。甘草调和诸药,兼使药之用。同时提出,膝痹病不能只是治疗膝关节,要有整体观念,调理全身穴位,疏通全身经络,滋补肝肾,强壮筋骨,形成以中药内服外敷、中药离子透入、中药熏包、穴位贴敷、小针刀、手法、针灸为主的特色中医治疗方法。对于中期膝痹病病人,采用关节镜下清理、离子刀修复软骨面及臭氧的靶点治疗,软骨移植,外加中医中药疗法。其中"关节镜下射频＋臭氧治疗膝骨性关节炎的临床研究"于2015年荣获山东省中医药科技进步三等奖,同时获得山东省中医药适宜推广项目,全省推广。期间还协作、参与"骨宁丸在治疗膝关节病的临床研究"等数个项目中获山东省中医药科技进步二、三等奖。对于膝痹病晚期病人,采用膝关节胫骨高位截骨矫形、半髁置换术、全膝关节置换术等形成阶梯化治疗。术后配合中药益气补血,中药泡脚等物理疗法、专业康复手法及心理疏导,使病人更好的消肿、止痛,恢复功能,达到无痛、无栓,快速康复的临床治疗效果,目前治疗水平达国内先进水平。

格言:继承总结、坚守创新

参 考 文 献

1.张俐.中医骨病学.北京:人民卫生出版社,2012

2.杨旸.实用中医诊疗手册.北京:人民军医出版社,2011

3.荆兆峰.骨科诊疗与中医康复.济南:山东大学出版社,2011

4.屠佑堂.中医实用诊疗大全.湖北:湖北科学技术出版社,2013

5.陆付耳.中医临床诊疗指南.北京:科学出版社,2016

6.沈元良.实用中医师诊疗手册.北京:金盾出版社,2013

7.何世超,邱寿良.临床中医骨科学.北京:中国医药科技出版社,2007

8.张洪义.中医诊断全书.天津:天津科学技术出版社,2017

9.陆付耳.中医临床诊疗指南.北京:科学出版社,2016

10.刘创源.从先天性髋关节脱位的诊治浅谈中医骨科的不足与优势.当代医学,2011,13:8-9.

11.许树柴,袁凯,刘军,王强.中医骨科小夹板的现状及今后发展的思考.医学与哲学(临床决策论坛版),2011,06:47-49.

12.杨士勇,刘现金,张启恩.中医论治骨科术后非感染性发热.中医临床研究,2014,23:85-86.

13.陈吉平.中医骨科中夹板的应用与发展.亚太传统医药,2015,03:66-67.

14.高晓艺,高翔.中医骨科传统疗法治疗桡骨骨折28例临床观察.山西中医学院学报,2014,06:51-52.

15.张朝仁.中医骨科综合治疗骨伤后期肢体肿胀的疗效分析.中医临床研究,2016,13:54-55.